文春文庫

世にも危険な医療の世界史

リディア・ケイン
ネイト・ピーダーセン
福井久美子訳

世にも危険な医療の世界史

目次

この本が実現できたのはエイプリルのおかげだ。——ピーダーセン

父、弟、インチキ療法とは無縁の飛び抜けて優秀な二人の医師へ。
それから、私をこよなく愛し癒やしてくれた母へ。——ケイン

世にも危険な医療の世界史

はじめに

ペテン師、にせ医者、インチキ療法士、詐欺師、闇医者、もぐりの医者。

長い間これらの言葉は、病気や死に対する私たちの恐怖心につけ込んで、効果のない商品や、症状を悪化させる商品を売りつけたり、時に病人を死に追いやったりする人々を表すのに使われてきた。

だが、インチキ療法はいつも詐欺目的とは限らない。通常はインチキ療法というと、詐欺目的で治療を行うことや宣伝することを意味するが、なかには効果があると信じて宣伝する人もいる。科学的な事実を無視する人や、科学の常識に挑む人もいるだろう。または、生きていたのが何世紀も前で、科学的な手法がまだ文化に根づいていなかったケースもある。現代の私たちが見ると、くだらない治療法はたくさんある。イタチの睾《こう》丸《がん》が避妊に効く？　出血を治療するため瀉血《しゃけつ》をする？　失恋の痛手を癒やすために熱々の焼きごてをあてる？　――どれも実際に行われていたことだ。

オスマン帝国の人々はペストを予防しようと土を食べ、ビクトリア朝時代の紳士たちは梅毒の治療のために水銀を蒸発させた蒸し風呂に入り、古代ローマの癲癇《てんかん》患者たちは薬効を求めて剣闘士の血をすすった――どれも誤った治療法だが、その背後にはなんとかして生き延びたいという人間のすさまじいパワーがあった。人間は、生きるためなら手段を選ばない。生き延びるという目的のためなら、死体を食べることも、熱湯に皮膚をさらすことも、大量のヒルに血を吸わせることも、どんな実験的な治療法にも耐えられるのだ。

この欲求は、すばらしい技術革新ももたらした。致死率を下げよう（ついでに患者の悲鳴も減らそう）という長年の奮闘が実って、今や外科医は、患者に麻酔をかけて手術を行えるようになった。ついでに衛生環境も整ったため、前の手術で手についた膿《うみ》を洗い落とさずに次の手術に取りかかることもなくなった。がん細胞を分子レベルで攻撃できるようになろうとは、私たちの祖先も夢にも思わなかっただろう。梅毒も天然痘も、社会にとってもはや脅威ではない。ここまで進化する過程で、革新者はあざ笑われたり恥をかいたりし、患者は医療過誤の犠牲となり、時に死ぬこともあったことを、私たちはともすれば忘れてしまう。こうした人々が医療の現状に挑戦しなければ、今日の最新医療は実現できなかっただろうに。

もっとも、負の一面もある。体を癒やして長生きしたいという願望は、アヘンのように歯どめがきかなくなる。自らの能力を過信したイカロスさながらに、科学者たちはより強力で効果的な薬を作ろうと競い合った。いにしえの皇帝たちは、錬金術師たちに不死の秘密を探らせようとばかげた命令を下した。男性機能を回復させるにはヤギの睾丸を移植する必要があると言い出すにせ医者もいた。時に、私たちは治療法を求めるあまり、何にでも手を出してしまう。

放射性座薬が開発されたこともある。

ちょっと正直になってみよう。大抵の人は健康だけでは満足しない。永遠の若さ、完璧な美しさ、無限の活力、全知全能の神ゼウスのような男らしさなど、ほしいものはいくらでもある。インチキ療法が繁盛するのはそのためだ。ヒ素入りの焼き菓子を食べれば肌がすべすべして血色も良くなると信じたり、効果が定かでない金入りの霊薬を飲めば心臓が治ると信じたり。今でこそ本書に紹介されている治療法に笑っていられるが、あなたもやっかいな問題を手早く解決するために、グーグル先生に助けてもらったことがあるのでは？　手っ取り早い解決策に魅力を感じない人などいない。仮にあなたが一〇〇年前に生きていたら、ストリキニーネ入りの強壮剤を買っていたかもしれない。

言うまでもなく、私たちはインチキ療法からも、それに引っかかりそうな自分からも我が身を守らなければならない。一九世紀に特許医薬品が誕生したことで、アメリカは転換点を迎えた。一九〇六年に純正食品薬事法が施行されたのを機に、アメリカ当局は誤解を招きかねない偽装表示や、食品に含まれる危険な成分、粗悪な医薬品や食品を厳重に取り締まるようになった。この取り締まり機関は、一九三〇年に「アメリカ食品医薬品局（ＦＤＡ）」と呼ばれるようになった。純正食品薬事法は、一九三八年にその適用範囲を医療機器や化粧品にまで拡大させ、一九六二年には医薬品業界に医薬品の科学的な有効性を証明するよう義務付けた。

この規制によってアメリカからインチキ療法が駆逐されたかって？　いいや、まさか。

科学の飛躍的な進歩、FDAの発足、さらには人体の仕組みの驚異的な解明にもかかわらず、医療分野や化粧品分野ではあらゆるところにインチキ療法がはびこっている。本書の多くの章ではそれぞれの療法が現在どうなっているかを述べているが、インチキ療法に引っかからないためにも、ぜひ注意して読んでいただきたい。インチキ療法のなかには、驚くような結末を迎えたものもある。たとえばヒル療法は、いまや効果的な治療法として認知されている。それに多くのインチキ療法（サナダムシを食べるとやせる！とか）は、今も細々と生きながらえている。

にせ医者の口車に乗りたくなければ、人間の体や病気の仕組みについて理解を深める必要がある。新しい治療法や延命法に対し、オープンマインドを維持する必要もある。それから警戒心を持ち続けることも大切だ。科学と医学が確たる治療法を見つけ出す前に、インチキ療法士が、生き延びる手段を模索している人々をだまそうと待ち構えているからだ。

では、どうすれば用心深くて聡明でオープンマインドな消費者になれるのか？　インチキ療法はしばしば、個人の体験談を根拠にしたり、有名な医師の推薦の言葉を引用したりして、消費者を納得させようとする。さらに、「×××の驚異的な力は、研究で証明済みです」などといった宣伝文句があれば、よく調べてみてほしい。その「研究」は厳密に行われたものか？　同分野の専門家から評価されているか？　さまざまな研究機関によってその有効性が何度も検証されているか？　そのような例はまれだろう。

私たちのなかには何種類ものバイアスがある――確証バイアス［自分の願望や信念を裏

づける情報に目がいきがちなこと」、内集団バイアス［自分の所属する集団の能力や人格が優れていると評価しがちなこと］、そして購入後の正当化などの心理的要因だ。私たちがハーブ入りの咳止めだの、ガン活性消滅療法だの、高価なPRP療法（自己多血小板血漿注入療法）だのといった、さまざまな治療法をシステマチックに評価する際には、こうしたバイアスの影響を受けるのである。

最終的には次の簡単な問いを自問するといいだろう。その治療法には、信頼できるエビデンスがあると思うか？　副作用が出ても構わないか？　それから忘れてはならない問いがもう一つ——治療費にいくらまで払えるか？

実のところ、この本は何でも治ることを売りにした最悪の治療法の歴史を、簡潔にまとめたものだ。言うまでもなく、「最悪の治療法」は今後も生み出されるだろう。

※著者からの注意書き：この本は、ばかげた治療法をくまなく網羅した百科事典ではない。そのため、読むうちにお気づきになるかと思うが、ここで取り上げているのは最近の治療法よりも、過去の治療法が中心だ。さらに、ここでは詳しく紹介したいと思ったものの、別のタイプの本に収録すべきだと思った治療法は省略した。たとえば、宗教がらみのインチキ療法、心理的介入によって性的指向を変えようというきわめて横暴な転換療法や、人種差別的な治療法は本書から省いた。

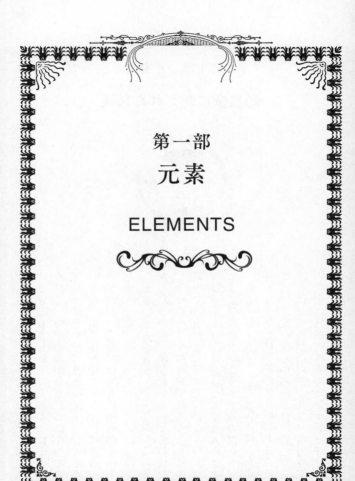

第一部
元素

ELEMENTS

第１章　水銀

始皇帝に愛された秘薬

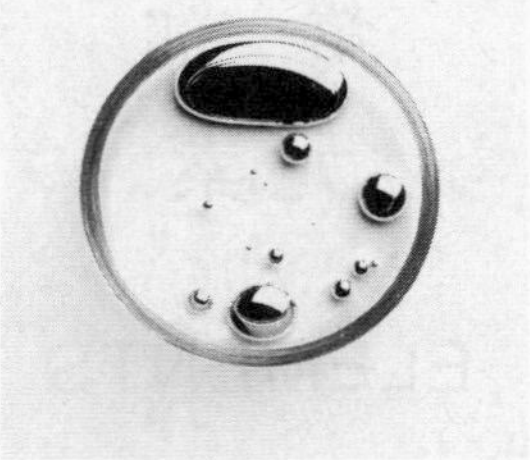

赤ん坊の手足は冷え、発赤《はっせき》して腫《は》れ上がった。湯むきしたトマトのように皮膚がめくれて、なかの肉がむきだしになっている。げっそりとやせ、泣きやまず、ひどくかゆいのか、爪で体をひっかくために皮膚が裂けている。ときには三九度の高熱を出すこともあった。

母親はこう書き残している。「この子が大人だったら、頭がおかしいと思われたでしょう。ベビーベッドで眠ろうともせずに、両手で頭を何度も叩き、髪をかきむしり、叫び声を上げ、近寄ろうとする人を誰彼構わず乱暴にひっかこうとするのだから」

のちに、この赤ん坊の症状は「先端疼《とう》痛《つう》」、または肢端疼痛症と呼ばれるようになる。手足に激しい痛みを伴うことからつけられた病名だ。だが一九二一年当時、この症状は乳児に特有のピンク病と呼ばれ、しかも患者数は年々増える傾向にあった。

医師たちはこの病気の原因を突き止めようとし、ヒ素、麦角《ばっかく》、アレルギー、ウイルスなどが病原として疑われた。そして一九五〇年代になると、多くの症例から、この病にかかった乳児たちが共通して口にしていたものが判明した——カロメル、すなわち塩化第一水銀だ。

幼児は歯が生え始める頃に、歯茎に痛みを感じる（「歯ぐずり」という）。親はその痛みを緩和させようとして、カロメル入りの歯ぐずり緩和剤を幼児の歯茎に塗っていた。なかでも当時大人気だったのが〈ドクター・モフェットのティージナ・パウダー〉だ。「子どもを元気にします……あらゆる年齢の子どもの腸のトラブルを緩和します」と豪語するだけでなく、「赤ちゃんを豚のようにまるまると太らせます」ともうたっていた。

豚のようにまるまると太る——グリム童話「ヘンゼルとグレーテル」に出てくる魔女が喜びそうな怪しいキャッチコピーだ。だが、怪しさはそれだけにとどまらない。カロメルには水銀が含まれているのだ。水銀製剤は、何百年もの間万能薬として利用されてきた。気分の落ち込み、便秘、梅毒、インフルエンザ、寄生虫など、どんな症状であれ、とりあえず水銀を飲めと言われた時代があったのだ。何百年もの間、水銀は自然水銀またはは塩《えん》として、あらゆる階層の人々に使用された。塩の一種であるカロメルは、塩化第一水銀とも呼ばれ、歴史に残る著名な人々によって愛用されてきた。たとえばナポレオン・ボナパルト、エドガー・アラン・ポー、米第七代大統領アンドリュー・ジャクソン、作家のルイザ・メイ・オールコットなど。しかし、どうして水銀なんかを？　長くなるが説明しよう。

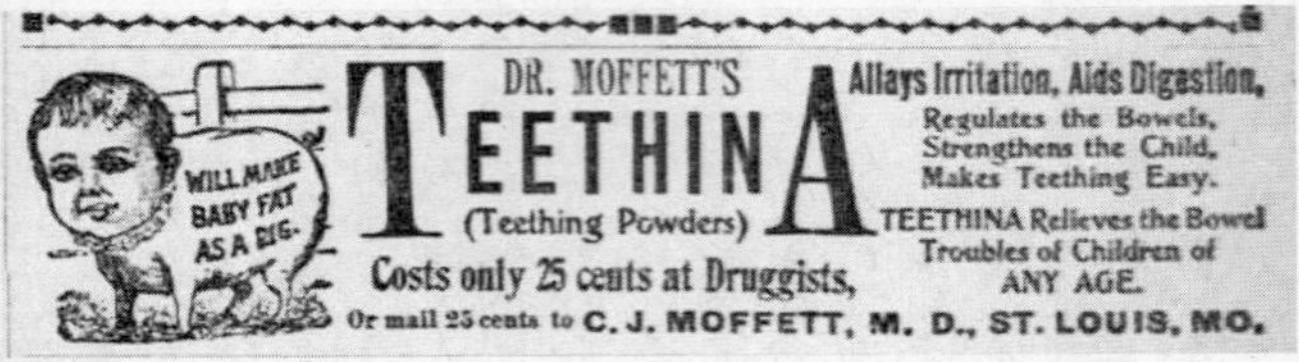

〈ドクター・モフェットのティージナ・パウダー〉。頭は赤ん坊で、体は豚。ぞっとする絵だ。

穴の空いた顎から舌や歯茎がむきだしに

　カロメルという言葉は、ギリシャ語のkalos（良い）とmelas（黒）を語源としている（「黒」という言葉が含まれるのは、アンモニアに反応すると黒く変色するため）。カロメルは、一六世紀から一九世紀初頭まで薬として用いられていた。カロメルといっても、キャラメルとは似ても似つかない物質だ。服用すると胃がむかつくことがあるため、ときに「寄生虫キャンディ」とか「寄生虫チョコ」などと呼ばれていた。

　無臭の白い粉であるカロメルは、一見するとまったく無害に見える。だが、外見にだまされてはいけない。その「無害さ」ときたら、地下に骨切のこぎりを隠し持っているお隣さんと同レベルだからだ。カロメルを飲むと、強力な下剤となって、少々荒っぽい方法で腸の内容物をトイレに流してくれる。かつては便秘が病気を引き起こすと思われていたため、こうやって肛門から便を出せば、悪い症状が治ると考えられていたのである。

　カロメルの語源の一つとなった「黒」は、黒い大便に由来すると考える人もいる。当時、黒い大便は体外に排出された胆汁だと誤解されていた。古代ギリシャの時代、ヒポクラテスやガレノスらの医師たちは、胆汁を「たくさん排出」すれば、体と四体液のバランスが整うと説いた。仮に腸の内側が真っ黒でどろどろしているのなら、その毒素を体外に出す方がいいと考えるのも無理はないだろう。

「排出」といっても、肛門だけにとどまらない。口からも大量の唾液が分泌される。これは水銀中毒の一症状でもある。カロメルを服用した人は、狂犬病にかかった犬みたいになるのだ。だが、唾液に混じって体内の毒素が大量に出てくると信じ込んでいる人は、体に良いと思ってしまう。一六世紀のスイス人医学者パラケルススは、唾液が一・五リットル以上分泌されれば、水銀の服用量を「適度」とみなしたという（今なら「有害レベル」だが）。つばとは思えないほどの量だ。当時はトイレからあふれるほど大量に大便をして、リットル単位の痰《たん》を吐き出せば、多くの病が治ると考えられていたため、医師はカロメルを処方することが多かったのだ。

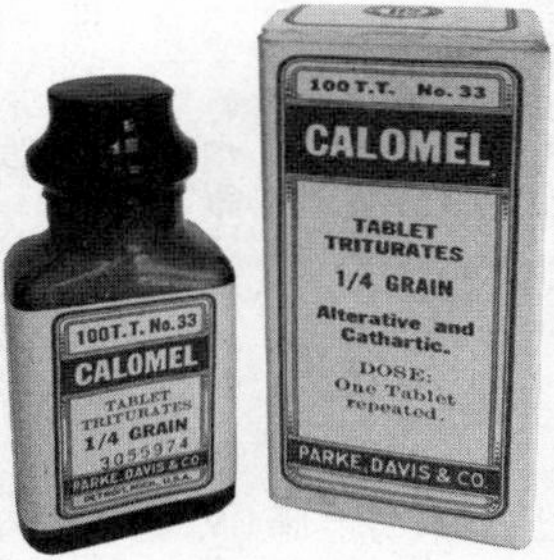

「服用量：１回１錠を繰り返す」（つまり、トイレが大便まみれになるまで）と書かれたカロメル。

ベンジャミン・ラッシュもその一人だ。アメリカ独立宣言に署名し、アメリカ合衆国建国の父と呼ばれるラッシュは、女子教育の向上と奴隷制廃止の支持者でもあった。彼はまた「精神疾患患者に人道的な治療を」と訴えた先駆者でもあったが、残念ながら、精神疾患に一番効く薬はカロメルだと思い込んでいた。頭痛、めまい、不眠、意欲減退などの症状を伴う心気症にはカロメルを処方するよう、次のように推奨している。

水銀は病に対して以下のように作用する。①病気を引き起こす脳内の刺激物が口から排出される、②腸内に詰まっていたものが排出される、そして③患者はそれまでの症状が気にならなくなり、口腔の痛みだけに注意を向けるようになる。さらに患者は止めどなく流れ出る唾液に腹を立てて、医師や友人を恨むことがある。

医師や友人を恨むようになるとは、実におもしろい副作用ではないか。だが、実際にラッシュがやったことは、心気症の患者を重金属中毒患者にしただけだ。水銀中毒になると、副作用として水銀過敏症になり、うつ病、不安、対人恐怖症、気分の落ち込みなどの症状が起きることがある。これらの症状に手足の震えが加わった患者は、しばしば「狂った帽子屋病」とか「帽子屋震え」などと呼ばれた(この病名がついたのは、フェルトを加工する過程で水銀が使用されたため、帽子職人によくこの症状が見られたからだ)。水銀中毒患者はさらに、歯が抜け落ちたり、あごの骨が壊死《えし》したり、頰が壊疽《えそ》を起こして穴が空き、そこから潰瘍《かいよう》化した舌や歯茎がむきだしになることもあった。なるほど。とすると、ラッシュの言うとおりに薬を飲んだ患者たちは、『ウォーキング・デッド』に登場する恐ろしく不機嫌なゾンビみたいになったということか。

一七九三年に、フィラデルフィアで蚊を媒体とする黄熱病が大流行したときのこと。

ラッシュは、「黄熱病患者にはカロメルを大量に服用させ、血液を除去（瀉血）せよ」と熱心に訴えたという（この大胆な治療法は「英雄的医療《ヒロイック・メディシン》」と呼ばれている）。通常の一〇倍量のカロメルが処方されたこともあったそうだ。下剤を使った毒素排出をこよなく愛する医学界ですら、この摂取量は過剰だと考えたらしい。フィラデルフィアの内科医学会のメンバーたちは、ラッシュの治療法を「患者を殺す気か」とか「馬じゃあるまいし」などと批判。その数年前の一七八八年にも、作家のウィリアム・コベットから「かなりのやぶ医者」と呼ばれた。

トーマス・ジェファーソンは当時、黄熱病患者の死亡率を三三％と見積もった。だが一九六〇年の調査で、ラッシュの患者の死亡率が四六％に上っていたことが判明。まったく。これでは医師として貢献したとはとても言えない。

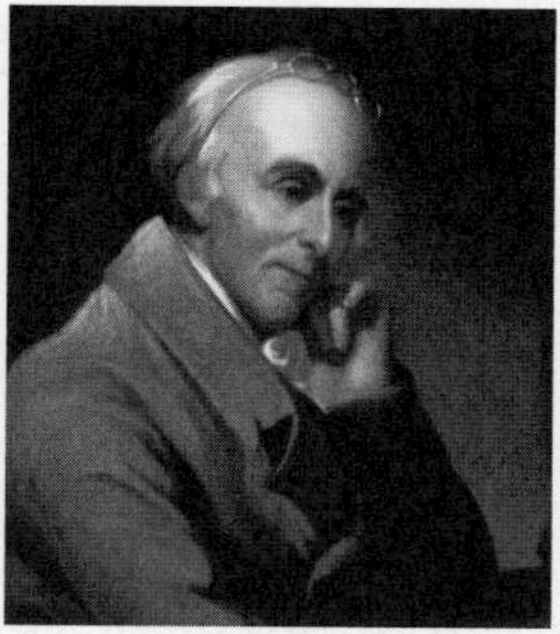

「とにかく便を出せ！」と訴えた、アメリカ建国の父ベンジャミン・ラッシュ。

最終的には、ラッシュの提案により、フィラデルフィアのたまり水と衛生環境が改善されたこと、そして秋に初霜が下りて蚊が大量死したことで、黄熱病の流行は収まった。ラッシュの友人アレクサンダー・ハミルトンも黄熱病にかかったが、彼はもっと穏やかな治療法を行う別の医者に診てもらったという。

「私は常々、瀉血と水銀を使う彼の治療法に反対してきた……彼のことは大好きだ。だが、彼が患者の命を救いたい一心でする治療法は、患者にとってダメージが大きすぎる」とハミルトンは書き残している。ハミルトンは生き延びたが、ラッシュの医師としての評判は失墜した。

他方で、カロメルは生き延びた。一九世紀に入る頃には、彼の治療法は見向きもされなくなった。二〇世紀の半ばになると、ようやく重金属中毒は有害だという認識が広まり、水銀化合物は薬としての選択肢から外されるようになった。

水銀入りの薬を常用していたリンカーン

自然水銀をご存じだろうか。かつて水銀温度計で使われていた、ガラス管に入ったあのぬるっとした銀色の液体だ。モンスターペアレントだの、エコロジーだのが流行る前に幼少時代を過ごした人ならば、水銀温度計が割れたときに、なかから飛び出した液体で遊んだことがあるかもしれない。子どもたちは、鈍く光る玉をころころと転がしては何時間も遊んだものだ。

水銀にはいつも神秘的なイメージがつきまとってきた。水銀はかつてラテン語で「ヒュドラルギュルム（hydrargyrum）」と呼ばれていたため、周期表ではその略語の「Hg」で表される。「hydr（水）」と「argyros（銀）」という名前は、この物質の驚くべき特性をよく表している。常温で液体になる金属は水銀だけだ。さらにマーキュリーという一般名は、ローマ神話の神メルクリウスと錬金術に由来するが、ローマ神話や錬金術から名前を拝借した物質は他にはない。

となれば、人々が水銀に神秘的な力があると期待するのも無理はない。秦《しん》の初代皇帝、始皇帝（在位は前二四七～前二二一年）もその一人。不死の命を手に入れたかった始皇帝は、使者を方々に派遣してその秘訣を探し求めたが、結局失敗に終わる。そこで始皇帝に仕えていた錬金術師が、不死の鍵はこの銀色に輝く液体にあると考え、水銀入りの薬を調合した。

その結果、始皇帝は水銀中毒が原因で、四九歳で亡くなった。だが、それで終わりとはならなかった。死後の世界をも支配できるようにと、始皇帝は巨大な陵墓に埋葬された。同時代の作家たちが、水銀の川が何本も流れていると書き残すほど大きい陵墓で、天井には宝石をちりばめた天体が再現された。さらには映画『インディ・ジョーンズ』さながらに、誰かが侵入したら、矢が放たれるよう罠が仕掛けられたという。始皇帝にとって幸いなことに（他の人々にとっては恐ろしいことに）、始皇帝の遺体のそばには、彼の愛人たちと墓の設計士たちが生きたまま埋葬されたという。また、水銀の濃度が高く、墓を開けると有害な水銀が放出される恐れがあるため、陵墓の発掘作業は未だに行われていない。

それから十数世紀も後のこと。歴史に名を残すことになる前のエイブラハム・リンカーンも水銀の被害者だった。アメリカ合衆国第一六代大統領に就任する前、リンカーンは気分障害、頭痛、便秘などの症状に悩まされていた。一八五〇年代にリンカーンの側近が次のようなメモを残している。「便秘になってひどい頭痛に襲われると、彼はいつも青い丸薬を飲んだ」。この「ひどい頭痛」は当時「胆汁性頭痛」と呼ばれており、下剤を飲んで胆汁の流れが良くなれば治ると考えられていた。

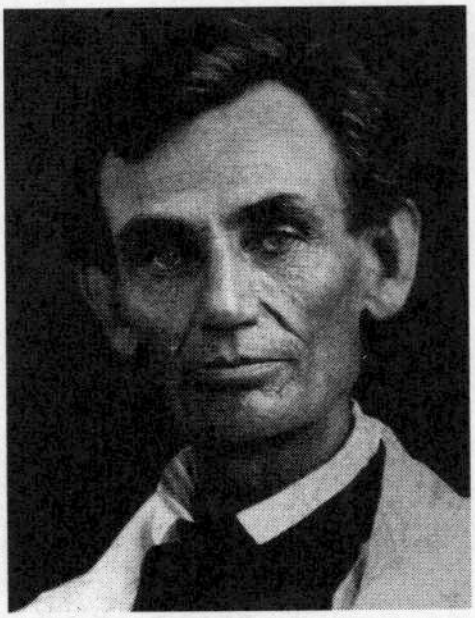

水銀漬けだった頃のエイブラハム・リンカーン。トレードマークの帽子と口ひげはまだない。

では、この「青い丸薬」とは何だろうか？　純粋な液体水銀、甘草《カンゾウ》根、ばら水、はちみつ、砂糖を混ぜ合わせて作られた、コショウの実ぐらいの大きさの丸薬だ。液体の水銀は腸で吸収されにくいため、薬剤師はストレス発散も兼ねて、丸い液体を数え切れないほど何度も叩いて小さく分解した。この過程は「壊滅」と呼ばれていたが、不幸にもこの乱暴な分解作業のおかげで、水銀が気化して腸で吸収されやすくなった。カフェイン依存症の人が、「カフェインレス」と間違えて普通のコーヒーをがぶ飲みした時と同じように、リンカーンも丸薬を飲むと、症状がさらに悪化した。当時のリンカーンの記録文書を読むと、彼は乱暴に振る舞い、うつ病でたびたび怒り発作を起こしただけでなく、不眠症、震え、歩行障害などの問題も抱えていたことが見て取れる。理論的にはどれも水銀中毒の症状と重なるし、過敏症にも悩まされていたようだ。

頭の良いリンカーンは、青い丸薬を飲むと症状が悪化するだけで、改善されないと気づいたのか、ホワイトハウスに入ってからは服用量を減らしている。時期的にはぎりぎり間に合ったというところか。南北戦争を指揮した国家リーダーが、水銀中毒のせいで病的に気まぐれだったらどうなっていたか……想像するだけでぞっとする。

コラム：北米大陸横断と六〇〇錠の〈サンダーボルト〉

ベンジャミン・ラッシュの影響力はフィラデルフィアにとどまらなかった。〈ドクター・ラッシュの胆汁剤〉は、はるか遠くまで広まったのだ。カロメルと塩素とヤラッパ（強力な下剤効果がある多年草）を独自に配合した丸薬は、〈ドクター・ラッシュのサンダーボルト〉とか〈サンダークラッパー〉などと呼ばれて愛用された。

アメリカ人で初めて北米大陸横断旅行に成功したメリウェザー・ルイスとウィリアム・クラークも、ラッシュに勧められるまま、この薬を持って探検旅行に出発した。ラッシュの説明書きを見てみよう。「少しでも気分が悪くなったら……下剤を一、二錠か、それ以上飲んでやさしく排便を促すこと」。また、便秘は「病気にかかる前の兆候と考えられるため、下剤を一錠以上服用することと」。さらに、食欲不振は「まもなく気分が悪くなる前兆なので、同じように服用すれば緩和できるだろう」。

要するに、調子が悪いと感じたら排便しろということらしい。一に排便、二に排便だ。

そんなわけで、ルイスとクラークは六〇〇錠もの〈ドクター・ラッシュのサンダーボルト〉を持参した。その後、歴史学者たちの調査により、二人がその歴史的な探検旅行の途中、モンタナ州ロウロでこの薬を使って便活に励んだことが判明した。これは嘘のような本当の話だ。ルイスとクラークの探検旅行は軍事目的で行われたため、二人は陸軍のガイドラインに従って、キャンプ地から九〇メートル離れた場所にトイレを作ったという。

そして最近の調査で、採取された古い砂層から彼らのキャンプの痕跡が見つかった。さらに驚くなかれ。そのキャンプ地から九〇メートル離れた場所から水銀が検出されたのだ。まさか大便の跡が見つかるとは。〈ドクター・ラッシュのサンダーボルト〉のおかげで病気が治ったかどうかはわからないが、二人が歴史だけでなく、糞便学的にも痕跡を残したことは確かだ。

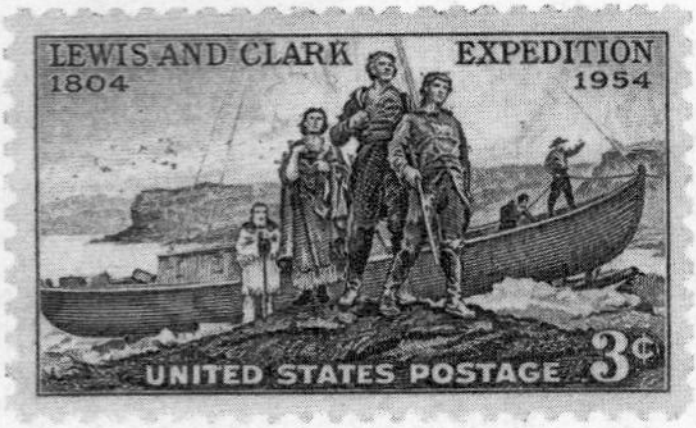

未だかつて誰も排便をしたことがない
未開の地で、用を足した勇者たち。

梅毒患者が入った恐怖の〝水銀風呂〟

何世紀もの間、水銀は梅毒と切っても切れない関係にあった。一五世紀に、フランス軍がイタリアのナポリに侵入して以降、梅毒はヨーロッパ中に広まることとなった。フランスの思想家ヴォルテールはこう書き記している。「イタリア侵攻のやり方が軽率すぎたのか、フランス軍はジェノバとナポリの領土と共に梅毒も手に入れた。後にフランス軍は撤退を余儀なくされ、ナポリとジェノバを奪われたが、すべてを失ったわけではなかった。彼らは祖国に梅毒を持ち帰ったのだ」

梅毒はすぐにヨーロッパ中に広まり、死を招きかねないやっかいな病となった。梅毒を引き起こすスピロヘータの一種である梅毒トレポネーマは、とりわけ毒性が強い。梅毒の感染者と性交渉を行うと、生殖器にしこりができ、やがて発疹や発熱が起きる。その後は化膿して不快な臭いを放ったり、膿疱《のうほう》が生じたりして、体中がただれる。症状が重いと顔や肉や骨に腫瘍が生じる。そう、梅毒を放置するとおぞましいことになるのだ。

人々は必死になって梅毒の治療法を探し求めた。一六世紀になると、過激で大胆な医師パラケルススによって、水銀が梅毒の治療薬として用いられるようになった。彼は、長年主流だったガレノスの四体液説に異論を唱え、「水銀、塩、硫黄は、生理学的かつ占星術的な性質を持つ大地に根ざした物質であり、これらの物質こそが体に治癒をもたらす」と主張した。

そしてここで、塩化第二水銀という別の種類の塩化水銀が登場する。塩化第一水銀のカロメルと違って、塩化第二水銀は水溶性で体に吸収されやすく、毒素の症状が顕著に表れる。人々は、それを見て効果が高い証拠だと考えたようだ。皮膚に触れるとやけどするし（「痛っ！　……ってことは効果があるってことだな」）、唾液も過多になるため、毒素が排出されている兆候だと見なされたのだ。

さらに梅毒患者は、史上最悪ともいえるスパ治療を受けた。当時は、水銀を吸い込むと体に良いとされており、水銀を熱して蒸発させる、いわゆる蒸し風呂療法が行われていた（この方法だと、水銀の吸収率が高まる）。塩化第二水銀に油を加えて軟膏を作り、それをただれた皮膚に塗り込む治療法もあった。時には燻蒸《くんじょう》といって、裸の患者を水銀入りの釜に入れて、上蓋の穴から頭を出させ、釜の下から火をつけて水銀を蒸発させる方法も取られた。一六世紀のイタリアの医師、ジローラモ・フラカストロは患者に水銀入りの軟膏を塗って燻蒸を行ったあとにこう記している。「病気をもたらす発酵体が口のなかに溶け出し、唾液に混ざって流れ出てくるだろう」

梅毒の治療法は色気のないものばかりだった。おまけに多くの患者は、こうした治療を死ぬまで続けなければならなかった。実際、当時はこんなことわざがあったぐらいだ——「ビーナスとの一夜、水銀との一生」。

歴史的にも有名なバイオリニスト、ニコロ・パガニーニも梅毒と診断され、その後は水銀中毒に苦しんだと言われている。彼は心気症と過敏症によってひきこもりとなり、さらに震えが止まらなくなったため、一八三四年に引退を余儀なくされた。脚は木の幹のように腫れ上がり、慢性的な咳と痰に悩まされた彼は、次のようにこぼしている。「咳をするたびに粘液や膿が出てくる……量にして受け皿三〜四杯分ぐらいだろうか。膝の後ろまで腫れてしまったので、のろのろとしか歩けない」。パガニーニの歯は抜け落ち、膀胱《ぼうこう》はしばしば炎症を起こし、睾丸は炎症でミニかぼちゃぐらいの大きさに腫れ上がったという。

そんなパガニーニだったが、幸か不幸か、のろのろとしか動けない痰まみれの悲惨な生活は長くは続かなかった。引退から数年で寿命が尽きたからだ。

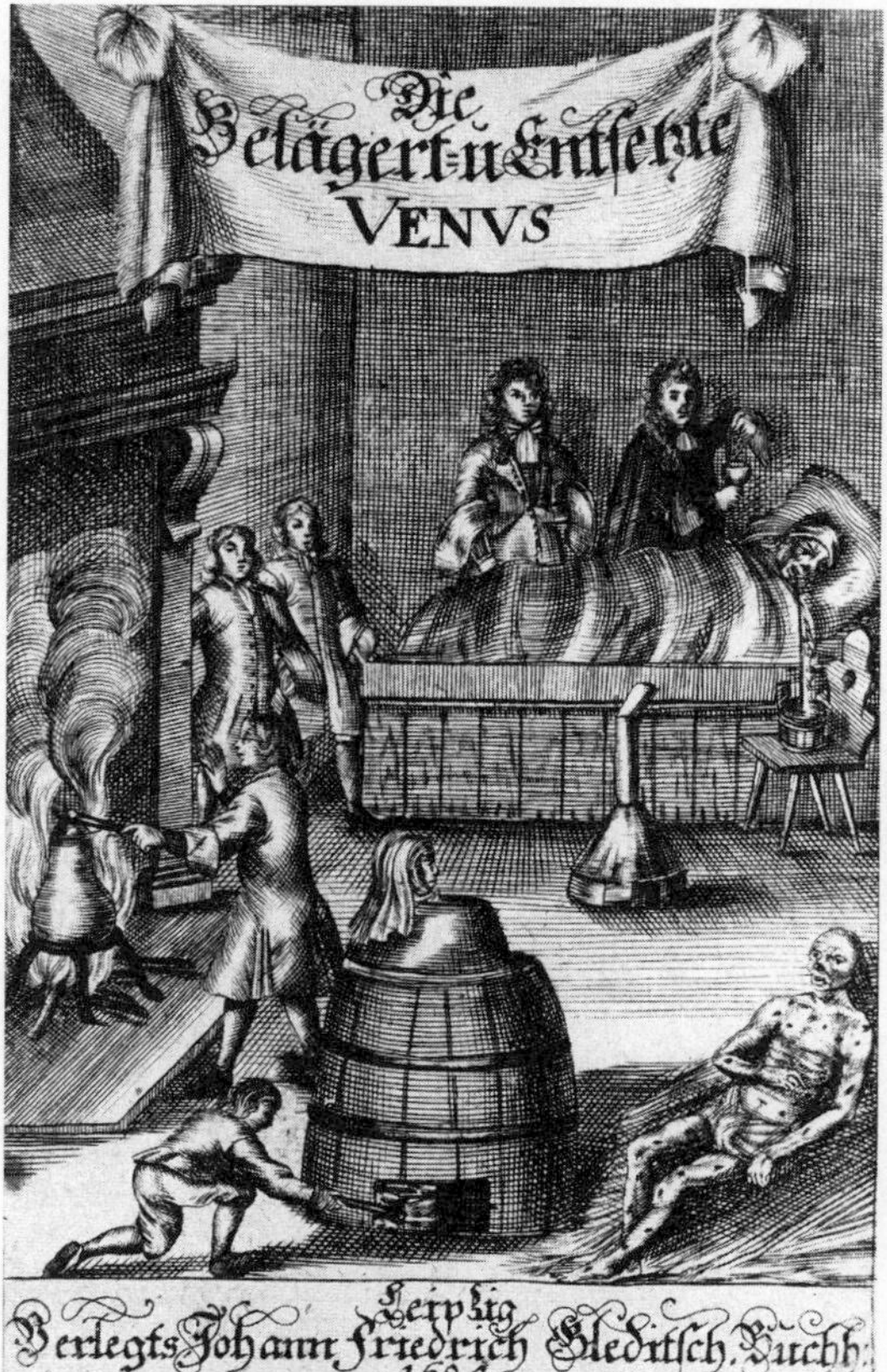

治療を受けている梅毒患者。患者の口から唾液が滝のように流れ出ている（右上）。また、手榴弾のような形をした釜では、蒸し風呂療法が行われている。

現在では、試験管内での実験結果から、銀などの金属や水銀がバクテリアを死滅させられることが確認されている。と同時に科学者たちは、シャーレのなかで効果が見られたからといって、人間の体に良いとは限らないことも知っている。梅毒が治った患者たちは、水銀療法のおかげで治ったのかもしれないし、梅毒の次の段階である潜伏期に移行しただけなのかもしれない。はっきりとはわからないのだ。

もっとも、患者は梅毒の前に水銀中毒を克服しなければならなかったが。

医療現場からは消えたのか?

「英雄的医療《ヒロイック・メディシン》」と呼ばれた毒素排出療法から、より安全で効果的な治療法に移行するに従って、カロメルは用いられなくなった。アメリカを始めとする世界各国では、一九四〇年代からフェルトを加工する際に水銀を使用できなくなり、一九六〇年代には、金や銀の抽出や精製する過程での水銀の利用も禁止されるようになった。

イギリスでは、一九五〇年代にようやく薬局方《ほう》「国の法律で国民の保健上重要な薬品の純度、強度、品質の基準を定めたもの」からカロメルが削除されたが、こんなに時間がかかったのは、先端疼痛の原因が水銀だとなかなか確定されなかったからだ。水銀温度計は今でも出まわっているものの（赤液を使うアルコール温度計よりも正確に測定できる）、世界中で規制が進んで消えつつある。

水銀はもはや主な医療現場で使用されなくなったが、水銀のシンボルは多くのクリニックにひっそりと忍び込んでいる。水銀の語源となったメルクリウスは、取っ手に翼の飾りがついて、二匹のヘビが巻きついている杖（ケーリュケイオンと呼ぶ）をシンボルとする。だが、このシンボルは数奇な運命を辿る。一九〇二年、アメリカ陸軍医療部隊は他の杖と混同して、自身を表すデザインとしてこのシンボルを採用してしまい、メルクリウスの杖は間もなく治癒のシンボルとして広まった。多くの診療所が、誤ってこのシンボルをロゴとして使用した。この杖の持ち主であるメルクリウスは、実際には金銭的な利益、商業、盗賊、詐欺を象徴する神だというのに。

彼らがシンボルとして採用すべきだったのは、アスクレピオスの杖だ。アスクレピオスはギリシャ神話に登場する健康と医術の守護神で、装飾のない取っ手に一匹のヘビが巻きついた杖を持っている。アメリカ陸軍医療部隊は一九〇二年にこれを取り違えてしまったが、現在は修正されて、ほとんどの医療機関や医学界でこのシンボルが使われている。

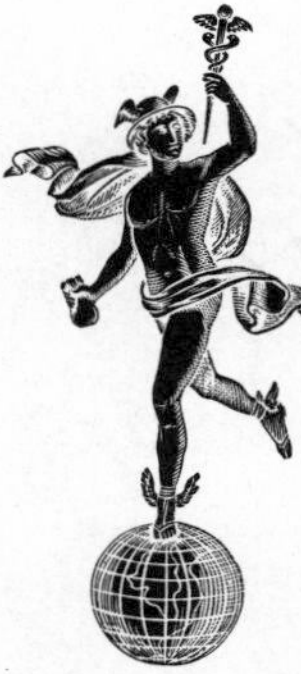

メルクリウスが、片手に杖、もう片方の手に分厚い財布を持って、地球を踏みつけている。

一九三二年、ステュアート・タイソンは『サイエンティフィック・マンスリー』誌で、シンボルの誤用を指摘したうえで、メルクリウスは「商業と蓄財の守護神だ……彼の雄弁で説得力のある言葉をもってすれば、『どんな悪いことも良いことのように思えてしまう』。これはむしろインチキ療法のシンボルに適しているのではないか？」と書いている。まさにご指摘のとおりだ。

第2章　アンチモン

嘔吐で強制デトックス

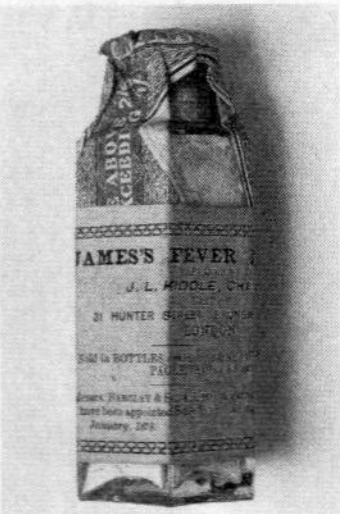

一七七四年のある日のこと。オリバー・ゴールドスミスは体調が悪かった。小説『ウェークフィールドの牧師』や、戯曲『負けるが勝ち』を執筆した、当時四四歳だったこの作家は、頭痛と発熱に苦しみ、腎臓の調子も悪そうだった。

ゴールドスミスのそれまでの生涯を振り返ってみよう。ダブリンのトリニティ・カレッジをクラス最下位の成績で卒業、エディンバラ大学で医学を学ぶも学位は取れず、資金を使い果たしたのち、ヨーロッパを放浪した。最終的には何とか作家として成功したものの、ホレス・ウォルポールからから「神の啓示を受けた愚か者」とばかにされていた。

この症状を治してやる――その瞬間、彼を行動へと駆り立てたのは、医学博士号を取ろうと勉強した日々と、薬剤師の助手として働いた経験だった。

それは〈ドクター・ジェームズの解熱剤〉が流行った頃の出来事だ。

当時、〈ドクター・ジェームズの解熱剤〉は広く知られた薬だった。一八世紀の著名な医師の一人、ロバート・ジェームズ医師が開発して特許を取ったこの薬は、「痙攣《けいれん》やめまいを伴う発熱」、痛風、壊血病、犬ジステンパーに効果があるとうたわれていた。ジェームズはこの薬の調合方法を極秘とし、第三者に盗用されるのを恐れて、特許を取得する際にも偽の調合方法で出願したという。この薬の主成分には、アンチモンと呼ばれる有害金属が使われていた。だが、オリバー・ゴールドスミスは、アンチモンが体調不良を治すのに必要な、というか不可欠な体に良い物質だと思っていた。

彼はこの物質を使って胃の内容物を吐き出そうと考えたのだ。

医師免許こそ取れなかったが、医師を自認していたゴールドスミスは、薬剤師に〈ドクター・ジェームズの解熱剤〉を要求。薬剤師は、まずは本物の医師に診察してもらうようにと抵抗するも、結局ゴールドスミスが所望したものを手渡してしまう。

その一八時間後、オリバー・ゴールドスミスは大量に嘔吐し、痙攣を起こして亡くなった。

古代ローマ人にとって嘔吐は日常だった

哀れなゴールドスミスと、彼が喉から手が出るほどほしがったアンチモンの処方薬については後述する。まずは、ゴールドスミスがこれほどまでに嘔吐したがった理由について簡単に説明しよう。

嘔吐とは、重力に逆らい、通常の消化プロセスに逆行する形で、胃の内容物を逆流させて体外に排出することだ。胃粘膜を刺激して催吐反射を誘発し、脳内の嘔吐中枢（そうとも、脳内にはそういう領域があるのだ）に信号が送られると、胃の内容物が逆流する。

アンチモンを始めとする催吐剤は、嘔吐を促すための飲み物として長い間重宝されてきた。ヘロドトスによると、古代エジプト人は健康を維持するために催吐剤を月一回服用していたそうだ。古代ギリシャの医師だったヒポクラテスも、定期的な嘔吐を勧めていたという。嘔吐療法は、何千年も受け継がれてきたのだ。実際、ほんの数十年前まで催吐剤は重要な処方薬と見なされていた。

催吐剤が使用されたのは、四体液説という理論があったからだ。四体液説とは、体内の血液、黒胆汁、黄胆汁、粘液のバランスが悪いと病気になるという考え方だ。そして病気を治すためには、嘔吐、下痢、発汗、唾液の過剰な分泌などによって、四体液のバランスを整える必要があると考えられていた。要するに、毛穴からチョロチョロ、口や肛門からドバドバと体液を排出させれば四体液のバランスが整う、というわけだ。

アンチモンは銀白色をした半金属の物質で、世界各地の鉱床で採掘できる。紀元前三〇〇〇年頃から嘔吐目的で使われてきた、おなじみの物質である。暴飲暴食をしても催吐剤があれば胃を空っぽにできるため、喜んで服用する人がいたことは広く知られている。カエサルやクラウディウスなどの古代ローマの政治家も例外ではない。皇帝ネロのブレーンだったセネカは、ローマ人たちが「吐くために食べ、食べるために吐き、世界各地から運ばれてきた食事を消化しようともしない」と嘆いた。嘔吐目的のために、アンチモン入りのワインもあったという。

残念ながら、通常の消化プロセスを逆行させるには、時には体が拒絶するものを取り込まなければならない。たとえば毒だ。学者や治療者も、アンチモンの毒性を認識していた。肝障害、膵炎《すいえん》、心臓機能障害、時に死をもたらす危険性があることも。にもかかわらず人々は、毒性があっても医師の管理下にあるから大丈夫だと思い込んでいた。アンチモンに関する当時の共通認識は、「たとえ毒でも、医師の手にかかれば無害となる」というものだったのだ。

オリバー・ゴールドスミスは、薬剤師の反対を押し切ってまでアンチモンを手に入れるべきではなかったのだ。

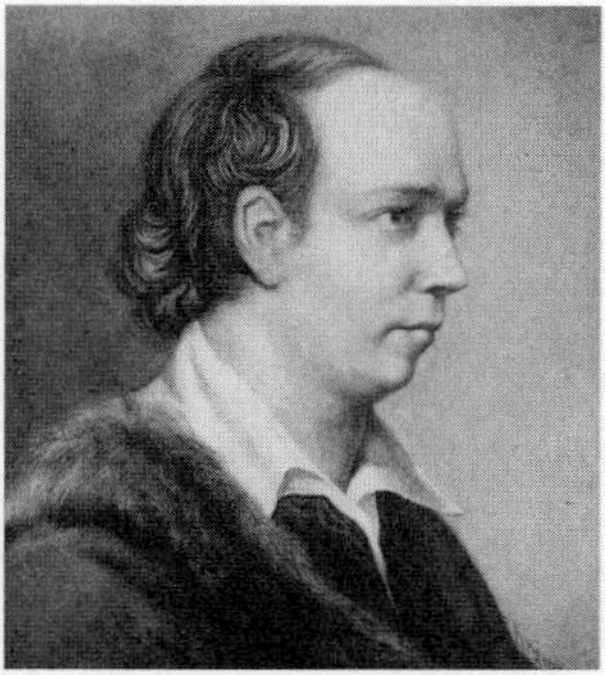

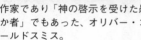

作家であり「神の啓示を受けた愚か者」でもあった、オリバー・ゴールドスミス。

〝アンチモン論争〟に終止符を打ったルイ一四世

一六世紀の著名な医師パラケルススは、当時主流だった四体液説に異を唱え、鉱物をベースにした理論を提唱した。この大胆な発想転換によって、彼には大勢の支持者が集まる一方で、大勢の敵もできた。彼は、自然科学を理解しなければ体の病気は解明できないと考えていた。そんな彼にとってアンチモンや水銀といった地球由来の物質は、体を正常な状態に戻すのに、うってつけの要素に見えた。とりわけアンチモンは「自浄作用があるだけでなく、不純なものをすべて浄化できる」ように思われた。

ルネッサンス期を代表する著名な医師が勧めたというだけで、強力な催吐剤として広まりそうなものだが、アンチモンの人気に火がついたのは、架空の修道士がこれを絶賛したからだった。

アンチモンという名前の由来は、一五世紀に存在したとされるドイツ人の修道士、バシリウス・ウァレンティヌスの逸話にあるとされている。言い伝えによると、ウァレンティヌスはドイツ・エルフルトのベネディクト会修道院長で、一〇六歳（!）で亡くなったという。謎につつまれた彼の墓碑には、「（謎は）一二〇年後に明らかになるだろう」と刻まれていた。そして、まさに死後一二〇年が経過したその日に、ベネディクト会系のある教会で一本の柱がバリバリと裂けて、そのなかから原稿が見つかった。今もって存在が定かでないウァレンティヌスが、その原稿の著者だと言われている。

ウァレンティヌスは、「アンチモン凱旋車」と題する原稿のなかで、アンチモンの効用を熱く語っている。さらに彼は、これを寄生虫の駆除薬として使えば、豚を太らせることができると勧めている。噂によると、彼が豚にアンチモンを与えたところ、豚が肥え太ったので、今度はやせ細った修道士に服用させてみた。すると、間もなく修道士は死んでしまった。そんなわけで、「修道士に反《アンチ・モンク》する」とか「修道士《モンク》殺し」という意味で、アンチモンという名がついたという（この説はおそらく間違いだろう。アンチモンという名は、「antimonos（単体では見つからない金属）」という意味のギリシャ語に由来する可能性が高い。というのも、アンチモンは硫黄などの元素と結合することが多いからだ）。

ヴァレンティヌスの原稿は、何らかの形で製塩業者にして商人のヨハン・ヨルデの手に渡って出版されたが、ヨルデこそがこの原稿の著者だと言われている。おまけにヨルデはしたたかな薬剤師でもあった。一六〇〇年代前半、ヨルデはヴァレンティヌスの原稿を宣伝に使って一儲けし、アンチモンはあっという間に広まった。

それをきっかけに、インテリたちの闘いが始まった。

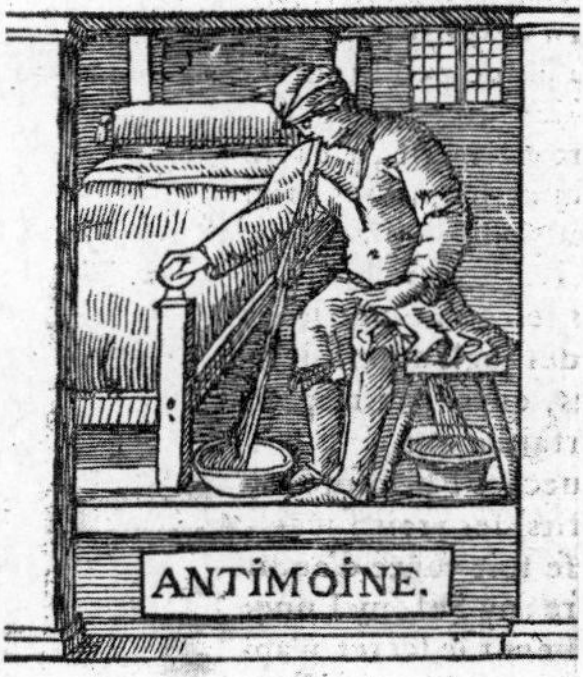

ねらいどおりの場所に噴射する男性。お見事！

医師や薬剤師のなかには、パラケルススとヴァレンティヌスの思想に共鳴して、水銀やアンチモンを主成分とする下剤に心酔する者がいたが、四体液説を信奉するガレノス派の医師たちは彼らに激怒。アンチモンを中心に、化学か医学かどちらが正しいかをめぐって、舌戦と法廷闘争が繰り広げられた。パリの医学界はアンチモンを「猛毒」と認定した。一七世紀の、辛らつな物言いで知られたフランス人批評家で医師のギー・パタンは、「神よ、このような薬と医師たちから我々を守りたまえ！」と嘆いた。

にもかかわらず多くの人は、アンチモンは「体を完璧に整えてくれる」うえに、これに触れれば不純物を浄化できると信じていた。喘息《ぜんそく》やアレルギーから梅毒やペストに至るまで、あらゆる病気にアンチモンが使用された。一六五八年、フランスの王ルイ一四世は大病を患ったが、その際に一度アンチモンを摂取したところ、(奇跡的に)回復したという。その結果、フランスでのアンチモン論争に終止符が打たれ、この銀白色の半金属性物質が勝利した。

では、ヨルデか実在不明のウァレンティヌスか、どちらが本当の執筆者なのかという論争の方はどうか? 実のところ、製塩業者にして薬剤師だったヨルデが原稿を書いた本人かどうかなど、誰も気にしていなかった。ウァレンティヌスなる人物の原稿には、自分の死後に起きたことも記されていたため、一五世紀の修道士が原稿を書いたとは到底思えないのだ。だが、アンチモンが催吐剤として受け継がれるようになったという事実だけは確かだ。

嘔吐杯で晩餐《ばんさん》を

アンチモンの人気が絶頂の頃、人々はこれをたまに飲むだけでは物足りなかったらしい。アンチモンで作ったコップが流行り、アンチモン入りの道具を手元に置きたがったのだ。一七〜一八世紀には、アンチモンで作ったコップが流行り、「嘔吐杯」などと呼ばれて親しまれた。このコップにワインを注ぐと、コップからアンチモンが溶け出してワインの酸と合わさり、酒石酸《しゆせきさん》アンチモンカリウムができる。これで「健康的な」嘔吐か、少なくとも下痢をエンジョイできたという。

現存するアンチモンコップの一つは、海洋探検家キャプテン・クックの持ち物だと言われている。彼がこのコップと共に世界中を航海したとしても、気軽には使用しなかったようだ。アンチモンが溶け込んだワインを大量に飲んでいたら、とっくに死んでいただろう。実際、一六三七年にロンドンのガンパウダー・アリーにおいて、誰かが五〇シリングで購入したアンチモンコップが原因で三人が亡くなったと言われている。

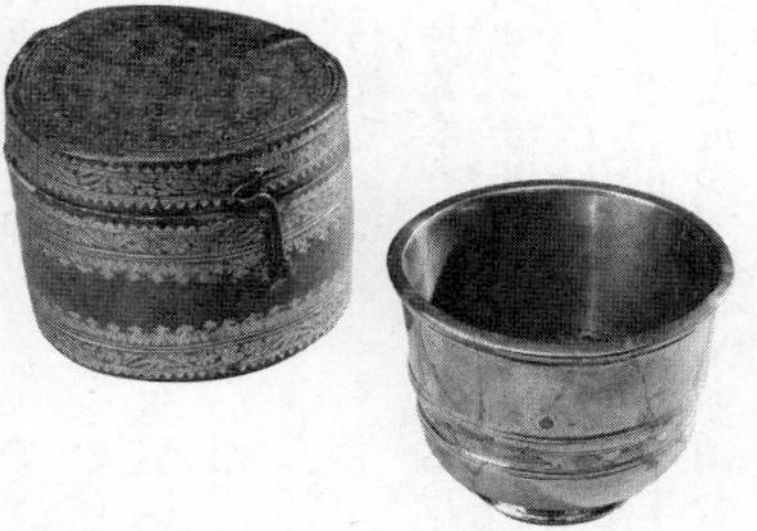

17世紀のアンチモンコップとその入れ物。コップにワインを注ぐだけで、「飲んでは吐き、吐いては飲む」を繰り返せる。

さらに、アンチモンピルというのもあった。現在出まわっている錠剤と違って、アンチモンピルは消化しにくい金属ピルで、大抵の場合、変質することなく腸を通過できた。ご丁寧にもアンチモンピルはトイレから回収され、洗っては繰り返し使用された。まさに再利用のお手本といったところか。家宝として次の世代へ引き継がれたため、「不滅の薬」とか「終身薬」などと呼ばれて愛された。『チャーリーとチョコレート工場』には、永遠になめられる溶けないキャンディが登場するが、アンチモンピルも同じような特別な薬だった。

商魂たくましい人々は、アンチモンブームに乗っかり、医者を装って荒稼ぎしたという。一八世紀の医師ジョシュア・ワードは、イギリスの王ジョージ二世が親指を脱臼した際に治療にあたったが、その怪我が治ったおかげで、王のお墨付きを得た。ワードは医学を学んだ経験もなく、薬学に関しても微々たる知識しかなかったが、有名になったのをいいことにひと財産築いた。どんな薬を作ったのか？　代表的な薬は〈ワード・ピル〉や〈ワード・ドロップ〉と呼ばれるもので、痛風からがんまで、どんな疾病《しっぺい》にも効くとうたわれていた。

そんなうまい話があるはずないって？　まさにそのとおり。これらの薬には有害な量のアンチモンが含まれていた。にもかかわらず、誰もがワードの薬を棚に常備したがった。宣伝に長《た》けていたワードは、着色料を使ってピルを赤色や紫色や青色に染めて、さらに魅力的に見えるようにした。おかげでゼリーみたいにカラフルな薬になったが、ゼリーと違ってワードが調合した一部の薬にはヒ素も含まれていた。

彼は築いた富を社会に還元しようと、病院を建てたという。貧しい人々を援助するという善行も行った。さらに彼は貧しい人々にアンチモンピルを配り……いや、それはむしろやらない方が良かっただろう。

妻に吐《と》酒石《しゅせき》を飲まされた男の悲劇

アンチモンには悪評がつきまとっていたが、驚くべきことに、なんとこれを顔に塗る人たちがいた。王に嘔吐を促し、不滅の下剤として利用されていた金属が、顔料として使われていたとは。アンチモンの元素記号は「Sb」で、これはアンチモンの硫化鉱物である「輝《き》安鉱《あんこう》（stibnite）」に由来する。輝安鉱はメタリックな灰色を帯びた鉱物だが、空気に触れると黒く変色するため、古代エジプトや中東やアジアの一部地域でアイシャドウとして使用されていたのだ（「コール墨」と呼ばれていた）。

目元を際立たせようと輝安鉱に手を伸ばそうとしているそこのあなた！　その前に、続きを読んでほしい。アンチモンは腸を傷つけるだけだと思った人には、まずはこの物質が肌にどう影響するかを知ってほしい。かつては反対刺激法といって、患部にやけどか水ぶくれを負わせれば、患者は症状を気にしなくなるという理論がまかり通っていた（「第14章　焼灼法」を参照）。アンチモンは、水ぶくれを引き起こす発泡薬としても利用されていたのだ。一八三二年にロンドンで発行された医学百科事典には、アンチモンを主成分とする軟膏が百日咳や結核に効くと勧められている。

だが、残念ながら、この方法では治らない。では、できてしまった水ぶくれはどうするのか？　医学百科事典の著者らは、水ぶくれの状態を永久に維持する方がいいと考えていたようだ。つまり、水ぶくれが治まってきたら、「もっと大量に膿を出すために」水ぶくれを破って、そこに吐酒石〔酒石酸の溶液に三酸化アンチモンを加えて作る無色の粉末のこと〕を擦り込め、というのである。

考えるだけで吐きそうではないか。アンチモンを患部に塗っても吐き気を催さないと思っていた人は、考えを改めた方がいいだろう。

アンチモンの支持者たちは、この「労なくして得るものなし」的アプローチをさらに前進させて、嫌悪療法にも使った。嫌悪療法とは行動療法の一種で、あなたが好きなこと（酒を飲むことなど）をすると、嫌なこと（胃の内容物を吐くこと）が起きるようにして、行動を条件づける方法だ。フィラデルフィア出身の医師ベンジャミン・ラッシュは、酒好きな男性が飲んでいたラム酒入りのグラスに、吐酒石をほんの少したらした。男性は嘔吐し、その後二年間は酒を飲まなかったというのだから、ラッシュはさぞかし喜んだことだろう。このように、アンチモンは行動を条件付けるのにもってこいの材料だが、毒性が恐ろしく強いうえに、アルコール依存症は即効薬で治るような病ではないことも覚えておいてほしい。

それでも、この怪しい療法は生き延びた。一九四一年、〈大酒飲み対策に　モファット夫人のオオセンナリパウダー〉というアンチモン入りの薬を製造した会社が、有害物質を不当表示して販売したとして起訴された（このふざけた名前も問題だと思うが）。裁判沙汰になったにもかかわらず、人々はアルコール依存症対策にこの薬を使い続けた。

実際、アンチモンは今も、アメリカ以外の国々で依存症の治療薬として使われている。二〇〇四年には、一九歳の青年がグアテマラ製の〈ソリュート・バイタル〉というアンチモン飲料を飲んで、腎不全を起こした。『ニューイングランド・ジャーナル・オブ・メディシン』には、二〇一二年にある男性が酔っ払って帰宅した後、妻に吐酒石を一服飲まされた事件が掲載された。妻は中米を訪れた際に、「これを飲むと嘔吐して、アルコールを飲まなくなる」と聞いてその薬を買ったそうだ。ちなみにこの夫も腎機能と肝機能が低下して病院に運ばれている。

嫌悪療法の薬として認可されて出まわっている薬は今もある。アルコールを摂取すると吐き気を催す薬、〈ジスルフィラム〉もその一つだ。認可された薬物だが、広く使われているわけではない。なぜか？　患者が飲みたがらないから（！）だという。まさに、嫌悪療法に対する嫌悪感がなせる業と言えよう。この製剤にはアンチモンが含まれていないから安全ではあるのだが。

コラム：人類が手を出した催吐剤

一般的には鉱物やハーブが催吐剤として用いられたが、他にもいろんな材料が使われた。史上でもっとも悪名高い催吐剤をいくつか紹介しよう。

・塩：古代の船乗りたちは、海水を飲めば嘔吐できることを知っていた。古代ギリシャ人は、塩と水と酢を混ぜ合わせたものを催吐剤として使用していたという。古代ローマの博物学者ガイウス・プリニウス・セクンドゥスは、はちみつと雨水と海水を混ぜ合わせたものを「タラソメリ」と呼び、催吐剤として飲むことを勧めた。古代ローマの学者ケルススは、ワインと海水、または塩入りのギリシャワインを飲むと「お腹がほぐれる」と上品な言葉で表現したが、これは要するに嘔吐することを指す。言うまでもなく、濃い塩水を飲んでも嘔吐はできるが、死ぬこともあるので要注意。

・**ビールとつぶしたにんにく**：四世紀のギリシャ人医師フィルメヌスは、アスプコブラに嚙まれたら、ビールとつぶしたにんにくを混ぜ合わせたものを飲めば、毒を吐き出せると考えた。だが、毒ヘビに嚙まれて体内に侵入した毒は、胃で吸収されないのだから、患者の苦しみが二倍に増すだけではないだろうか。

・**硫酸銅**：鮮やかな青色をした結晶質で、九世紀から催吐剤として用いられるようになった。一八三九年に出版されたある雑誌では、アヘンやドクニンジンの解毒には硫酸銅が効くと紹介されている。残念ながら硫酸銅には毒性があり、赤血球を破裂させたり（溶血）、筋肉組織を分解したり、腎不全を引き起こしたりする。

・**吐根《トコン》**：この生薬がヨーロッパに初めて持ち込まれたのは一六〇〇年代のこと。吐根のシロップ剤は、何百年にもわたって去痰剤や催吐剤として利用されてきた。解毒剤としても利用され、一九世紀から二〇世紀初頭まで、子を持つ親にとって薬箱の常備品とされていた。吐根は今も入手できる。だが、吐根を飲んでも毒素の吸収を阻害できないことや、嘔吐できるとは限らないことは、現代の毒物学者なら誰でも知っている。

・**アポモルフィネ**：ある品種のスイレンのつぼみと根のエッセンスを抽出して

作られる幻覚薬。マヤ族が使用しただけでなく、古代エジプト人もピラミッド内部に描いた壁画を長持ちさせるためにこれを使用している。この薬は、一八〇〇年代半ばには合成できるようになった。おまけに強力な薬でもある。一九七一年に発表された催吐剤の検査結果によると、他の催吐剤の成功率が三〇～五〇％程度だったのに対し、アポモルフィネは一〇〇％に近い確率で嘔吐できたという。不運にも、アポモルフィネはかつて同性愛者の性的指向を転換させるための治療に用いられたことがあり、一度ならず「患者」を死に至らしめている。現在では、獣医が動物を治療する際に慎重に使っている。人間の場合は、まれにパーキンソン病の治療で用いられる程度だ。

危険な副作用の数々

現在の薬局方に記載されている催吐剤は、〈ジスルフィラム〉だけだ。というのも、吐き出さなくても、体内に取り込まれた毒物を取り除く方法が他にもあるからだ。今では、胃に吸着した毒物は活性炭で除去できるし、キレート剤を投与して、血管内で毒物と結合させて体外に排出させることもできる。食べたものを口から吐き出す必要はないのだ。

パラケルススやウァレンティヌスの信奉者にとっては、アンチモンは奇跡のような物質だったかもしれないが、現在では水ぶくれも嘔吐杯もそれほど歓迎されない。寄生虫に感染した患者にアンチモンを処方する国もあるが、アメリカでは承認されていない。アンチモン化合物にはヒ素のような副作用があり、吐き気、嘔吐、腹痛はもちろん、口内炎や腎不全をも引き起こす。おまけに発がん性物質でもある。

冒頭で紹介したオリバー・ゴールドスミスは、こうしたことを知らずにアンチモンを所望したのだ。

第3章　ヒ素

パンにつけて召し上がれ

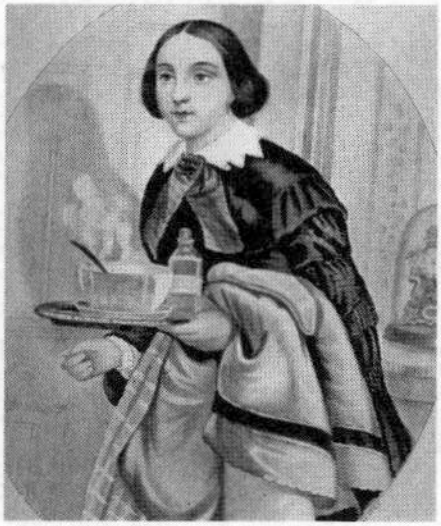

　メアリー・フランシス・クレイトンを紹介しよう。何度も殺人の罪から逃れてきた妻であり、姉であり、母親であった女性だ。メアリーが初めて人を殺したのは、一九二〇年のこと。犠牲者は義母だった。不思議なことに、メアリーの作ったおいしいココアを飲んだあと、義母は激しく嘔吐した。そして数時間と経たないうちに死亡した。四七歳だった裕福な夫人の訃報を聞いて、人々はプトマイン中毒（食中毒）が原因だと考えた。

　一九二三年、メアリーはもう一度犯行に及ぶ。今度は、一〇代の弟レイモンドに自分たち夫婦の家に引っ越してくるよう説得。親切にも、弟が寝る前にチョコレートプリンを食べさせてあげたという。レイモンドは体調不良に陥り、腹痛と口渇《こうかつ》を訴えた。そして間もなく全身を震わせながら嘔吐し、無残な死を遂げた。

レイモンドの死因はウイルス性の胃腸炎だと思われた。メアリーにとって好都合なことに、レイモンドには生命保険がかけられており、受取人のメアリーの元には一〇〇〇ドルの保険金が振り込まれた。一方で警察には、「メアリー・フランシスは嘘をついている。彼女の弟は殺された」とする旨の匿名の手紙が送られてきた。そしてメアリーの弟と義母の遺体は掘り起こされて検視が行われた。結果はどうなったか？　ヒ素が見つかったのだ。

治療薬としてよりも殺人の道具として知られるヒ素は、肝毒性の強い発がん性物質だ。致死量（一〇〇ミリグラム程度）を服用すると、大抵の人は数時間で死に至る。中世から二〇世紀初頭まで、ヒ素は「毒物の王」、「王様殺し」、「遺産相続薬」［遺産相続を早めようと、親族の殺人に使われたため］などと呼ばれ、毒薬として愛されてきた。古代ギリシャ時代に生きたヒポクラテスですら、ヒ素の毒性を認識しており、ヒ素を発掘する鉱夫たちに見られた腹部疝痛《せんつう》の症状について書き残している。ローマ帝国の第五代皇帝ネロも、この便利な毒物に目をつけた一人だ。義理の弟ブリタンニクスにヒ素を盛って毒殺し、皇帝としての地位を確たるものにした。

主婦から皇帝に至るまで、誰もがこぞってヒ素を選んだのはなぜか？　まず、ヒ素はほとんど気づかれないからだ。毒殺によく使われた三酸化二ヒ素は、無味無臭で、食べ物や飲み物に混ぜても気づかれにくい。おまけにヒ素中毒の症状は、食中毒に似ているという利点もある。冷蔵庫がなかった時代には、王が突然激しい腹痛を訴えて、ひどく嘔吐し、便器があふれるほどの下痢に襲われても、誰かに毒を盛られたと証明できなか

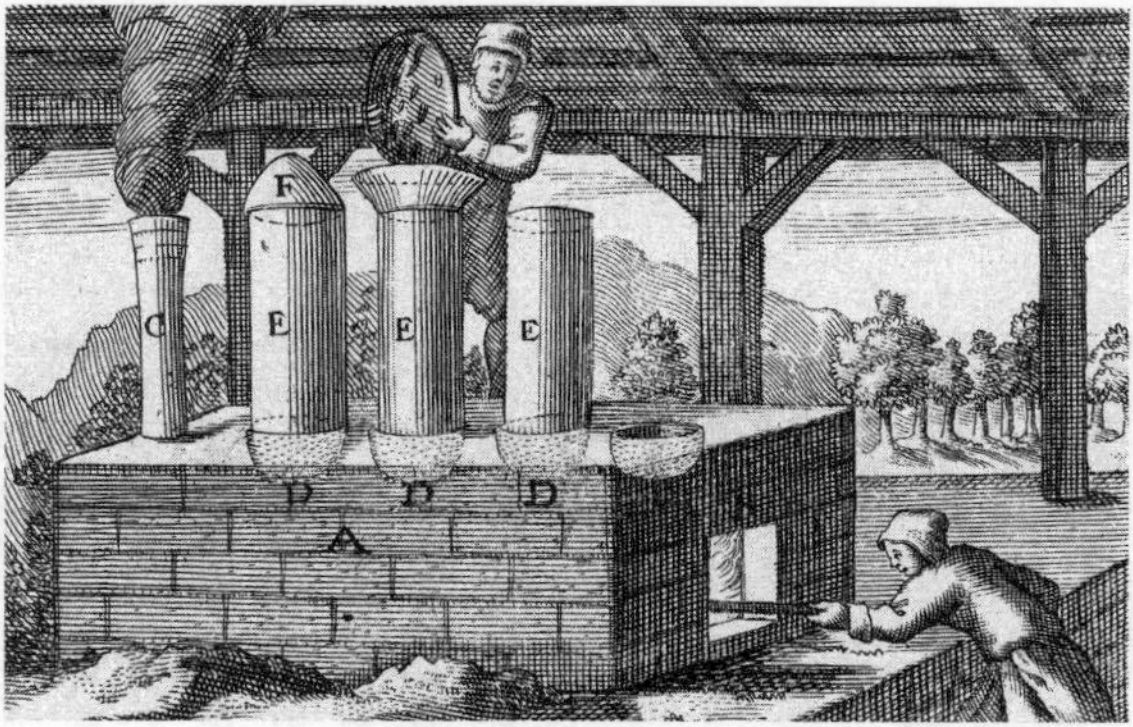

ヒ素を製造する場面（1704年）。毒殺者の間で人気だった三酸化二ヒ素は、硫ヒ鉄鉱を焙焼して作られる。

った。

ルネッサンス期のヨーロッパで栄えたメディチ家とボルジア家は、邪魔者がいれば、誰であれすぐにヒ素を盛って殺害したという。イギリスの文筆家マックス・ビアボームは、こんな言葉を残している。「『夕べはボルジア家の晩餐に出席したんだよ』と生きて報告できたローマ市民は、今までに一人もいない」

前述した主婦メアリー・フランシス・クレイトンは、「ロングアイランドのボルジア」というニックネームまでついたが、義母と弟の不審死にまつわる裁判では無罪判決が下された。だが、彼女はそれでは終わらず、数年後には再びヒ素を盛るという大胆な行動に出た（二つの殺害事件の刑をまんまと逃げおおせたことで、味を占めたらしい）。今度のターゲットとなったのは、メアリーの一〇代の娘と不倫関係にあった男の妻、エイダ・アップルゲートだ。

一見すると単純明快な事件だったにもかかわらず、メアリーが犯人だと証明することは難しかった。なぜか？　二〇世紀の初め、ヒ素はあちこちで出まわっていたからだ。

ヒ素をやめたマルクス、やめられなかったダーウィン

ヒ素は、太古の昔から薬として用いられてきた。腐食薬といって、潰瘍やいぼなど、皮膚の表面を壊死させて除去するための薬だ。乾癬《かんせん》などの分厚く硬くなった皮膚に塗ると効果的だ。ところがかつては、潰瘍や湿疹を含めたあらゆる皮膚トラブルに使われていた。患部に少し塗るだけなら心配はいらないが、頻繁に使ったり、長期的に使用したりすると、慢性ヒ素中毒にかかる恐れがある。

おまけに多くの薬の歴史にもれず、ヒ素は原因がよくわからない症状にも処方された――発熱、胃痛、胸焼け、リウマチはもちろん、強壮剤としても利用されたのだ。〈エイケンの強壮剤〉、〈硫黄化合物ドロップ〉、〈グロスの神経痛薬〉など、一八世紀に秘伝をうたったうさんくさい売薬には、しばしばヒ素が含まれていたのである。

それだけではない。〈無味の抗マラリア・解熱剤〉などといった、ヒ素を主成分とする抗マラリア薬も市場に出まわっていた（当時はキニーネも抗マラリア薬として使われたが、苦かったため、ヒ素の「無味」はセールスポイントとなった）。では、この薬でマラリア原虫を駆除できたのか？　今となってはわからない。だが医師のなかには、ヒ素のおかげで「患者が死亡して熱が下がった」と強烈に皮肉る人たちもいた。

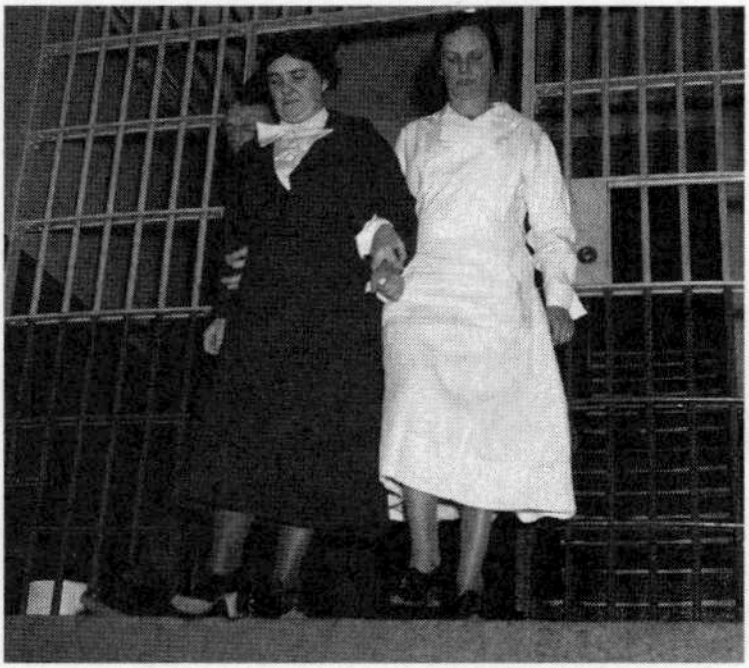

「ロングアイランドのボルジア」と呼ばれたメアリー・フランシス・クレイトンが、法廷に向かうところ（1936年）。

トーマス・ファウラーという医師は、ヒ素には薬効があると考えて自分で薬を調合した。その薬は、その後一五〇年間もっとも有名なヒ素入り薬として人々に行き渡ることとなる。

それが、一七八六年に完成した〈ファウラー溶液〉だ。一％の亜ヒ酸カリウムが含まれた溶液で、水と間違われないように、ラベンダーの香料が添加されていた。〈ファウラー溶液〉は「睡眠病」と呼ばれる原虫感染症や梅毒の治療薬、マラリアの解熱剤としても使われた。皮膚障害を取り除く効果もあることを知っていた医師たちは、これを使って悪性腫瘍を除去しようと試みてもいる。だが一八一八年、薬局方に残念な事実が掲載された。「あいにくこの薬の効果は限定的である」うえに、多くの患者にとって「健康を害するリスクがある」というのだ。さらにチアミン（ビタミンB_1）欠乏症を引き起こす可能性があり、その場合は脚《かっ》気《け》や動悸《どうき》などの症状に悩まされることになる。

　活力を与える強壮剤とうたっていたものの、〈ファウラー溶液〉の効用は見かけ倒しだった。ヒ素を服用すると、顔の毛細血管が拡張しやすくなる。頬の赤みが増すため、生き生きして健康そうに見える――だが、体調が良くなった実感はない。それどころか、水銀製剤などと同様に、ヒ素の毒性により、下痢やせん妄などの深刻な症状に悩まされることがある。今でこそ実験室で試験したり、精査したりできるが、かつては体に何らかの影響が出ると（お腹が異常に張るだけでも）、薬が効いている証拠だと評価されたのだ。

〈ファウラー溶液〉はともかくとして、ヒ素製剤は一九世紀の間いろんな使われ方をされた。肌に塗ったり、浣腸液に混ぜたり、経口投与したり。ヒ素をパンにつけて「パン薬」を作ることもあれば、コショウの実と一緒に食べることもあった。体に注射したり、水蒸気にして吸い込んだりも……。ある薬理学の教科書には、乳飲み子を持つ母親に投与しても大丈夫と指導されていたという。結果的に、母親は母乳を介して子どもにヒ素を与えることになるのだが。他にも、つわりを軽減するために飲む人もいた。このように、ヒ素はどんな症状にも使われた。ヘビに嚙まれようが、くる病にかかろうが、飲み過ぎて嘔吐しようが、ヒ素が治してくれる……と信じられていたのだ。

とはいえ、一九四八年にトラルド・ソールマンが執筆した薬理学の教本を見ると、〈ファウラー溶液〉とヒ素製剤は「良い意味でも悪い意味でもあてにならず、予測不能で制御できない」と認識されていたことがうかがえる。カール・マルクスは「頭の働きが鈍くなる」という理由で、ヒ素剤の服用をやめたと言われている。チャールズ・ダーウィンは、〈ファウラー溶液〉を服用していたせいで、ヒ素中毒に悩まされていたそうだ。ヒ素を長期にわたって服用すると、皮膚が厚くなって硬化し黒ずむ。ダーウィンの浅黒い肌を見ると、たとえ微量しか服用していなかったにせよ、ヒ素中毒だった可能性がある。

　イギリス人外科医のジョナサン・ハッチンソンは、ヒ素を飲むと「活力がみなぎるどころか、活力を奪われてしまう。患者を不安にさせて気力を奪う」と警鐘を鳴らした。彼の患者たちは「ヒ素は勘弁してください。ヒ素を飲むといつも体調が悪くなるんです」と懇願したという。

　〈ファウラー溶液〉を棚に常備していた人がもう一人いる。冒頭で紹介したメアリー・フランシス・クレイトンだ。だが不可解な点がある。レイモンドの遺体からは高濃度のヒ素が検出されたが、希釈された〈ファウラー溶液〉でこの濃度に達するには、何リットルも飲まなければならない。二、三杯をプリンに混ぜただけで、この濃度に達するとは思えないのだ。レイモンドの体内から検出された大量のヒ素。それはいかにして取り込まれたのか？　実はメアリー・クレイトンが弟とエイダ・アップルゲートに盛ったのは、「ネズミ退治」という名の殺鼠《さっそ》剤《ざい》だった。ヒ素は強力な殺鼠剤でもあったのだ。

　だがメアリーの弁護人は「レイモンドは自らヒ素を飲んでいた」と申し立てた。な

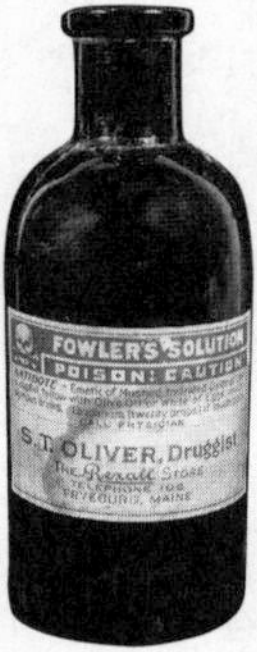

〈ファウラー溶液〉。ラベルの半分が、劇薬注意の表示と解毒方法で占められている。

るほど、あり得る話だ。……そんなばかな、と思われるだろうか。実はこれから紹介するように、世の中には「毒を食らう人々」も存在するのだ。

料理にかけて大量摂取した村

現在はオーストリア共和国の一部となったシュタイアーマルク州のある農村に、ヒ素を食べる人々がいた――「毒を食らう人々」だ。しかも摂取量も多かった。「殺鼠剤を食べる人々」と呼ばれることもあった。「毒を食らう人々」の存在が初めて明らかになったのは、一八五一年。きっかけは、スイス人内科医ヨハン・ヤコブ・フォン・チューディが彼らの実態を報告したことだった。

村人は、微量のヒ素（おそらく三〇ミリグラム程度）を週に二、三回服用していたが、それが体内に蓄積されるとやがて致死量の五〇〇ミリグラムに達する。人々は、チョークの粉みたいな三酸化二ヒ素を、パンや一口サイズのラードにたっぷり振りかけて食べていたのだ。なんだかおいしそうに思えるではないか。購入先は「行商でやって来る薬草商や売人」だったという。「その行商人たちはというと、ハンガリーのガラス工房で働く職人、獣医、にせ医者からヒ素を仕入れていた」。やはり、仕入れ先はファイザーではなかったようだ……。

シュタイアーマルク州の人々は「ヒ素を飲むと、忍耐力と性欲が増し、頬の血色が良くなり、体重が増えてたくましくなる」と豪語していた（馬にもヒ素を与えていた）。チューディの報告書に、乳搾りの娘の話が紹介されている。娘はヒ素を飲んで魅力的になれば、恋人を夢中にさせられると考えた。ヒ素を飲み始めて「数か月後には丸みのあるふっくらした体になった。要するに、恋人の望みどおりの体型を手に入れたのだ」。娘はそこで満足しなかった。ヒ素の服用量を増やしたあげくに、「セクシーになるために自分を犠牲にした。彼女は毒がまわって命を落としたが、実に痛ましい最期だった」。あいにくヒ素に関しては、「多ければ多いほどいい」という理論は通用しないのである。

さらに恐ろしいことに、「毒を食らう人々」はヒ素依存症に陥っていた可能性がある。ヒ素を絶とうものなら、食欲不振、不安、嘔吐、唾液の過多、便秘、呼吸障害などの離脱症状に苦しめられただろう。結局のところ、ヒ素を食べても食べなくても、彼らには死が待ち受けていたのだ。おまけに、ヒ素を食べたからといって、色つやのいい健康的な外見になるとは限らなかった。多くの人は悲惨な最期を迎えている。

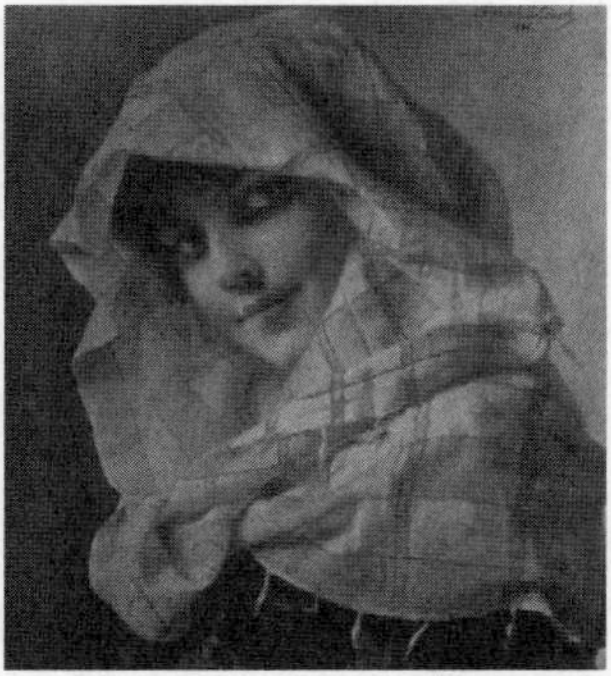

シュタイアーマルク州の農民の娘(1898年頃)。多量のヒ素を買っていた。

当時、「毒を食らう人々」のニュースは世界中の医師たちを驚かせた。『ボストン・メディカル・アンド・サージカル・ジャーナル』(『ニューイングランド・ジャーナル・オブ・メディシン』の前身)で、シュヴァリエ博士はこう言い切っている。「報告書に記されている事実はあまりに奇想天外だ。到底信じられない」。なかには、彼らが詐欺師から売りつけられた白亜をヒ素と思い込んで食べていたのではないかと推測する人もいた。あるいは、ヒ素の塊は体内で完全には吸収されなかったのではないかと考える人も。最終的には内科医たちが「毒を食らう人々」が作る料理の多くにヒ素が含まれていることを突き止めたが、現代の血液検査技術がなかったら、未だに誰も信じなかったかもしれない。

人々は、「毒を食らう人々」の話をさまざまに解釈した。ヒ素はそれまで「恐ろしい劇薬」だと言われていたが、「若返りにも効く万能薬」だと幻想を抱く人も現れた。悲しいかな、「ヒ素を食べる美人」というイメージが人々の心に刻まれたのだ。自ら進んでヒ素を食べ、美しさと引き換えに不本意な死を遂げた女性の話は数え切れないほどある。

ヒ素化粧品の犠牲者たち

シュタイアーマルク州の乳搾りの娘の話はヨーロッパ中に広まり、人々はピンク色の美しい頬を手に入れようとした（娘が死んだという不都合な事実は無視して）。ビクトリア朝時代にヒ素と酢と白亜を混ぜ合わせたものを飲んでいては、貧血になっただろう。貧血のせいで肌が青白くなり、貴族的な顔立ちに見えたのかもしれない。前述したように、ヒ素は毛細血管を拡張させるため、頬に赤みがさして健康的に見える。だが実際にヒ素を飲み続けると、顔が黒ずんでくる。肌が白くなったと誤解した人は、ヒ素のおかげではなく、他の食べ物か日々の努力（日焼けに注意するとか、酢水で顔を洗うとか）

が実ったのだと考えられる。幸運にも、多くのヒ素入り美容製品には、微量のヒ素しか含まれていなかった。もしも大量に含まれていたら……？　頭のいい消費者なら、肌にとって逆効果だと気づいて、使用をやめただろうが。

しかしながら、ヒ素美容の流行は終わらなかった。一九世紀には、〈ファウラー溶液〉を飲んだり、洗顔に使ったりするのはもちろん、ヒ素入りサプリメントやソープもはやった。ヒ素入りを売りにするヘアトニックもあったが、それを使っていた人は、髪が抜けようが、ヒ素がヒポクラテスの時代からずっと脱毛剤として使われていようが、気にしなかったのだろう。

だが、多くの人がこの流行を不合理だと非難した。一八七八年、ある内科医は「美しくなりたいあまりにばかげた死に方をした妻を見て、夫が喜ぶと思うのか」とつづっている。その最たる例を紹介しよう。ケイト・ブリューウィントン・ベネットだ。

透き通るような美しい肌が評判のベネットは、セントルイスでもっとも美しい女性と言われていた。だが何年もヒ素を摂取し続けた結果、三七歳で亡くなった。一八五五年のことだ。最後まで虚栄心の強かった彼女は、墓石に誕生日を刻まないでくれと夫に懇願した。そうすれば若々しいイメージを残せると考えたのだ。夫は了承したものの、結局彼女の享年は墓石に刻まれた。

生まれ変わった次の人生で、ベネット夫妻はこの件でもめているかもしれない。

コラム：ナポレオンはヒ素中毒だった？

ヒ素は、色鮮やかな顔料を作るのにも用いられた。「花緑青《はなろくしょう》」や「シェーレグリーン」といったヒ素入り顔料は、造花や布地や壁紙の色づけに用いられた。これらのヒ素入り顔料は人気が高く、一八〇〇年代半ばには、イングランドで使用されていたヒ素入り壁紙は総面積にして九三〇万平方メートルにおよび、イギリス人は「緑漬け」だと言われるほどだった。あいにくこれらの壁紙から有毒な紙片がはげ落ちて環境を汚染したり、空気中にヒ素が飛散したりして、長い間に大勢の体内に取り込まれた。

これらの顔料の危険性が認識されると、今度は殺鼠剤として使われるようになった。美しい染料を製造する過程で生じる「ロンドン・パープル」と呼ばれる粉末は、強力な殺虫剤になるだけでなく、植物にも噴射された。害虫が発生した？　壁紙を替えたい？　殺したい人がいる？　ヒ素がオススメだ。

一八二一年にナポレオンが亡くなったとき、水銀中毒などさまざまな原因が疑われたが、彼の頭髪からは高濃度のヒ素が検出された。では、死因はヒ素中毒なのか？　ヒ素のせいで死期が早まった可能性はあるが、決定的な原因だとは考えにくい。だが、ナポレオンの部屋に使われていた色鮮やかな緑色の壁紙のサンプルを見ると、これが原因である可能性が高そうだ。美しい壁紙が貼られた部屋に幽閉されている間に、ナポレオンの体はヒ素に蝕まれていったのだろう。

発がん性物質でありながら、抗がん剤にもなる

劇薬だの、毒性だの、死だの、おどろおどろしい話が続いてしまった……。ヒ素の入った薬を飲むなどもってのほかだ！　と思えてきただろう。デンタルフロス代わりに有刺鉄線を使う方がマシなくらいだ。だが、治療の歴史において、ヒ素が役に立った時期もあったことを記しておこう。

梅毒の決定的な治療法はなかなか見つからなかったが、何百年にもおよぶ試行錯誤を終わらせたのが、〈サルバルサン〉、〈ネオサルバルサン〉、〈ビスマルセン〉［ビスマスとサルバルサンの化合物］などのヒ素化合物だ。もっともこれらのヒ素製剤は、やがてペニシリンに取って代わられる。

また、かつてヒ素製剤は睡眠病（トリパノソーマ症）の治療にも使われたが、副作用がひどかった。二〇世紀に入って睡眠病の治療のための新しい抗原虫ヒ素製剤が開発されたが、一九九〇年代にがんとの関連性が判明して、発売中止となった。

がんといえば、応用範囲の広い〈ファウラー溶液〉は、抗がん剤にもなると喧伝された。しかも驚いたことに、これが実際に抗がん剤の役割を果たしたようなのだ。一八〇〇年代半ばに、〈ファウラー溶液〉のおかげで慢性骨髄性白血病の兆候や症状が一時的に治まった例が報告されている。三酸化二ヒ素は、急性前骨髄球性白血病の治療薬として使われてきただけでなく、今も多くの患者の回復に役立てられている。

多くの薬と同様に、ヒ素の評価は賛否両論だったと言える。ヒ素には大勢を死に至ら

しめた輝かしい実績がある（前述のメアリーは、三件目の殺害が決定的となってシンシン刑務所で電気椅子――「オールド・スパーキー」との愛称を持つ――にかけられた。その前の二件の殺人事件は逃げおおせたが、そこで運が尽きたようだ）。「美人薬」にもなったが、大勢の人が美人になる前に命を落とした。また、発がん性物質でありながら、抗がん剤にもなる。スイスの医学者パラケルススはかつてこう述べている。「全てのものは毒であり、毒でないものなど存在しない。服用量しだいで毒にも薬にもなるのだ」。ヒ素にも同じことが言えるだろう。

第4章　金

輝かしい性病治療

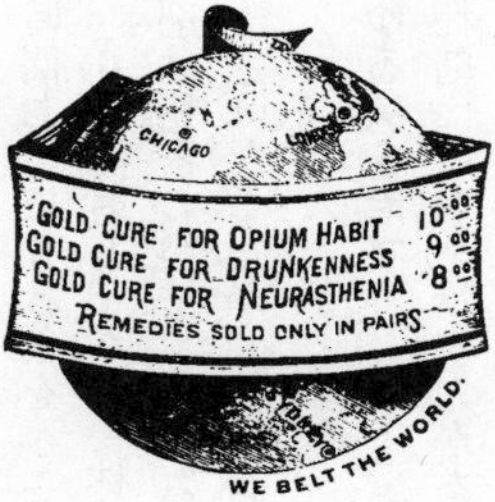

一八九三年の金曜日の深夜のことだ。ニューヨーク市のブルックリン橋の入り口で、ユージーン・レーンという男性が酩酊状態で倒れているところを発見された。あまりに酔い潰れていたため、警察官は彼のことを「物を見ることも、聞くことも、しゃべることもできなかった」と記録している。レーンはマンハッタン留置場（愛称は「ザ・トゥーム」）に運ばれ、収監された。

翌日、体から異臭を放ち生気のない目をしたレーンは、ひどい頭痛に顔をしかめつつ、意識を失うほど酩酊した経緯をぽつぽつと語った。彼はホワイト・プレインズにあるキーリー・インスティテュートでアルコール依存症の治療プログラムを受けていたが、昨夜は治療を無事に終えた他の修了生たちと完治祝いをしていたのだという。

本当に完治したのか、怪しいところだが。

キーリー・インスティテュートの医院長

レスリー・E・キーリーは、南北戦争中に北軍の軍医を務めた人物で、依存症を劇的に治せると豪語していた。一八八〇年、彼はイリノイ州ドワイトにある自身のサナトリウムで、アルコールやアヘンの依存症者の治療を始めた。当時の医学的見解に反して、彼は「アルコール依存症は病気だ。私なら治せる」と言い放った。

そして治療しようと試みた。何年もの間ドワイト行きの列車は、しらふになりたい酒飲みたちであふれた。サナトリウムで受付を済ませた患者は、すぐに腕に注射を打たれる。さらに、二時間おきに強壮剤を小さじ一杯飲まされる。患者たちは軍隊並みの正確さで毎日行列を作り、注射と小さじ一杯の強壮剤の順番が来るのを待った。

強壮剤と注射剤は秘密の製法で作られ、門外不出とされた。実際、その製法はキーリーと共に墓に埋葬された。だが、彼が誇らしげに公にした成分が一つだけある――金だ。

「飲用金はあらゆる病を治す」

金粉入りの強壮剤には病を治す力があると主張した人は、キーリーが最初ではない。何千年も前から、人間は健康のために金を消化しようと試みてきた。だが、問題が一つあった。大抵の場合、金は体を素通りしてしまう。経口服用しても、消化されずに体内を通過するため、昨日よりもキラキラして高価な便が出て終わってしまう。長い間、医師はこの頑固な物質に手を焼き続けた。化学的に変化することも、溶液に混ざることも、体に影響をおよぼすこともない物質。医学界でも率直な物言いで知られた医師たち（ヒポクラテス、ケルスス、ガレノスなど）ですら、金については沈黙していたほどだ。

では、なぜ人間はこの美しいが役に立ちそうにない元素を消化しようと試行錯誤を繰り返したのか？

第一の理由は、経年劣化に強いからだ。言うまでもなく、インチキ療法士たちも医療革新と多大な利益をもたらしそうな金に目をつけた。当時は、胃の内容物を吐き出すにはアンチモンを、瀉血するにはメスやヒルを用いたが、病を克服するだけでは不十分なときがある。錬金術師たちは何世代にもわたって、死に打ち勝つ秘訣は金の輝きにあるのではないかと模索してきた。

遡ること紀元前二五〇〇年。金が腐食に強いことが認識されていた中国では、金は不老長寿と関わりがあるのではないかと期待されていた。三世紀には、錬金術師の魏伯陽《ぎはくよう》がこう書き残している。「金は腐ることのない不滅の存在なのだから、この世でもっとも貴重なものと言える。錬金術師は金を食べて長生きしている」。金を食べるというアイデアは、決して斬新なものではない。『本草綱目《ほんぞうこうもく》』には、紀元前二〇二年以降の金の使用例がいくつか紹介されている。たとえば、口腔や歯茎の痛みには「水に金片を入れて煮込んで黄金水を作り、定期的にうがいすると良い」と記されている。金粉入りのうがい薬に興味がある人は、やってみてはどうだろうか？

中世に入って錬金術が発達するにつれて、人々はこぞって「飲める金」を作ろうと模索するようになった。「霊薬《エリクサー》」、あるいは「賢者の石」または「永遠の命を与えてくれる奇跡の物質」を作るためだ（もちろんこれは『ハリー・ポッター』が誕生する前の話だ）。そして西暦一三〇〇年頃、ゲベルという錬金術師が、ついに金を溶かす方法を見

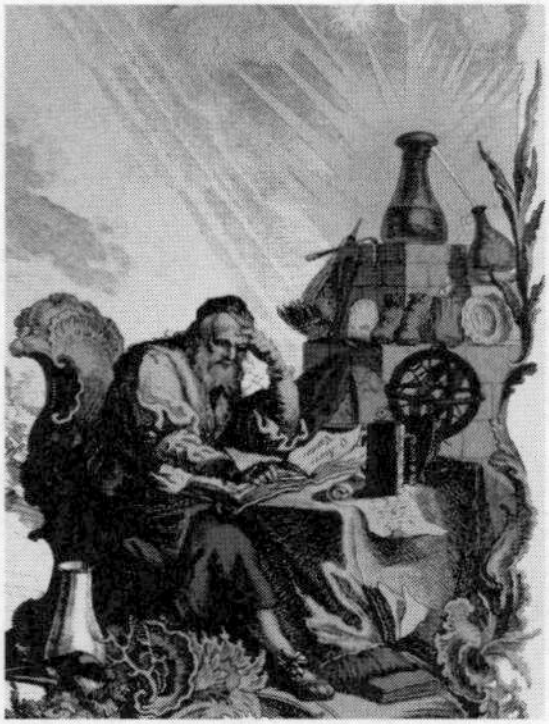
真剣な面持ちで、飲用金に思いをはせるパラケルスス。

つけた。硝酸と塩酸を混ぜ合わせて、明るいオレンジ色の溶媒を作ったのだ。「王水」と呼ばれるこの溶媒は劇薬で、ディズニー映画に出てくる魔法使いの釜みたいに、煙がもうもうと出る。不思議なことに、この溶媒は純金を溶かすことができるうえに、加工すると塩（塩化金）が生成される。塩化金は水に溶かして飲むことができる。おそろしく腐食性が強い薬だったが、金が飲めるなんて画期的なことに違いなかった。歴史上初めて、化学者たちはこの光り輝く金属に秘められた生命の謎を解いた気がした。

飲用金を喧伝してまわった人物としては、一六世紀のスイス人医師パラケルススが有名だ。金は体を「不滅にしてくれる」と信じたパラケルススは、「飲用金はあらゆる病を治すうえに、体も回復して再生させる」と、少々強引に売り込んだ。躁病、舞踏病、癲癇にも効くし、おまけに「心臓も元気になる」と主張した。

病気は本当に治ったのか？　はっきりしたことはわからない。一つ断言できることがあるとすれば、飲用金は毒性が強いということだ。塩化金は腎不全を誘発したり、発熱、唾液の過多、頻尿を伴う金熱《オーリックフィーバー》を引き起こしたりすることがある。人間にとっては、金は飲めないままの方が良かったのではなかろうか。

一七世紀には強心剤として普及するも……

奇妙なことだが、一七世紀の植物学者で医師のニコラス・カルペパーを始めとして、医師たちは、パラケルススと同じ理由で金を処方し続けた（塩化金の効能を高めようと、金メッキを施して金色の錠剤を作ることもあった）。患者たちは副作用を承知でこの錠剤をほしがった。癲癇や精神疾患といった症状に悩まされていた人々は、輝かしい金の効能は試す価値があると思ったのだ。

残念ながら、金のすばらしさを語って偽薬を売りつけるにせ医者は後を絶たなかった。レオンハルト・トゥルンアイサーもその一人。一六世紀に金細工師の家に生まれたトゥルンアイサーは、安物の金属に金メッキを施した塊を純金と偽って売ったことが、怪しいキャリアの始まりだった。やがて彼は医者になって金で儲けようと思いつき、飲用金入りの霊薬を法外な値段で売り始めた。霊薬には「黄金チンキ」だの「太陽の治癒力」だのといった立派な名前がついていたが、可溶性の塩化金は含まれていなかったようだ。外見こそ派手だったが、薬ではなかったのだ。やがてフランクフルトの教授がこの事実を暴露して痛烈に批判。トゥルンアイサーは仕事を失っただけでなく、醜聞によって離婚するという現代的な理由から富も失った。教訓というものはどこでも見つかるものだ。

一七世紀の薬局方に「金」は掲載されていたものの、飲用金を積極的に売り込む人は、本物の医師よりも、にせ医者の方が多かった。結局のところ、医師たちは金が体に及ぼす効能を確認できずにいたからだ。だが、これだけ売れるのだから、実験結果など気にしていられるだろうか?

そんなわけで、金製剤の売人たちはよく「金には強心作用がある」という売り文句を使った。心臓を温め、良い効果があると主張したのだ。かつての錬金術師たちは「金は太陽を象徴し、心臓は生理学的に太陽とあたたかさを象徴する」と考えていたため、この理論は理にかなっているように思われた。強心薬は何百年も前から作られており、これを飲むと体があたたまった(多くはアルコールのおかげだったが)。生理的に何ら効能がなくても、金粉が浮かんだ強心剤を飲むだけで、王族なみの治療を受けている気がするのだろう。現代でも〈ゴールドシュレーガー〉という金粉入りのリキュールがあるが、あれを飲む人もきらびやかな気分に浸っているに違いない。

売人たちは偽薬を売っていたが、結果的には幸いだった。彼らの強壮剤やチンキ剤に塩化金が含まれていたら、患者たちは大変なことになっただろう。おまけに錬金術師が発見したのは、発熱を引き起こす塩化金だけではない。金とアンモニアと塩素を組み合わせて、雷金《らいきん》と呼ばれる恐るべき化合物も生み出したのだ。雷金は心臓を温める「強心作用」があるとさかんに喧伝されたが、薬の調合中に爆発することがあった。ジョークではない。雷金には爆発しやすいというユニークな一面がある。病人には役に立たないが、放火魔にとっては頼もしい道具となる。技術革新は悪をもたらすことがあるのだ。

一八世紀に、金は飲めるようになる一方で、輝きを失った。錬金術師たちは金は薬になると主張したが、医師たちは、それを否定する薬剤師の意見を尊重するようになった。オランダ人医師のヘルマン・ブールハーフェを始めとする人々は、「金は見せびらかすにはいいが、薬としてはほとんど使い物にならない」と言い切った。

　だが、金のイメージを覆すには、さらなる批判と致命的な事件が必要だった。金の医療使用はこれで終わらなかったのだ。

金を注射すればアルコール依存症が治る？

　一九世紀には、梅毒の治療法を必死に模索するなか、医療現場で再び金に注目が集まるようになった。性病の治療で一番人気だったのは水銀だが、もう少し穏やかな薬をと、塩化ナトリウムと塩化金を組み合わせた製剤を使う医師もいた。梅毒の症状はごく自然に軽快するため、この時代の多くの薬と同様に、この金製剤も効いているように見えたのだ。こんな不確かなエビデンスでも、金製剤を広めるには十分だった。金は錠剤、薬用ドロップ、歯茎に塗る金塩粉などの形で復活。さらには、多くの人を悩ます問題、すなわちアルコール依存症の治療に効くことを約束する注射と強壮剤が現れた。

　冒頭で紹介したレスリー・キーリー医師はばかではなかった。彼はアルコール依存症の原因は個人の弱さのせいだとは考えず、病気として治療したが、この発想は衝撃的で革新的でもあった。だが、一日に注射を四本打って強壮剤を飲ませれば大勢の酒飲みを救える、というのは本当だろうか？　キーリーはそう確信していた。おまけに自身の金注射療法による治癒率が、なんと九五％に達すると豪語した。

　そもそも注射剤には本当に金が含まれていたのか？　金入り注射は彼の治療法の一番の売りだ。だが、彼は絶対に製法を明かさなかった。彼は何度か個人的に注射剤のサン

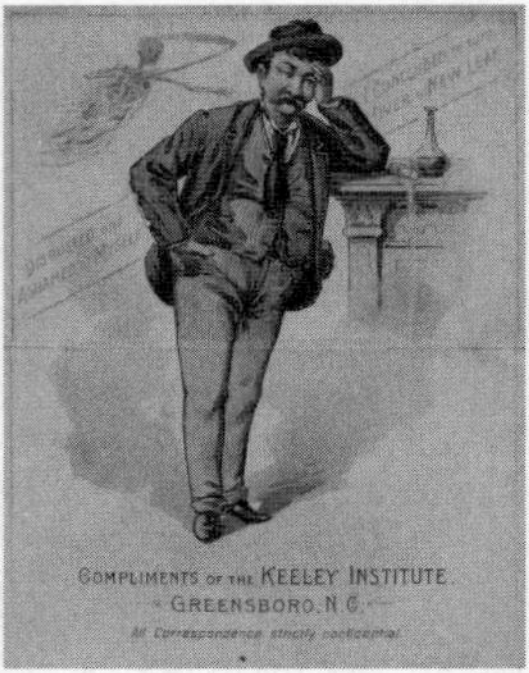

キーリー・インスティテュートの分院の広告。空を飛ぶ骸骨の絵とは、センスがいい。

プルを試験提供した。それを分析したところ、サンプルからわずかな金が検出されたという。

　ところが、第三者がキーリーの許可を得ずにこっそりと治療薬を分析したところ、経口薬からも注射剤からも金は検出されなかったという。それどころか、金の代わりに実に興味深い成分が次々と見つかった。モルヒネ、大麻、コカイン、柳の樹皮エキス、アルコールだ。別の分析では、ストリキニーネとアトロピンが検出されている。

　人気絶頂の頃には、キーリーの治療法は分院なり通信販売なりの形でアメリカ中で目にすることができたが、彼の薬が「麻薬」であることは周知の事実となっていた。お医者さんごっこをする子どもたちは、人形に「早く治らないと麻薬を打つからね」と脅していたほどだ。冒頭のエピソードに戻るが、警官はユージーン・レーンを逮捕した際に、彼がぼうっとして知的に応答できないのを見て、「キーリー医師のところでドラッグ漬けになっている患者の一人じゃないか」と言ったという。このセリフからも警官がキーリーの治療法を知っていたことが窺える。

　では、金は使われていたのか？　おそらくアルコール依存症者を治すためではなく、離脱症状に苦しむ患者を安心させるために、金入り製剤だと嘘をついただけのようだ。

当時、キーリーは患者の治癒率は九五％だとうそぶいたが、彼をうさんくさく思う人たちが独自に調査したところ、実際の治癒率は二〇〜五〇％程度にとどまっていたと報告している。患者たちの長期的な追跡データの提出は義務づけられていなかったため、実際の治癒率はもっと低かったと考えられる。

一九〇〇年にキーリーが亡くなると、キーリーの初期のビジネスパートナーの一人、フレッド・ハーグレイブズが「治療薬に金は含まれていなかった」と暴露して、同社に訴えられた。当初、彼とキーリーが一人の患者に金製剤を処方したところ、患者は死亡したという。その結果に頭を抱えつつも、彼らは「黄金療法」という名前を維持した。「あらゆるものには微量の金が含まれている。海の水、土のなか、あらゆるもののなかに。微量の金があれば、それで十分じゃないか」。キーリーはそう考えて満足していたのかもしれない。

どうやら、宣伝の売り文句は鵜呑みにしてはいけないようだ。少なくとも金製剤でアルコール依存症は治せない。ユージーン・レーンに訊いてみたいところだ。

コラム：銀の大量摂取は今でも

金製剤ほど華やかではないが、銀製剤も負けていない。銀は今でこそ抗菌剤として局所的に使われているが、かつては腐敗を遅らせる効果があると言われていた。西部開拓時代もこの言い伝えは健在で、開拓者たちは鮮度を保つために牛乳の容器に銀貨を入れていたと言われている。

錬金術師は銀を心や月に関連づけたが（金と太陽を結びつけたのと同じように）、そこから派生して、精神異常者《ルナティック》などの精神疾患にまつわる用語が生まれた（「ルナ」には月という意味がある）。スプーンから銀を摂取しすぎて肌が青くなったお金持ちは、「青い血族《ブルーブラッド》」と呼ばれた。

かつての銀の愛好家たちと同様に、今も感染症を予防するために銀を大量に摂取する人たちがいるが、彼らの肌も青色になる（銀皮症《ぎんぴしょう》と呼ばれる）。リバタリアン党の政治家で、二〇〇〇～〇六年の間に上院選とモンタナ州知事選にそれぞれ二回ずつ出馬して落選したスタン・ジョーンズもその一人だ。二〇〇〇年問題を前にした彼は、生産・流通が混乱して抗生物質が手に入らなくなることを恐れ、殺菌効果の高い銀コロイドを大量に摂取。その結果、深刻な銀皮症を発症した。レポーターに、灰色がかった青い肌について尋ねられたとき、ジョーンズは「みんなから『ずっとそのままなの？』とか『死んでるんじゃないか？』と訊かれるよ。私はいつもハロウィンの練習をしてるんだと言い返しているがね」と答えている。

今や金は合法的に医療現場で用いられている、と言ったら読者は驚くだろうか。「飲める金」を現実化しようと試行錯誤が繰り返されてきたが、金を飲んでも役に立たないか、毒性が高いかのどちらかだった。だが、飲用金以外の金は、さまざまな用途に使われている。金コロイド（金微粒子と他の物質を組み合わせた混合物）は、電子顕微鏡に利用されている。虫歯を治療した後に、金のかぶせ物を詰めてもらうこともある。金ナノ粒子は、がんの治療に役立てる方法が模索されている。金ナノ粒子はがん細胞に取り込まれやすいため、これに薬物を仕込んでがん細胞と結合させれば、一定の治療効果を上げることができる。

金の化合物は、注射剤や錠剤などの形で、関節リウマチの治療に用いられてきた。詳細は解明されていないが、炎症を抑える効果があると考えられている。だが、金製剤はひどい副作用を伴うことがある。たとえば金皮症《きんぴしょう》だ。点滴などを通して金の微粒子が長期的に投与されると、肌の色素細胞に金がたまり、日光に当たると肌が青灰色に変色する（治療を数年間続けて金の微粒子が八グラムたまると、金皮症を発症する）。肌といえば、人間の体に金めっきを塗りたくっても毒にも薬にもならない。映画『００７ゴールドフィンガー』で、全身に金粉を塗られた女性が「皮膚呼吸できずに」死亡するシーンがあったが、憶えているだろうか？　あれは映画を盛り上げるためのエピソードに過ぎず、強烈ではあるが、科学的根拠はない。

言うまでもなく、現代の医療現場では金はごく限られた用途にしか使われていない。金製剤は一昔前にはもてはやされたが、もともと過大評価されていただけなのだ。

第5章　ラジウムとラドン

健康〝被曝〟飲料ブーム

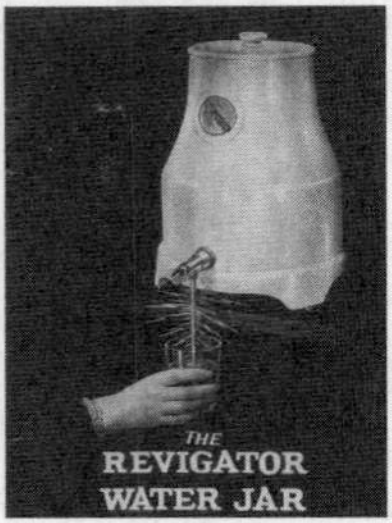

一九二七年一一月のある深夜のこと。貸し切り列車の個室にいたエベン・バイヤーズ（四七歳）は寝台から落ちて怪我をした。実業家にして社交界の名士で、かなりの遊び人だった。

その晩、バイヤーズは上機嫌だった。年に一度のアメフトの試合で、彼の母校イェール大学がハーバード大学を打ち負かすところを観戦した帰りだったのだ。母校の勝利に活気づいたバイヤーズは、貸し切り列車のなかで裕福な遊び人ならではのパーティを開催した（つまり、われわれが毎週金曜の夜に参加したくなるようなパーティだ）。「狂騒の二〇年代」と呼ばれた時代のことだった。

深夜のどんちゃん騒ぎのさなか、バイヤーズは寝台から落ちて腕を怪我した。豪華な邸宅で静養したものの、数日経っても痛みが引かなかったため、彼は高額な報酬を支払って何人かの内科医に相談した。だが、皆お手上げ状態だった。最善を尽くしたが、バイヤーズの腕の痛みは治まる気配がない。腕の怪我のせいで、大事なゴルフの試合でも思うようなプレイができなかった（その二一年前の一九〇六年、彼は全米アマチュアゴルフ選手権で優勝するほどの腕の持ち主だった）。

裕福な遊び人にとって最悪なことに、怪我のせいで旺盛な性欲まで減退してしまった。女たらしで名をはせたバイヤーズは、何とかしなくてはと焦った。そこで内科医の一人が、途方に暮れながらも、発売されたばかりの特許医薬品、〈ラジトール〉を試してはどうかと提案。ニュージャージー州のベイリー・ラジウム研究所で製造されていたラジトールは、一瓶につき二マイクロキュリーのラジウムが含まれているとうたわれていた。当時ラジウムは、医療現場に登場したばかりの新顔で、大きな可能性を秘めていると注目が集まっていた。ラジトールは、消化不良、高血圧、ＥＤ（勃起不全）を含めた、一五〇種類もの症状に効く万能薬だとあちこちで喧伝されていた。この薬を勧めることは、医師にとってもおいしい話だった。ラジトールを処方する内科医はみな、製造元から一七％という高額なリベートがもらえたからだ。

バイヤーズはラジトールを飲み始めた。やがて腕の痛みが和らぐと、彼はラジトールのおかげで活力が戻ってきたのだと確信する。そして一九二七年一二月のある日を境に、ラジトールを一日三本飲み始めた。推奨されている一日の服用量の三倍に相当する量だ。こんなに飲めたのは彼が裕福だったからだ。庶民がラジトールを毎日三本飲むのは金銭的に無理だったが、その方がかえって良かったと言える。一九三一年には、この裕福な実業家の放射線被曝量は、レントゲン数千回分に匹敵するレベルにまで達していたからだ。

バイヤーズにとって残念なことに、これだけの放射性物質を取り込んでも、マンガに出てくるようなスーパーヒーローにはなれなかった。それどころか、ゆっくりと確実に体が蝕まれ、死に至ることになる。

高血圧、糖尿病、関節炎、リウマチ、痛風、結核にも

マリー・キュリーとピエール・キュリーが発見し、分離に成功したことで知られるラジウムは、がん細胞を破壊する能力があることから、二〇世紀初頭の医学界で大歓迎された（ラジウムの研究のためにピエールは健康を、マリーはその命を犠牲にすることとなる）。ご存じのように、ラジウムは厄介な物質だ。たとえるなら赤外線追尾式ミサイルよりも、核爆弾に似ている。ラジウムはがん細胞に限らず、あらゆる細胞に作用する強力な物質なのだ。

だがその危険性がきちんと認識される前、ラジウムは有名になって大流行し、短いブームを謳歌していた（その人気はやがて、半減期を迎えるのだが）。一九〇二年、キュリー夫妻は「閃《せん》ウラン鉱」と呼ばれるウランを豊富に含む鉱物から、史上初めて塩化ラジウムを分離した（ここで簡単に説明すると、ウランは崩壊を繰り返して他の物質に変容する。ラジウムはウランが鉛に変容する過程で生じる）。キュリー夫人が「私の美しいラジウム」と呼んだこの新種の元素は、放射線と医療現場での輝かしい活躍を期待されていた。ラジウムの半減期は約一六〇〇年で、放射線量はウランの約三〇〇〇〇倍も高い。非常に希少な物質で、人々の関心もきわめて高かった（おまけに非常に危険でもあったが、その話はまた後で）。

それから一年と経たないある日のこと。ピエール・キュリーが、ラジウムには皮下熱傷を生じさせる力があるから、がんの治療に使えるのではないかと提案した。最初の実験は良い結果が出た。特に皮膚がんに効果がありそうに思われた。翌一九〇四年、ロンドンのチャリングクロス病院の内科医だったジョン・マクラウドは、内臓がんをラジウムで治療しようと専用のアプリケーターを開発して使ってみたところ、腫瘍が縮小したという。

当時、ラジウムの発見がどれほど画期的なことだったか。なにしろ何百年もがんとの闘いで惨敗し続けたあとに、ようやく強力な味方が現れたのだから。おまけにラジウムは光り輝く物質でもあった。二〇世紀初頭の内科医たちが、ラジウムをがんの治療に使ったあとに、高血圧、糖尿病、関節炎、リウマチ、痛風、結核にも試したのは当然のことと言えよう。

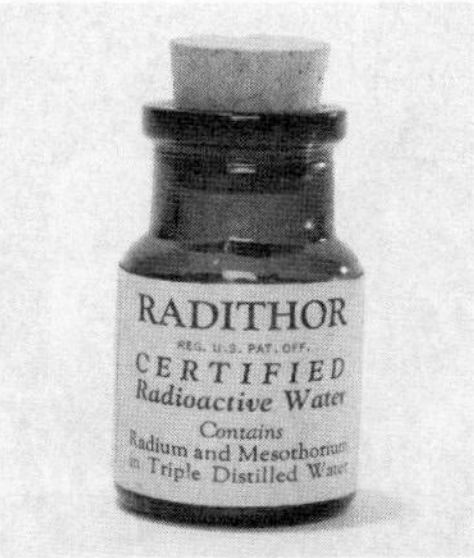

ラジトール。3回蒸留した水に2マイクロキュリーのラジウムが含まれている。バイヤーズはこれを毎日3本飲んでいた。

アメリカでは一九〇六年に純正食品薬事法が制定されたが、ラジウムは薬とは見なされず、天然の元素として扱われたため、規制の対象外とされた。そのため、全米の医者たちが、ラジウムの神秘的な性質に目をつけて金儲けに利用し始めた。新聞の広告欄は、「若さと美しさで光り輝こう」とか「大勢の人がラジウムで健康を取り戻しました」とか「新発売のラジウムクリームを塗れば、関節痛や筋肉痛があっという間に消えます！」などのキャッチコピーであふれた。

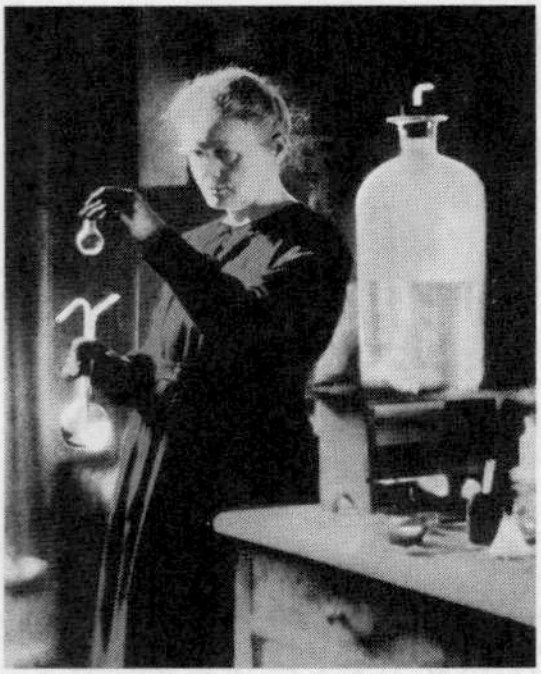

「私の美しいラジウム」を手にするキュリー夫人。共に光り輝いている。

だが、ラジウムは希少だったため、おそろしく値段が高かった。そのため、インチキ業者たちによって全米で売られていたラジウム製剤は、実際には放射性物質が含まれていないものがほとんどだった。需要と供給が合致しなかったおかげで、結果的に何百人、いや何千人もの人々が救われたに違いない。

放射性物質が溶け込んだ魔法の水

処方箋なしで購入できる放射性医薬品は、手始めに水と組み合わせる形で売られた。ラジウムは崩壊すると「ラドン」という希ガス元素を発生させる。医師たちは、ラドンにも病気を治したり、体を元気にしたりする働きがあると考えた。

二〇世紀初頭には、温泉の人気が高まった。代表的なのが、アーカンソー州のホットスプリングスだ（コラム「ラジウム温泉ホテルが大流行！」を参照）。人々は温泉に浸かると体が回復すると感じていたが、その理由は解明されずにいた。だが、ラドンが発見されるとすぐに、「放射線のおかげだ」と思われるようになった。ところが、ラドンには大きな問題があった。ラドンはすぐに崩壊するか、蒸発するかして、水に溶けている時間がほんのわずかしかないことだ。

言うまでもなく、現在は飲料水からラドンを除去しているが、二〇世紀初頭には、その逆の工程を可能にする、ラドン飲料水の生成装置がさかんに売買されていた。人々はラドン入りの温泉に浸かるだけでは物足りず、放射性の飲料水も体に良さそうだと考えた。現代人がグリーンスムージーを飲むような感覚だろうか。

水にラドンを添加する装置のなかで、特に人気が高かったのが〈リバイゲーター〉だ（R・W・トーマスが開発し、一九一二年に特許を取得）。リバイゲーターは「放射性飲料水を作る陶器」と宣伝されたが、これはあながち嘘ではない。ラジウム入りのウラン鉱石から作られた大きめの壺で、蛇口がついていた。消費者は毎晩この壺に水を満タンに入れて、一日にコップ六〜七杯をめどに、毎日「好きなだけ飲む」よう指示された。リバイゲーターがあれば、自宅で放射性飲料水を生成できるのだから、これで毎日「健康飲料」が飲めるようになる。飲みきれなかった水はどうすればいいのか。広告には、あまった水は植物にあげてくださいと書いてあった（！）。

リバイゲーターで生成された水には、飲料水の基準値の五倍ものラジウムが溶け込み、人々の体内を少しずつ被曝させていった。だがそのことに気づく前、人々はまったく別

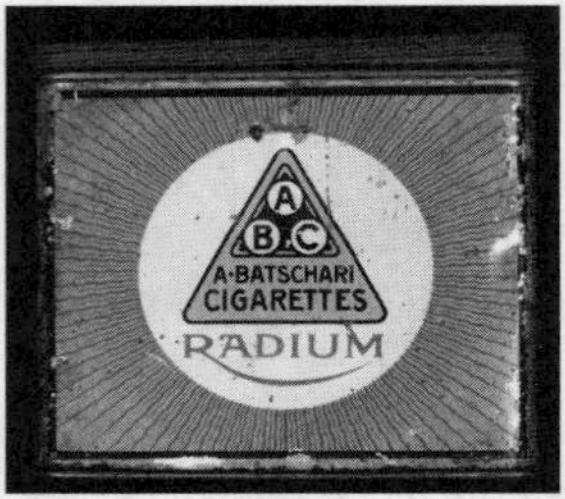

ラジウム煙草。吸ってみる？

の問題に頭を悩ませていた。持ち運びに不便だという問題だ。かくして、リバイゲーターを小型化した模倣品が市場に出まわるようになった。〈トーマス・コーン〉、〈ジマー放射線容器〉、〈ラジウム放射線容器〉などだ。使い方はどれも同じで、容器に飲料水を注ぎ入れるだけで済む（これら「放射線容器」と名づけられた壺はどれも、カルノー石と呼ばれる重要なウラン鉱石でできていた。ウランは徐々に崩壊するが、その過程でまずはラジウムを、次にラドンを発生させる。ラドンを水に溶かせば、放射線水ができる）。これら小型の壺があれば、どこにいようが放射性飲料水を作ることができた。出張の多い営業マンは、「これでモーテルでも毎晩ほどよい放射線量の水が飲める」とほっとしたことだろう。

ラドンとラジウムの関係が解明されるにつれて（放射線量に関していうと、ラジウムの放射線レベルは基本的にラドンの二乗となる）、間もなく製造業者らはラジウムを直接摂取できる商品や、肌に塗る商品を発売し始めた。一九二〇年代には美容クリーム、軟膏、石けん、歯磨き粉などといった、ラジウム入りの美容商品が市場に出まわった。歯磨き粉とは！　一九二〇年代には歯を白くするだけでは不十分で、歯を輝かせる必要があったらしい。

コラム：ラジウム温泉ホテルが大流行！

放射能泉は、放射線を吸い込みたい人々の間で人気だった。ラドンはラジウムが崩壊する過程で生じる希ガスであること、そしてその希ガスが発生する温泉があることが明らかになると、放射能泉の近くにホテルが何軒も建てられ、温泉治療で人々を取り込もうとした。

チェコのヤーヒモフにあったラジウム温泉ホテルでは、宿泊客は放射能泉に浸かるだけでなく、地下にある処理タンクからパイプを通って送られてくるラドンを直接吸い込むこともできた。ホテル内の空気にも意図的に放射線が含まれていたという。

ウィル・ロジャースの故郷オクラホマ州のクレアモアでも、硫黄泉が発見されたときに、同じような温泉ホテルがオープンした。放射能泉だと宣伝されたが、硫黄泉から放射線が出ることはない。だが、時は放射線が大ブームだった二〇世紀前半だ。観光客は真偽などおかまいなしに、こぞってクレアモアの町とホテルに押し寄せた。

局部に放射線を浴びせED対策

医学界では、放射線をどう使えば人間の体に役立つかをめぐっての議論が続いた。「ラジウムは患部に直接塗布すると効果的だ」と主張する人もいれば、「ラジウムは内分泌系、特に副腎や甲状腺を刺激する働きがある」と主張する人もいた。やがて、体の器官を健康に保つには、電離放射線が効果的だとの結論に落ち着いた。つまりX線やγ《ガンマ》線などの、電子や分子を電離できる放射線を使おうというのだ。

冒頭でエベン・バイヤーズが愛飲していたラジトールを紹介したが、製造元のウィリアム・ベイリーは、ラジトールの前に〈ラジエンドクリネーター〉という器具も開発していた。これは、ラジウム入りのコンパクトケースに金メッキを施したもので、ベルトで体に固定する。患者（被害者？）は、体のどこであれ、活性化させたい部位にこれを装着する。ラジエンドクリネーターからは、「内分泌腺を電離できる」γ線が放出されている。これを使って内分泌系を電離すれば（つまり放射線を照射すれば）、ホルモンの分泌が活発になると考えたのだ。放射線が未知の存在だった頃、人々はこの装置を使うと「体内の不活発な器官を刺激できる」という宣伝文句を信じ込んだ。男性のなかには、特製の局部サポーターでラジエンドクリネーターを陰嚢《いんのう》の下に取り付けて、元気のない股間を奮い立たせた人もいたという。

ベイリーがキャリアの頂点を迎えたのは、一九二四年にアメリカ科学会で講演を行ったときだ。彼は、医療現場でのラジウムの輝かしい可能性について、やたらと楽観的な意見を述べた。「私たちは奇行、病気、老化といった問題の解決策を突き止めました。実のところ、生と死の答えは内分泌腺にあるのです」。ベイリーは、人間が老化するのは内分泌腺が徐々に衰えるからだと確信していた（少なくともそう主張していた。宣伝文句の陰で彼が何を考えていたのかはわからないが）。ラジウムで電離すれば（つまり放射線を照射すれば）、内分泌系が活性化し、弱った高齢者も輝きを取り戻せると考えていたのだ。彼はこう付け加えている。

ラジエンドクリネーターの電離作用を使えば、誰でも確実に老化現象を遅らせることができます。人生の太陽が沈みつつある人、つまり人生の終盤に向かってゆっくりと歩を進めている人は、新たに復活するチャンスを得て、比較的通常の機能を取り戻せるようになったのです。臨床試験で確実な成果を確認できたことに、私は心から満足しています。……しわの多い顔、たれ下がった皮膚、生気のない目、くたびれた歩き方、心許ない記憶力、あちこち痛む体、不妊という大いなる悩み——どの問題も、内分泌腺の不調が影響しているのです。

ラジウムと腺との関係に注目したのは、ベイリーだけではない。コロラド州デンバーを拠点とするホーム・プロダクツ社は、動物の腺を主成分とする錠剤とラジウムサプリメントを組み合わせるというとんでもないアイデアを思いついた。この二つを飲めば、「弱って自信をなくした男性たちがバイタリティを取り戻せる」のではと考えたのだ。

こうして発売されたのが〈ヴィタ・ラジウム〉だ。不運にもこれを試した男性は、バイタリティとは違う、別の何かが満ちあふれてきたに違いない。というのも、このラジウム補給剤は座薬だったからだ。ラジウム座薬とは！　そう、人々はお尻の穴からラジウムを詰め込んだのである。

だが、女性はもっと悲惨な目に遭っている。「性的に濡れにくい」という、女性にとって尽きない悩みを解決しようと、ホーム・プロダクツ社は「女性のための特別座薬」を開発したのだ。このラジウム座薬を膣に挿入すれば、性交痛にまつわるあらゆる悩みを解決できるだけでなく、性欲も復活すると宣伝された。

頭蓋骨が穴だらけになった実業家

冒頭のエピソードに戻ろう。裕福な実業家エベン・バイヤーズは、一九二七年頃には毎日数本のラジトールを飲んでいた。これは健康にいい飲み物だと信じていたからだ。当時のラジウムブームの勢いもあって、バイヤーズは友だち、同僚、「女友だち」らに大絶賛の言葉と共にラジトールを何箱も送り届けた（そのうちの一人、メアリー・ヒルはバイヤーズより先に死亡した。彼女の死も放射線被曝が原因だと思われる）。この特許医薬品にすっかり心酔していた彼は、お気に入りの競走馬にも与えたという。

それから五年間で、バイヤーズは一五〇〇本（！）ものラジトールを消費。一九三一年には、彼の体は文字通り内側から崩壊しつつあった。最後の一八か月間は、ホラー映画が現実化したような光景だったという。

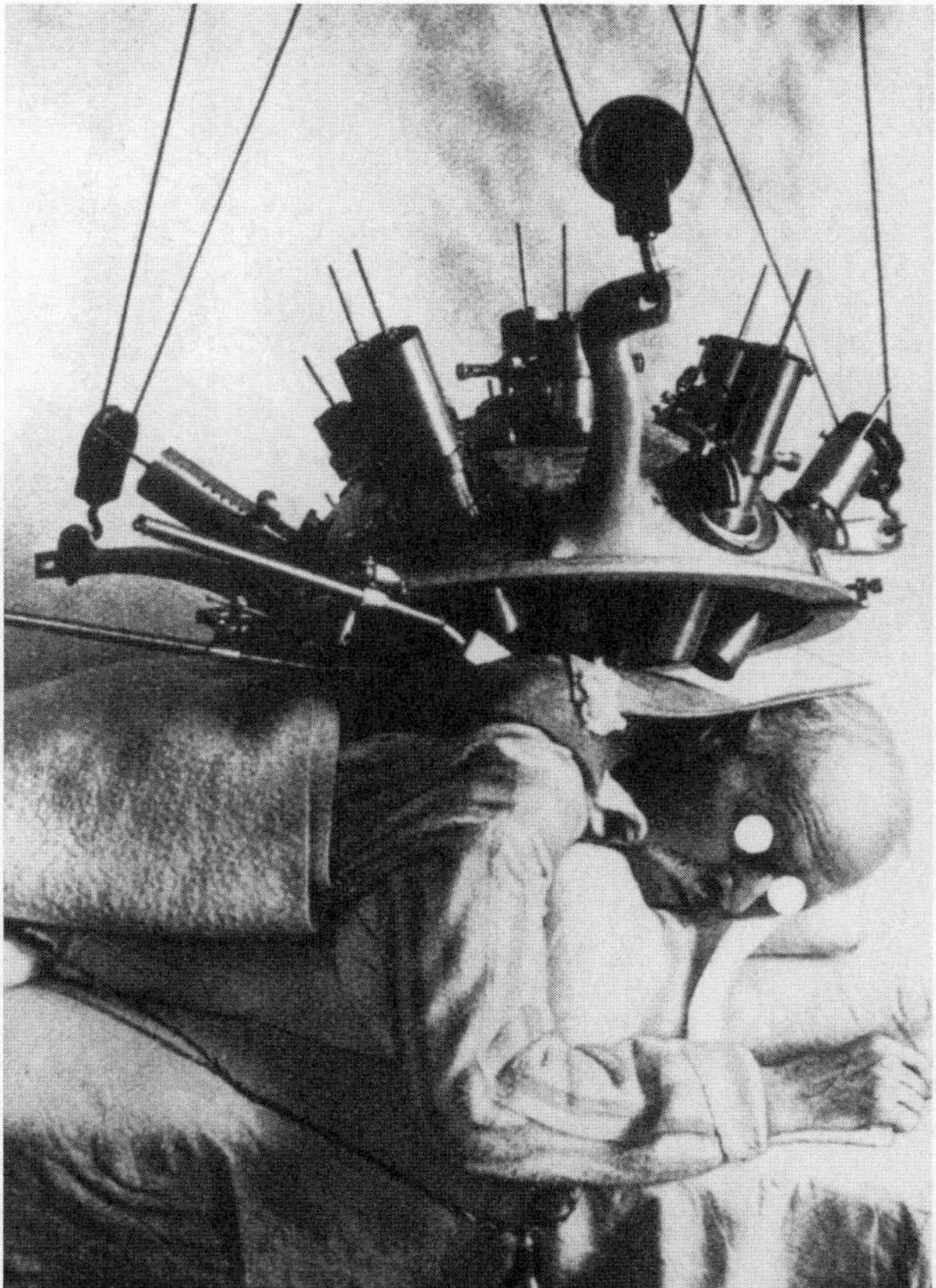

頭頸部がん患者が、「ラジウム爆弾」で放射線療法を受けている（1925年、ベルギー）。この装置は13箇所からラジウムを照射し、それぞれ異なる角度からがん細胞を攻撃した。

かつて強くたくましかった色男は、一九三二年三月三一日に寿命が尽きた。放射線被曝によって体中にできた複数のがんが原因だった。死亡したときの体重はわずか四二キロ。腎臓は完全に機能不全に陥っていたため、肌は黄ばんで落ちくぼんでいた。脳には膿がたまり（脳膿瘍）、意識ははっきりしているのにほとんど発話できなかった。がんの転移を防ぐために、外科医が彼のあごをごっそり切除したが、その努力は報われなかった。さらに放射線の影響で、彼の頭蓋骨は穴だらけだったそうだ。

「こんなに豪華な邸宅でこれほど凄惨な体験をしようとは」。これはロングアイランドにあるバイヤーズの豪邸を訪れて、放射線障害の末期症状だった彼を見た人が残した言葉だ。バイヤーズの遺体を検視したところ、骨からも高濃度の放射線が放出されていることが判明した。かくして遊び人と言われた男は、鉛で裏打ちされた棺に入れられて埋葬された。

バイヤーズの死は大衆の注目を集め、アメリカ食品医薬品局はラジトールを徹底的に調査し始めた。のちに、連邦取引委員会がラジトールの製造中止を言い渡した。国内の店頭で販売されていたラジトールはすべて撤去され、政府はラジトールの危険性を訴えるパンフレットを全国に配布。かつてバカ売れしていたラジウム入りの特許医薬品は、一九三〇年代前半にはほぼ見かけることはなくなった。

ラジトールの製造中止命令が下されたにもかかわらず、製造元の経営者ベイリーはバイヤーズの死をめぐって起訴されることはなかった。この詐欺師は、バイヤーズの検視結果は誤りだと主張し続け、自分は毎日のようにラジトールを飲んでいると言い張った。

「私は誰よりもラジウム水を飲んでいますが、体調不良に悩まされたことはありません」

やがてベイリーは世間から忘れ去られ、一九四九年にマサチューセッツ州で亡くなった。まだ六四歳だった。死因は膀胱がんだったが、おそらく放射線の影響と考えられる。一九六九年、調査のためにベイリーの墓が掘り起こされたが、彼の遺体からは高濃度の放射線が出ていることが明らかになった。これでこのインチキ療法士が、一つだけ真実を語っていたことが判明した。彼は主張したとおり、本当にラジトールを飲んでいたのだ。

ガイガー・カウンターという大発明

医療現場でも、ラジウムが発見されたばかりの頃にラジウムを使って実験的な治療を行った結果、放射線による健康被害が報告され始めた（キュリー夫妻を含む）。医療従事者がラジウムを扱う危険性があるだけでなく、ラジウムの投与量を誤れば、患者は治癒するどころか、危険にさらされることになる。

救いの手は、一九二八年に「ガイガー・カウンター」という形で現れた。ガイガー・カウンターを使えば放射線レベルを測定できるため、科学者は安全を確保しながらラジウムの研究を続けられるようになった。ラジウムを小さなガラス管に入れ、次にそれを白金容器に入れて患部組織に挿入して、がん細胞に照射するのだ。白金容器を使うとα《アルファ》線やβ《ベータ》線などの有害な放射線を遮断しつつ、治療に役立つγ線を透過させることが可能だ。同様に、一九四〇年代にはラドンを金製の管（「シード」と呼ばれた）に密閉して使う方法が開発され、内科医たちは安全を確保しながら、ラジウムの崩壊生成物で実験できるようになった（白金と同じように、金もγ線だけを通過させることができる）。

だが、気体漏れや検体の放射能汚染などの危険性から、一九八〇年代にはラジウムはほとんど医療現場で使われなくなった。と言っても完全に消えたわけではない。ラジウム223は、今でも前立腺がんの特定の段階においてごく一般的に治療に使われている。今日の放射線療法も、電離放射線を患部に照射する形で行われている。このような形で、放射線は手術や化学療法とならんで、がんの主要な治療法として使われ続けているのだ。

ラジトールにはこんな後日談がある。一九八九年、ロジャー・マックリスという科学者が、医療器具の骨董屋でラジトールの空き瓶を購入して、その放射線量を測定した。そしてその驚くべき分析結果を『サイエンティフィック・アメリカン』誌で発表したのだ。「私はてっきり、ラジトールの残留物から発せられる放射線はとっくに下がっているものと想定していた。だが、それは間違いだった。検査の結果、製造からおよそ七〇年が経過しているにもかかわらず、空の瓶から危険レベルの放射線が出ていたのだ」

鉛で裏打ちされた棺のなかで静かに朽ちていったエベン・バイヤーズも、放射線をまき散らしながらうなずいていることだろう。

トンデモ医療1　女性の健康編

歴史を通して、女性をどう治療するかを決めるのはほぼ男性だった。女性は、生理学的にも精神的にも男性よりも劣ると見なされてきたのだ（「女性とは、不完全に作られた男性のことだ」と言い放ったアリストテレスに、皮肉を込めて敬意を表したいところだ）。女性器は男性器が裏返った汚らしいものと思われたり、女性は「穴漏れのする人間」と呼ばれたり（月経、涙、母乳など体液を分泌するため）、月経は「不浄」などと言われたりした。

何千年もの間、女性特有の病気は、身体構造的にも病理学的にも子宮のせいで起きると考えられてきた。子宮の手入れは非常に面倒だとか（月経による自浄作用があるのに）、子宮は体内のあちこちをさまよっては、さまざまな問題を起こすなどと言われてきたのだ。

では、女性特有の病気がこれまでにどんな（ひどい）治療を受けてきたか、見てみよう。

・足のにおいで子宮を動かす？

「ヒステリー」という言葉（語源はギリシャ語の「hystera」。子宮を意味する）は比較的新しい言葉で、一八〇〇年代から使われるようになった。だが古代から、子宮が体内を移動して悪さをするという考え方は根づいていた。ヒステリーの症状には、失神、不眠症、腹部の不快感、痙攣、性欲の減退、性欲の増加などが挙げられる――要するに、あらゆる問題はヒステリーのせいだと思われていたのである。

古代エジプトの医学文書『エーベルス・パピルス』（紀元前一五五〇年）には、放浪癖のある子宮を香りでおびき寄せて元の位置に戻せば、女性特有の問題を解決できると書いてある。子宮の位置が「高すぎる」って？　それなら、くさい足か悪臭を放つものにおいをかげば、子宮が下腹部へと下ってくるだろう。またはあまい香りがするものを膣の近くに置いて、子宮をおびき寄せるという手もある。一九世紀の女性たちは、炭酸アンモニウム（炭安）を持ち歩いたという。このにおいをかげば、面倒な子宮を正しい位置にとどめておけるし、さらには失神の予防にもなると期待してのことだ。

・クリトリスは「悪」だから切除

ヒステリーの治療の一環として、一九世紀から卵巣を切除する手術が行われるようになった。妊娠を望まない女性にとっては名案だったかもしれないが、この手術はしばしば患者の同意なしで行われた。一八八〇年代半ばには、ロンドンに住む有名な産婦人科医、アイザック・ベイカー・ブラウンが、女性の性欲を助長するものや、女性を性的に

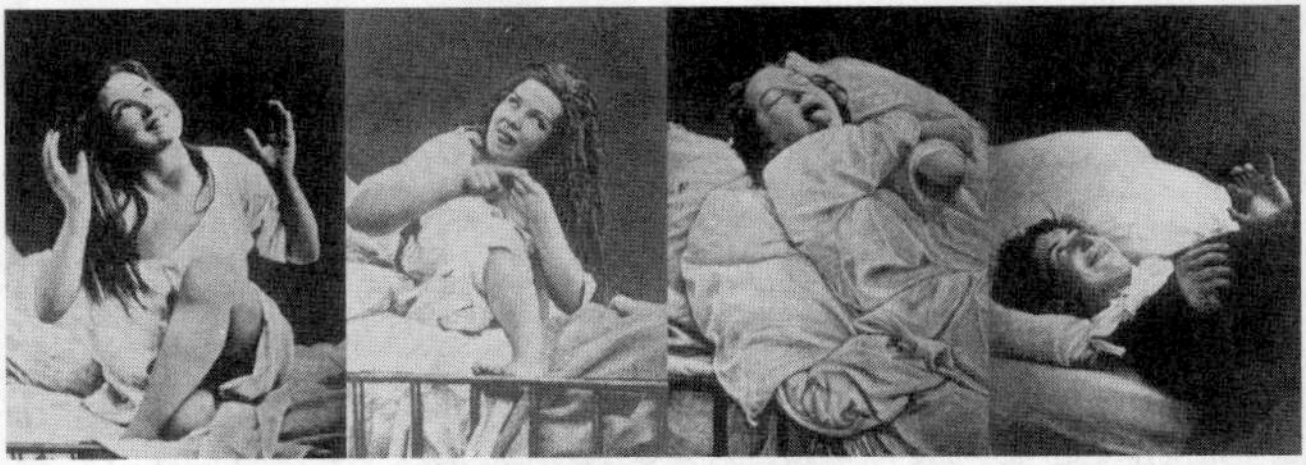

ヒステリーの症状をとらえた写真（19世紀後半）。

興奮させるものは「すべて悪だ！」と決めつけた。かくして彼はクリトリスの切除手術を推奨し、自らも執刀を行い、さらには自分の妹の卵巣も切除した。

陰核切除術は二〇世紀にも行われた（そして今も「女性器切除」という名目で、多くの国でこのような残酷な手術が行われている）。この手術を受けたある患者は、一九四四年にこう語っている。「彼らは私に自慰行為をさせまいとした。でも彼らの思惑通りにはならなかったわ」

・〝赤い硝石〟を子宮頸部に

何千年も前から、妊娠しないのは女性に非があるからだと考えられてきた。「昔は人間の繁殖力について生物学的に説明がつかなかったから仕方がない」で済む問題ではない。ヒポクラテスは、不妊の対処法をこう提案している。「子宮頸部がしっかりと閉じている場合は、赤い硝石、クミン、樹脂、はちみつを入れた特別な混合物を使って、開口部をこじ開けて精子を通りやすくしなければならない」

では、この赤い硝石とは何だろう？　おそらく硝酸カリウムだったと考えられる。コーンビーフを塩漬けしたり、花火を作る材料に使ったりする物質だ。あるいはソーダ灰《ばい》か、エジプト人がミイラを乾かすのに使ったナトロンだった可能性もある。いずれにせよ、この混合物を使って子宮頸部を刺激して開かせようとしたようだ。

塩漬け、花火、ミイラ……。子作りにこんなものを使おうなんて、どんな発想力なのだろう?

・にんにくで不妊検査

ヒポクラテスによると、口と膣との間には連絡経路があり、この経路の通りの良さから繁殖力を判断できるという。女性器の近くににんにくを擦り込み、息がにんにく臭くなれば、通りが良くて妊娠しやすい女性ということになる。香りを使った判断方法といえば、女性にアニス入りの水を飲ませるという方法もある。翌日女性のへそがかゆくなったら、多産型の可能性が高いと判断された。

・ガチョウの精液で安産祈願

一世紀の学者ガイウス・プリニウス・セクンドゥスは、安産を促すために、妊婦の体の上にハイエナの右足を置くことを勧めている(左足は死を招くと考えられていた。つまり「ハイエナの左足」は暗殺者の秘密兵器というわけだ)。さらに彼は、出産時の痛みを和らげるには、雌豚の糞を粉末にしたものを飲むと良いとアドバイスしてもいる。悪臭に気を取られて、分娩の痛みを忘れさせようという戦略ではないだろうか。

妊娠にまつわるプリニウスのその他のアドバイスも紹介しておこう。安産には、ガチョウの精液を飲むか（ちょっと待った。一体どうやって雄のガチョウに射精を？　ガチョウを殺して睾丸を取り出すのかもしれないが……謎だ）、イタチの子宮から流れ出る粘液を飲むと良いそうだ。プリニウスは、生まれ落ちる胎児を犬の胎盤で受け止めると良いと勧めてもいる。やってみたい人はいるだろうか？

・出産時にタカの糞で作った妙薬を飲む

『トロトゥーラ集』という医学書がある。一二世紀のイタリアのサレルノで活躍した、トロータという女性医師の名にちなんでつけられたタイトルだ。この本のなかで彼女が語っていることを読んでほしい。「よって月経が不定期で体が痩せ細ってきた女性の場合は、足の裏の土踏まずにある静脈を切って瀉血すること」。出産時には、タカの糞に含まれる白い物質で作った妙薬を飲むと、痛みが和らぐそうだ。

・避妊はイタチの睾丸で

『トロトゥーラ集』には、避妊に関するアドバイスも載っている。いわく、「雄のイタチを捕まえ、睾丸を抜き取ったら、イタチは生きたまま逃がす。女性はその睾丸を胸に抱えて、ガチョウの皮で巻き付ける……これで女性は妊娠することはないだろう」。なるほど。女性の服を脱がせたときに、胸の谷間にイタチの睾丸があったら、確かに男の性欲も吹っ飛ぶだろう。イタチの避妊具は使えるかもしれない。

第二部
植物と土

PLANTS & SOIL

第6章　アヘン

子どもの夜泣きはこれで解決

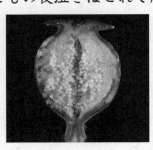

幼児が泣き叫ぶ声は騒々しいものだ。仮にあなたが一〇〇年以上前に生きていたとする。あなたがベビーシッターだった場合、雇い主である母親が近所の工場で働く間、あなたは一〇人の子どもの世話で息つくひまもなかっただろう。長子だった場合も、幼い弟と妹の面倒をみなければならなかっただろう。あるいは、お腹に新たな命が宿っているのに、幼い子どもの世話で過労と寝不足で追いつめられる母親だったかもしれない。

幼児が泣くのは「お腹が空いた」とか「おむつがうんちまみれだ」と伝えたいからだ。もしくはお腹が痛いのか、歯の生え始めでムズムズするのかもしれない。だが大声で泣き叫ぶときのやかましさときたら……。あなたが一人でできることなど、たかが知れている。

そんなわけで、一〇〇年前のあなたは

〈ミセス・ウィンズローの鎮静シロップ〉か〈ゴドフリーの甘味飲料〉か〈ジェインの駆風薬《くふうやく》〉か〈ダフィーの万能薬〉を手に入れるだろう。どの薬にもモルヒネかアヘンが含まれているが、いずれも赤ん坊を寝かしつけるのに役立った。――永遠に起きなくなることもあったが。

「なんてひどい話だ」と思った読者もいるだろうが、騒々しい幼児をドラッグで静かにさせるという方法は、数千年前からごく一般的に行われてきた。古代エジプトの医学文書『エーベルス・パピルス』（紀元前一五五〇年）にも、泣き止まない子どもにはケシとスズメバチの糞を混ぜ合わせたものを与えると良いと書いてある。一一世紀の医学者・哲学者だったイブン・シーナーのオススメは、ケシ、フェンネル、アニスシードの混合物だ。

一四〇〇年代から二〇世紀まで、教科書にも子どもの夜泣きや歯ぐずりにはアヘンとモルヒネの調合薬が効くと書いてあった。乳離れができない赤ん坊に手を焼いてるって？　アメリカ建国の父の一人、アレクサンダー・ハミルトンの意見を聞いてみよう。ハミルトンいわく「夜泣きや大泣きを予防するには……水で薄めた白ワインとホエイの飲み薬か、水で薄めたブランデーパンチか、あるいはケシのシロップを小さじ一～二杯飲ませるといいだろう。母乳のことを忘れるまで飲ませること」。

だが、問題も多かった。チャールズ・ラウス医師によると、一八〇〇年代後半のエディンバラでは、未熟な乳母は、預かった子どもにアヘン剤を与えたり、自分自身がアヘン剤に手を出したりしたようだ。「酒飲みの乳母か、アヘン剤飲みの乳母ばかりだし、その悪しき習慣のせいで母乳が汚染されている。……おまけに子どもにもアヘン剤を与える始末だ」と彼は書き残している。確かにアヘン剤を与えれば、赤ん坊はよく眠るようになるが、眠ってばかりでは栄養不足になるし、病気になっても泣いて訴えることができなくなる。

世界最古の睡眠導入剤

このような乳母たちは、育児優秀賞に値する働きはしていなかった。とはいえ、アヘンの効能を享受するという太古の昔からの伝統を引き継ぐ役割は担った。アヘンを飲むと、気分が高揚して眠くなるだけでなく、ひどい痛みも麻痺して気にならなくなる。「それはすばらしい」と思っただろうか? だが、副作用もある。皮膚のかゆみ、便秘、吐き気、呼吸回数の著しい減少(呼吸抑制)。おっと、ひどい麻薬中毒というのもあった。さらには死も!

ケシの効能は、五〇〇〇年以上も前から認識されていたことがわかっている(ケシの学名は「papaver somniferum」。ギリシャ語の「ケシ」とラテン語の「眠気を催す」が組み合わさった言葉だ)。花は小ぶりで、花びらは白か、赤か、ピンクか、紫色の一重咲きだが、開花から二日と持たずに風で散ってしまう。だが、そのはかなさにだまされてはいけない。ケシのすごさは美しい花にではなく、花が散った後に残る、麻薬成分の詰まった固い果実にある。

紀元前三四〇〇年頃、シュメール人はケシを「Hul Gil」(「至福をもたらす植物」とい

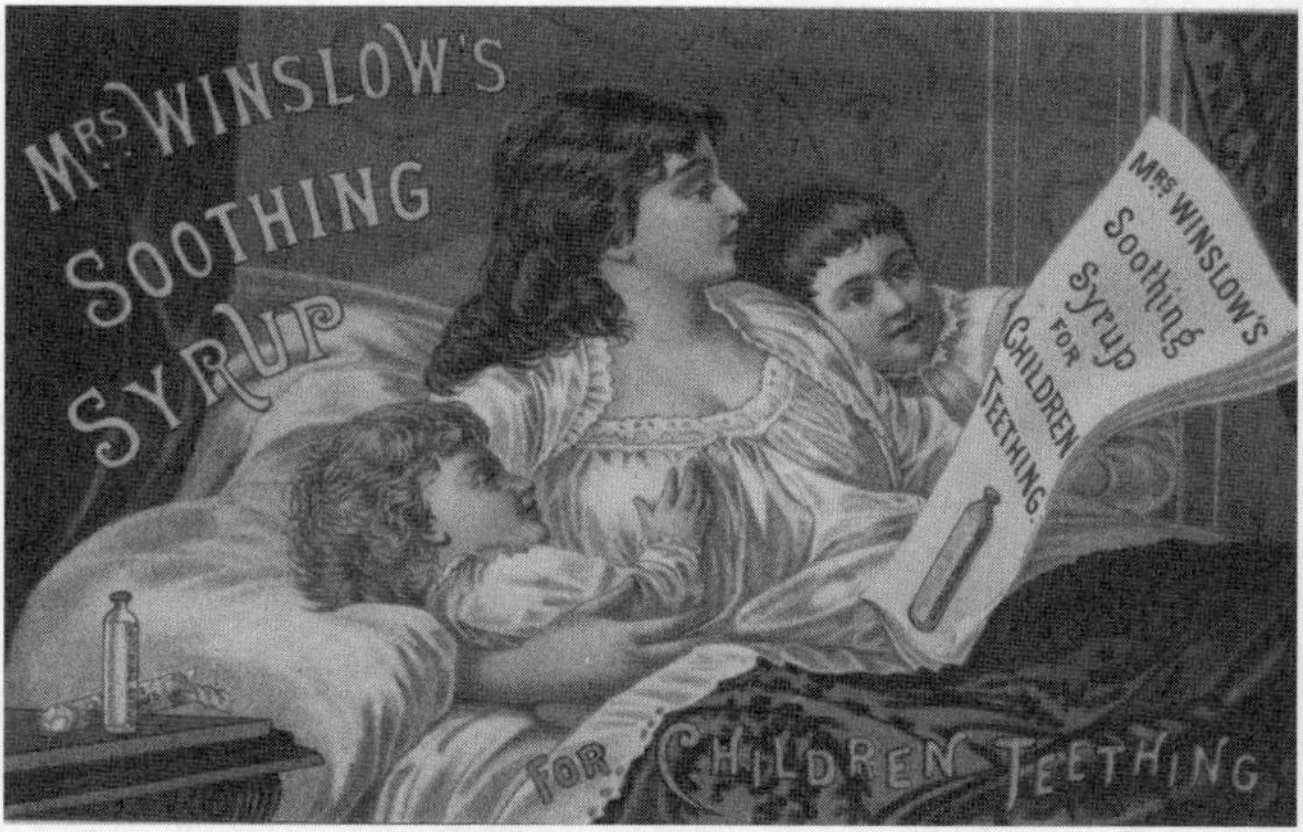

〈ミセス・ウィンズローの鎮静シロップ〉の広告。

う意味）と呼んだ。それから二〇〇〇年後には、北アフリカ、ヨーロッパ、中東でもアヘンが使用されるようになった。甘草かバルサムと混ぜ合わせれば、どんな病も治ると言われていたという。古代エジプト時代には、豊穣の女神イシスが、太陽神ラーの頭痛を治そうとしてアヘンを捧げたと伝えられている。神様も頭痛に悩まされるようだ……。

古代ギリシャ時代には、ケシの花を手にした神や、ケシの花冠をかぶった神の絵がたくさん描かれている。アヘンは、心地よい安心感を与えてくれる神々と関連付けられてきた。たとえばニュクス（夜の女神）、ヒュプノス（眠りの神）、タナトス（死の神）、モルペウス（夢の神）など。紀元前四世紀のヒポクラテスは、ケシの危険性をきちんと認識したうえで、これを睡眠導入、止血、痛み止め、婦人病にごく少量使うようにと勧めている。

ホメロスの叙事詩にも〈ネペンテス〉という薬草が登場する。ヘレネが忘却薬だと言ってこの薬草をテレマコスに与えるのだが、この薬草の主成分はアヘンと考えられる。死刑宣告を受けた罪人には、ドクニンジンとアヘンという毒性の強い混合物が与えられた。アヘンは非常に役に立つ一方で、しばしば誤った使い方がなされてきた。

西暦二〇〇年頃の医学者ガレノスは、アヘンを薬として頻繁に使っていた。これを使えば、めまい、難聴、癲癇、脳卒中、近視、腎結石、ハンセン病など、何でも治せると思い込んでいたからだ。確かにアヘンを飲むと患者は気分が良くなる。一一世紀の医学者イブン・シーナーは、アヘンのメリットを論文に詳しく書き記した。彼の『医学典範』には、アヘンは痛風の痛みを緩和し、下痢の症状を穏やかにし、不眠症にも有効だと記されている。しごくごもっともな意見だ。

彼が最後に挙げているとおり、アヘンは世界最古の睡眠導入剤に数えられる。さらに彼は、アヘンは性欲をコントロールできない人にも有効だと考えていた。「性欲が強すぎて気がかりな患者には、局所的にオピオイドを使うといいだろう」

と同時に彼は、アヘンの副作用らしき症状を挙げて、読者に注意を促している。たとえば呼吸困難、かゆみ、意識消失などだ。摂取量や製造に関する規制がない時代だったため、アヘンの飲み過ぎなど日常茶飯事だった。だからイブン・シーナーは注意を促したのだ。

だが皮肉なことに、彼が晩年アヘンを過剰摂取していたとの記録が残っている。まさか彼自身が、史上最初のアヘン依存症者の一人になろうとは。どうやら彼は晩年、発作性の激しい腹痛（疝痛）に悩まされていたときに、召し使いに大量のアヘンを飲まされ、さらには財産を奪われたようだ。ちなみに、当時彼は性生活が少々激しかったらしい（アヘンを吸飲すると性欲が減退すると主張していたのに）。そして間もなく息を引き取った。

アヘンチンキの誕生で依存者が急増

一六世紀のヨーロッパでは、医学者パラケルススのおかげでアヘンが爆発的に広まった。この著名な医師は、「賢者の石」と呼ばれる霊薬になぞらえて、アヘンを「不滅の石」と呼んだ。そしてアヘンチンキを開発すると、「いかなる英雄的治療法にも勝る」と厳かに言い放った。同時代を生きたヨハネス・オポリヌスは「先生は、アヘンチンキとかいうネズミの糞みたいな丸薬を持っている。……おまけにこの丸薬を使えば、死者をよみがえらせることができると自慢げに話していた」と書き残している。

パラケルススのネズミの糞……ではなく、アヘンチンキの成分を紹介しよう（パラケルススはこれを〈Laudanum《ローダナム》〉と呼んだ。語源はラテン語で「神を讃える」を意味する

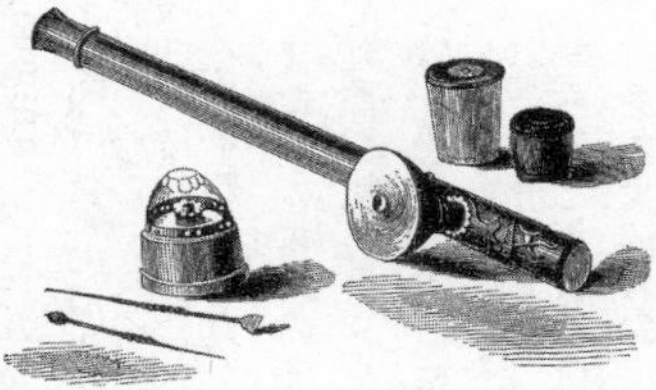

アヘンを吸飲するための道具。

「laudare」)。二五%のアヘン、ミイラ(そう、あのミイラのことだ。「第20章 食人」を参照)、牛の消化管から取り出した胃石《いせき》、ヒヨス(鎮痛および幻覚作用のある植物)、琥珀《こはく》、砕いたサンゴと真珠、麝香《じゃこう》、油、雄鹿の心臓の骨(!)、ユニコーンの角《つの》(おそらくサイかイッカクの角だろう)。

また、カエルの卵を混ぜる処方もあれば、オレンジの絞り汁、シナモン、クローブ、竜涎香《りゅうぜんこう》、サフランを混ぜる処方もある。基本的にはアヘンを主成分として、高価で(多くは)悪臭のする材料をいろいろと混ぜ合わせる。当初の処方から、たいして改良されていなかったようだ。もちろん、これで死人が生き返るはずもない。

一六〇〇年代には、トーマス・シデナムが独自にアヘンチンキを開発して広めた。彼はパラケルススの〈ローダナム〉から余計なものを取り除き、アルコールをたくさん入れたあと、風味づけにシナモンとクローブも加えた。そしてペストの治療薬だと宣伝したのだ。

残念ながら、アヘンチンキではペストは治らない。だが、この病で無残に死んでいく間も、アヘンチンキのおかげで患者の精神的な苦痛はかなり軽減されたと思われる。もっともそのことをシデナムは知らなかったかもしれない。というのも、彼はペストにかかるのを恐れてロンドンから逃げ出したからだ。

その間にも、アヘンは世界中に広まった。一九世紀には、アヘンをめぐって二つの戦争が起きている。中国(当時の清朝)が依存症問題を理由にアヘンの輸入を禁止したところ、イギリスとの貿易不均衡に陥って戦争へと発展。結果的に香港をイギリスに割譲して、取り戻すのに一五〇年を要することとなる。もともとは個人の場だったアヘン窟が、中国のアヘン貿易を通して世界に門戸を開くことになったのだ。

だが、ヨーロッパで多大な悪影響を及ぼしたのは、液体のアヘンチンキだった。アヘンを直接吸飲したときほど強力ではないものの、アヘンチンキはパンチ風でおいしかった。アルコールが入っていたため、多幸感と向精神作用もアップしていた。アヘンチンキは、ほとんどの医師が患者に勧めていたし、処方箋がなくても入手できた。おまけにアヘン窟に行かなくても、自宅でたしなめる。服用量は簡単に変えられるのだから、どんどん増やす人が続出したのも無理はないだろう。

予想どおり、このような入手しやすい薬は、幻覚症状と共に依存症という不吉な問題をもたらした。そしてあらゆる階層の人々にとって、アヘンチンキは日々の問題を一時的に忘れ去るための睡眠導入剤となった。イギリスの文筆家トマス・ド・クインシーは、一八二二年に出版したその著書『阿片常用者の告白』(岩波文庫)のなかで、自身のアヘンチンキ依存症を詩的に綴っている。「今、ここに……一切の人間の苦悩を癒やす鎮痛薬があった……今や幸福は一片《ペニー》で買え」る、と。だが、気分が悪くなるときもあった。「毎夜、私は……深い割れ目、陽の差さぬ深淵へと落ちて行き……暗黒状態は次第に募って、遂にはいっそ自殺してしまいたくなるような意気消沈の暗鬱にも似た全き暗闇に達する」

依存症は笑いごとでは済まされない大問題だったが、薬剤師はアヘンチンキや、アヘン霊薬や、あやしげな特効薬などを大量に売りさばいた。たとえば一八世紀に開発された〈ドーヴァーのパウダー〉という薬（ドーフル散）。主原料はアヘン、吐根、甘草、硝石、硫酸カリウム（化学肥料の原料）などだ。この薬は風邪や発熱に効くとされたが、ときに患者を永眠させることもあった。開発者のトーマス・ドーヴァーは、適量を四・五グラムとしていたが、「薬剤師のなかには、そんなに大量に服用する患者を心配して、遺書を書くようにと勧めた人もいた」。

三人の少年にモルヒネを飲ませて実験

ケシの果実から抽出された乳液や分泌物から、モルヒネの単離に成功したとき、フリードリッヒ・ヴィルヘルム・アダム・ゼルチュルナーはまだ二一歳だった。一八〇五年のことだ。

ゼルチュルナーは化学を正式に学んだこともなく、一六歳の頃から薬局で働く徒弟に過ぎなかった。彼は粗末な実験用具しか持っていなかったが、粘り強く取り組んだ。そして、アヘンに含まれる睡眠を促す物質を発見した後、それを「催眠成分」と呼んだ。それからギリシャ神話の夢の神モルペウスにちなんで、「モルヒネ」と名づけた。いよいよモルヒネの登場だ。もちろん、ゼルチュルナーはモルヒネの効果をテストしている。彼はそれ以前にも、ケシから不純物の多い抽出物を取り出したとき、実験室の近くをうろついていた犬やネズミに与えてテストしている。だが今回は、自分でも服用したし、三人のティーンエイジャーたちにも飲ませてみた。ゼルチュルナーの記録には「三人の少年からは、すぐに極端な反応が見られた。彼らはまずぐったりと疲れたあと、ひどく眠り込んで失神しそうになった。……ぼくは夢心地な気分になったが」とある。三人の中毒症があまりにひどかったため、ゼルチュルナーは彼らに酢を飲ませて胃の内容物をすべて吐き出させた。何人かは嘔吐が止まらず、その後何日も中毒症状が続いたという。

いずれにせよ彼は目的を果たした。この抽出物こそが、アヘンの類い希な力の源（と吐き気の源）だったのだ。

おまけに、社会は常により強力で純度の高いものを求めるため、モルヒネはすぐにあちこちで手に入るようになった。現代医学の基礎を築いたとも言われるウィリアム・オスラー卿は、モルヒネを「神が服用する薬」と呼んだ。

瀉血、下剤、ヒル療法、浣腸は、一九世紀にも盛んに行われていたが、医師たちはモルヒネの方が穏やかに治療できることに気づいた。

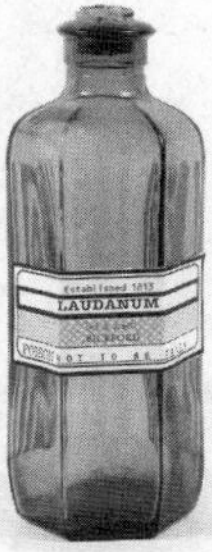

アヘンチンキ。飲み薬なのに「毒物。飲むな」との注意書きがある。

アヘンと共に、モルヒネは痛みや下痢を伴う症状によく効く物質として、薬物学の教科書に掲載され続けるだろう（アヘン剤のおかげでコレラと赤痢による死亡者数は激減した）。と同時に、これらの薬物は他のありとあらゆる病にも投与されてきた。ヘビに嚙まれた傷（蛇《へび》咬《こう》傷《しょう》）、狂犬病、破傷風、潰瘍、糖尿病、中毒、うつ病を含めた精神疾患……。医師と患者は、

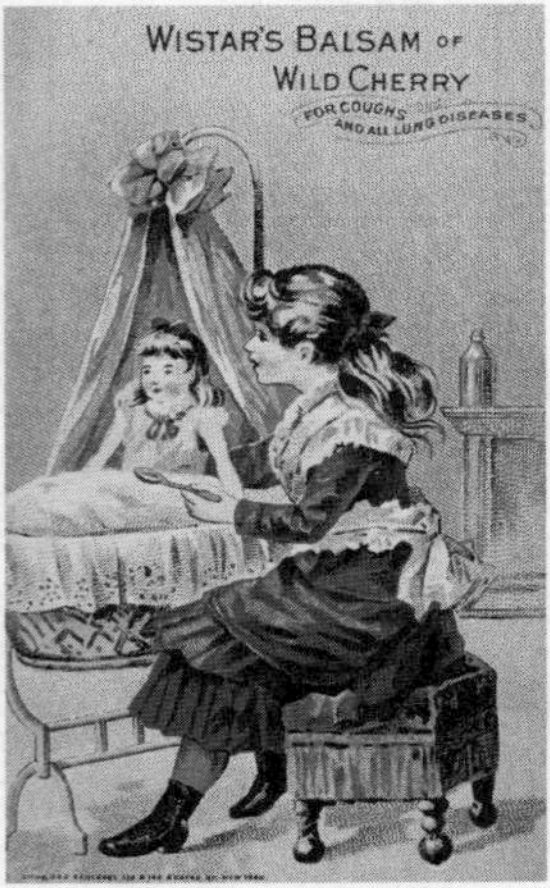

バルサムの広告（1840年）。主成分はさくらんぼの樹皮、アルコール、アヘン剤。「あらゆる肺疾患に」とあるが、この絵を見る限り、お人形遊びにも使えそうだ。

モルヒネには人を心地良くする効果があることに気づいていたのだ。

南北戦争中には、大量のアヘンとモルヒネが使われた。だが、赤痢や戦闘による重傷の治療にとどまらず、大量の依存症者をも生み出した（その数が膨大だったため、当時麻薬依存症は「兵隊病」や「軍隊病」などと呼ばれた）。また、北軍の軍医だったネイサン・メイヤー少佐は、手袋をはめた手にモルヒネをたらし、馬に乗ったまま兵士たちにそれをなめさせたという。

そして一八五〇年代——。アヘンが入手しやすくなり、その使用がピークを迎えた頃、アレクサンダー・ウッド医師が現代的な注射器を開発した。モルヒネを注射器で注入すれば、ごく少量でも強力な薬効を期待できる。この皮下注射が発明された結果、モルヒネの使用はさらに広まった。モルヒネ、注射器、注射針をそろえるにはかなりの金額が必要だったため、特に中・上流階層で普及した。

一八八〇年代には、ウッドが開発した注射器のおかげで、新たな問題が生じた。「モルヒネ中毒」や「モルヒネ常用癖」、つまりモルヒネの依存症だ。

注射器は医学界に革命をもたらすだけでなく、恐ろしい症状ももたらしたのである。

ヘロインを売りさばいたバイエル社

アヘンが多幸感と鎮痛作用をもたらす「人類への贈り物」だとすると、モルヒネはさらにその上を行く「天のたまもの」とでも呼べるだろうか。だが、アヘンとモルヒネは依存症を引き起こした。人間は現状に満足しない生き物だ。自然物を操作したい、次なる驚異の、最強の何かを探したいという本能を抑えることはできないだろう。そして、ロケットの開発（一三世紀）から電子メールの開発（一九七一年）までの間に、人間は「ヘロイン」という名の怪物を生み出した。

時は一八七四年のロンドン。チャールズ・ロムリー・オルダー・ライトという薬剤師が、依存性のないモルヒネを開発しようと試行錯誤していた。彼が開発したのは、ジアセチルモルヒネという非常に強力なアヘン剤だった。ドイツのバイエル社で働く化学者ハインリッヒ・ドレーザーが、このジアセチルモルヒネが大ヒット商品になりそうだと目をつけたのは、それから一〇年後のことだった。

同じ頃、バイエル社の別の化学者、フェリックス・ホフマンがアスピリンの人工合成に成功した。だがドレーザーは、アスピリンは売れないだろうと予想した。心臓に負担がかかりすぎると思ったからだ（実際には、冠動脈疾患の患者はみなアスピリンを飲んでいるのだが……）。当時すでにジアセチルモルヒネを合成する技術があったため、ド

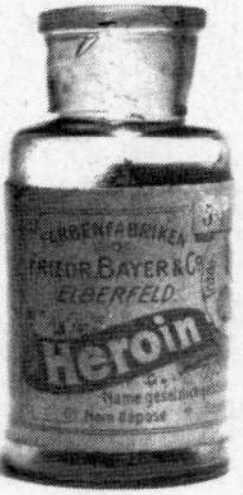

バイエル社がかつてヘロインを売りさばいていたことを、多くの人は知らない。

レーザーは、ホフマンにジアセチルモルヒネを商品化するよう命じた。ドレーザーはこの製剤をウサギやカエルでテストした後、バイエル社の社員たちにも慎重に試してみた。彼らの受けは良かった。なかには、力がわいてきて英雄《ヘロイシュ》になったような気分だと喜ぶ者もいた。

　ジアセチルモルヒネは「ヘロイン」と名づけられた。ヘロインには依存性がなく、ヘロインこそがアヘンの代わりに求められている新しい鎮痛剤だと、彼らは確信していた（アスピリンは当時も今もすぐれた鎮痛剤なのだが）。さらに彼らは、ヘロインの方が副作用も少ないと信じていた。おまけに強力だ。モルヒネの約八倍の強さを誇るのだから、使用するとしてもごく少量で済むことになる。

　そしてバイエル社は、ヘロインをモルヒネ依存症の治療薬として大々的に売り出した。一八九九年には、同社は年間一トンものヘロインを合成しては、錠剤、粉薬、霊薬、甘い薬用ドロップに仕上げて世界中で売りさばいた。バイエル社はヘロインは結核、喘息、風邪、咳を引き起こす病気全般に効くと宣伝した。いかにも活力を与えてくれそうな売り文句で消費者をあおったのだ。「ヘロインは肌つやを良くし、気分を明るくし、胃腸の調子を整えてくれます。まさに、健康を維持するのに欠かせない番人です」多くの医師は、ヘロインには依存性はないとのうたい文句を鵜呑みにした。一九〇〇年の『ボストン・メディカル・ジャーナル』にもこう紹介されている。「ヘロインには、モルヒネよりも利点がたくさんある。……これは睡眠導入剤ではない」。さらには「常用化する危険性もない」。だが事実が次々と明らかになり、二〇世紀初頭には、多くの医学誌で常用癖を伴うヘロインのおそろしい一面が取り上げられるようになった。

現代医学と麻薬の闘い

二〇世紀に入ってもアヘンの濫用が収まらなかったため、とうとう国際社会がこの傾向に歯止めをかけようと動き出した。一九一二年に万国阿片条約が調印されたのを機に、薬物を規制する時代が到来した。バイエル社は一九一三年にヘロインの製造を停止。こうした傾向を受けて、アメリカでも一九一四年にハリソン麻薬法が制定されて、ケシやコカを主原料とする麻薬の輸入、取引、販売が禁じられることとなった。

公の場で麻薬を使用しても容認される時代は終わったのだ。〈ミセス・ウィンズローの鎮静シロップ〉も、牛乳を買うように手軽に入手できなくなった。一九二四年、アメリカはヘロインを全面的に禁じた。

だが、それでは問題は解決しなかった。一つの世代がすでに麻薬にどっぷり浸かっていたために、次の世代もあとに続いてしまったのだ。法律による禁止や処方の規制をもってしても、今もなお薬物中毒で死ぬ人は絶えない。アメリカでは、二〇一五年に薬物の濫用による死者数が三万三〇〇〇人にのぼったが、そのうち半数が処方された鎮痛剤を過剰摂取したことが原因だった。

麻薬の過剰摂取による中毒症状を緩和させる薬（オピオイド拮抗薬。〈ナロキソン〉など）は、緊急外来以外でも処方箋なしで入手できる。だが、この薬も応急処置に過ぎない。社会は今も違法薬物と闘う一方で、麻薬の重い副作用を回避しながら、その鎮痛作用を利用する方法を模索している。広大なケシ畑は今もあるし、現代医学はより安全な鎮痛剤を開発できていない。この状況が続く限り、闘いは終わらないだろう。

今度、薬局の陳列棚でバイエル社のアスピリンを見かけたら、開発されたばかりのアスピリンが、ヘロインによってその成長を阻まれたことを思い出してほしい。当時有望視されたヒーローという名の薬は、今や依存症界の悪玉に成り下がっている。

第7章　ストリキニーネ

ヒトラーの常備薬

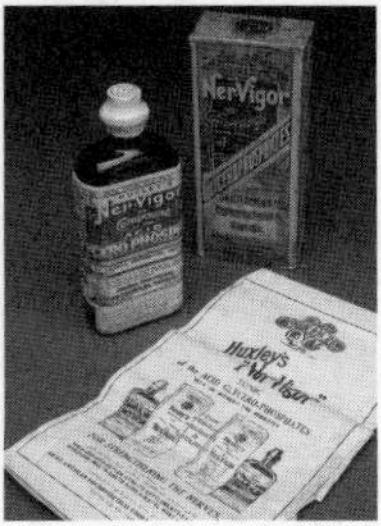

一九〇四年のある蒸し暑い日。オリンピックが開かれていたミズーリ州では、マラソン競技が始まろうとしていた。スタート地点には多種多様なランナーが集まっている。競技会場までヒッチハイクでやって来た借金まみれのキューバ人郵便局長、ボーア戦争展を見にたまたま町を訪れた二人のアフリカ人、アメリカ人の長距離ランナー、トーマス・ヒックスなどだ。

号砲が鳴った。ゴールはセントルイス・スタジアムだったが、その途中はミズーリ州の田舎道を延々と走る。気温は三〇度台。起伏が激しく、道路の舗装も不十分なうえに、通り過ぎる自動車がもうもうと粉塵をまき散らすという最悪な状況だ。一九〇四年のオリンピックのマラソンコースは、オリンピック史上最悪のコンディションだったと言えるだろう。

給水ポイントはどうだったのか？　実は、

約一八キロおきに井戸が掘られていた。石を積み上げて作った井戸にバケツを落として、水を汲んで飲むのだ。

レースの最中、二二キロ地点でアメリカ人ランナーのヒックスが苦しそうな走りを見せたため、コーチらは彼に少し景気付けすることにした。パフォーマンスを向上させる薬を飲ませるのだ。当時、ドーピングは禁止されるどころか、幅広いスポーツ競技で行われていた。ヒックスのコーチは、一九〇四年版エナジードリンクを調合した。中身は一ミリグラムのストリキニーネ（そう、あのストリキニーネだ）に、ひどい苦みを消すために卵白を加えたものだ。ヒックスはそれを飲むと、再び走り続けた。

ヒックスは先頭を独走した。後続の選手との差は一・六キロもあったが、厳しい上り坂にさしかかるたびに走行ペースが落ちた。おまけに脱水症状になりかけてもいた。コーチは、ゴールするまで水は飲ませられないと彼に申し渡す［当時流行していた、マラソン中に水を飲まない「脂抜き走法」の影響と思われる］と共に、「ぬるい蒸留水」で口をゆすぐように指示した。

そんな状態のなか、苦しそうにあえぐヒックスに再びストリキニーネを振る舞うチャンスが巡ってきたが、水を混ぜるわけにはいかない。そこでコーチはどうしたか？　ストリキニーネにブランデーを混ぜたのだ。

人間の持久力のたまものだろうか、ヒックスは何とか走り続けた。マラソンの公式記録には、残り三キロの地点に来たときの彼の様子がこう記されている。「規則正しい機械みたいに走っていた。目はうつろで、輝きはない。青白い顔と肌の色がさらに青さを増していた。腕は、重りをつけているみたいに鈍かった。足は地面からわずかしか上がらず、膝をほとんど曲げずに走っていた」

それもそのはず。ヒックスは死にかけていたからだ。この時点でヒックスは、ストリキニーネ中毒に陥りかけていた。八月の暑さ、脱水症状による体調不良、オリンピックのマラソンという大舞台で全力を出さなければならない状況が組み合わさって、文字どおり瀕死の状態だった。そこでコーチらは、彼に三杯目のストリキニーネを与えるべきかを議論した――実際に与えていたら、彼は確実に死んでいただろう。

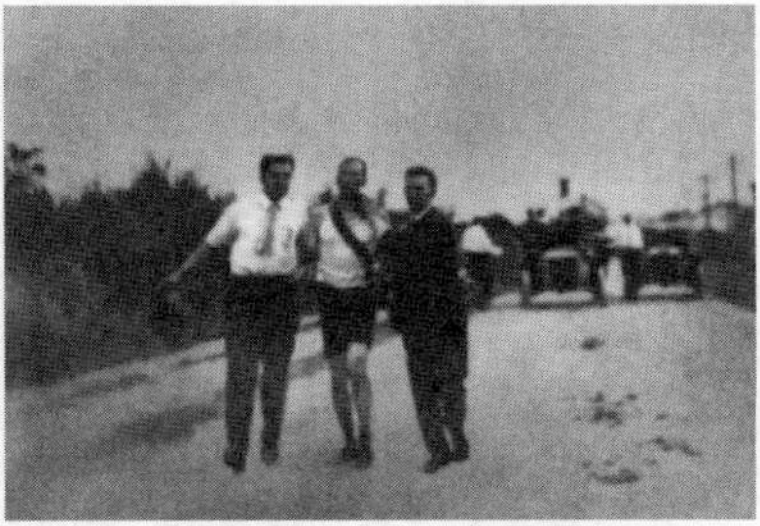

1904年のセントルイス・オリンピックでは、マラソン競技で驚くべき結果が待っていた。

ゴールまであと少しというところになると、ヒックスは立っていることもままならず、コーチらに体を支えてもらった。その瞬間を捉えた写真には、こわばった表情を浮かべたヒックスが写っている。おそらくストリキニーネ中毒の影響だ。中毒を発症すると、顔の筋肉が痙攣する。足が思うように動かせず、幻覚が見える。さらにヒックスはスタートした時から四キロも体重が落ちていたが、一九〇四年オリンピックのマラソン競技で優勝を果たした。

「ぼくの体に異変が起きている」

今でこそばかげたアイデアだと思えるが、ヒックスのコーチだけでなく、二〇世紀初頭の幅広い医学界でも、ストリキニーネには体を活性化する効果があると思われていた。これはあながち間違いではない。ごく微量のストリキニーネには、カフェインと同じように神経系を刺激し、一時的に体を覚醒させる効果がある。もっとも、カフェインと違ってストリキニーネは少量で人を死に至らしめる。正確に言うと、致死量は五〇ミリグラムだ。

その強い毒性ゆえに、中世以降ストリキニーネはネズミ、猫、犬、その他の動物を処分するのに効果的な（と同時に情け容赦のない）殺鼠剤として使われてきた。ストリキニーネを過剰に服用すると、筋肉に信号を送るグリシンという神経伝達物質が正常に機能しなくなり、筋肉が激しく痛み、痙攣性の収縮（攣縮《れんしゅく》）が起きる。症状を放置すると、攣縮の症状が悪化し、患者は強直性痙攣による酸素欠乏に陥るか、力尽きるかして数時間で死亡する。

要するに、オリンピックのマラソン競技中に強壮剤として飲むには最悪すぎる代物なのだ。

そして、学生が試験前の勉強中に、エナジードリンクとして飲むのにも。

アメリカでは、大学生たちが試験勉強で集中力を保とうとＡＤＨＤの治療薬〈アデラル〉を服用することが問題になっているが、ストリキニーネは、ビクトリア朝時代の〈アデラル〉のような存在だったのだ。実際、一九世紀後半には野心的な医学生たちが、眠気を払おうと、こぞってストリキニーネを飲んだ。一八九六年に、ストリキニーネを少々服用しすぎた学生がいる。レナード・サンダルだ。サンダルは無事に生き延びてその体験を語ることができたが、決して愉快な体験ではなかったようだ。

三年前のこと。試験勉強をしていたら、「集中力が途切れて」きた。それで〇・五ミリリットルのストリキニーネ溶液（イギリス薬局方に収載）に、同量のリン酸を加えてよく混ぜ合わせたものを、一日に二回飲んだ。飲んで二日目のこと、夕方頃から「顔の筋肉」が硬直し、口のなかで金属のような独特な味がした。不安で落ち着かなくなり、椅子に座って静かに勉強するよりも、歩きまわって何かをしたくなった。ベッドに横になると、ふくらはぎが硬直して、痙攣が起きた。足の指が縮こまり、頭や首を動かすたびに、照明の明かりが目に突き刺さる。ぼくの体に異変が起きていると気づいたのはそのときだ。……体中から冷や汗が吹き出し、胸に狭心痛の発作が起きて「失神」しそうになった。……間もなくぼくは意識を失い、「深い眠り」に落ちた。翌朝目が覚めると、不快な症状も頭痛も何もなかったが、「じっとしていられず」、あごがこわばっているのを感じた。こうした違和感はその日のうちに徐々になくなった。

手短に言うと、これはストリキニーネ中毒の初期症状だ。歴史上の記録を見まわしても、このような体験談は希少だ。というのも、中毒症状から生還した者にしか体験談は書けないからだ。サンダルは運が良かった。多くの人はこうはいかない。

コラム：猛毒の源「マチン」

ストリキニーネは、マチンというインドや東南アジアに産する落葉樹の種子から得られる。毒性の源となるのは、この種子に含まれる塩基性の植物成分（アルカロイド）だ。マチンは、成長すると高さ一二メートルにもなる高木で、生い茂る西洋なしの木のような外見をしており、無害に見える。花は不快なにおいを放ち、花が落ちると丸い果実がなる。どの果実のなかにも、白い果肉に覆われた種子が五つ含まれている。

マチンはどこをとっても毒性がある。マチンにくっついている寄生植物ですら、マチンからかなりの毒素を吸収する。一八四〇年のあるエピソードを紹介しよう。あるイギリス人船員が、カルカッタの病院で淋病《りんびょう》の治療を受けていた。退屈していたうえに、道徳心に欠けていたこともあり、船員は長い入院生活中にしばしば病院の使用人たちに八つ当たりしていた。

このみんなのお気に入り患者には、間もなく新しい薬が処方された。マチンにくっついていたある寄生植物の葉っぱを粉末化したものだ。四時間後、船員は息を引き取った。病院のスタッフはカルテの死因欄に「不運な医療ミス」と記入した。

ストリキニーネ浣腸からのすさまじい痙攣

マチンの種子は徐々にヨーロッパに流れ込み、中世以降は殺鼠剤として使われていたが、その流れが変わったのが一八一一年。パリ在住の医師ピエール・フーキエが、この種子を医療目的で人間に使えないかを真剣に研究することにしたのだ。当時のフランス人医師たちは、この植物に見向きもしなかった。そこへフーキエが、電気ショックのような刺激があるストリキニーネを使えば、運動麻痺の患者の四肢が再び動かせるかもしれないとの仮説を立てた。

ストリキニーネの入ったアルコール溶液を片手に、フーキエはシャリテ病院で一六人の運動麻痺患者を実験することにした。最初の被験者となったのは三四歳の家具商の男性だ。この男性は、つま先から始まった麻痺が骨盤にまで達し、ベッドで寝たきり状態になっていた。フーキエはこの男性患者にごく少量のアルコール溶液を飲ませた。その後投与量を増やしたところ、患者は間もなく痙攣を起こしたが、それはまるで薬の「刺激」のおかげで体が運動能力を取り戻したかのように見えた。それから三か月間で合計二〇グラムのストリキニーネを服用した男性は、麻痺が完治して、ベッドか

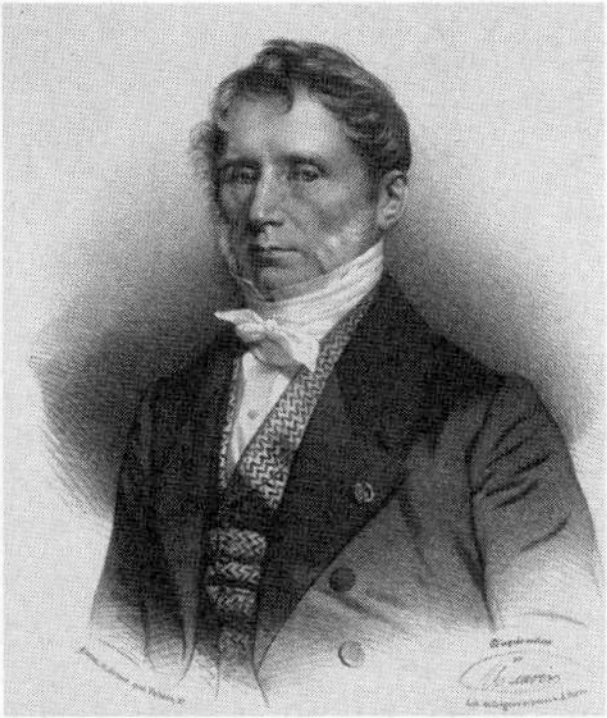

患者に毒を投与した後、ほっと一息つくフーキエ医師。

ら起き上がり、歩いて退院したという（ギリギリ中毒症状にならずに済んだというところだろうか）。

他の実験は、こううまくはいかなかった。たとえば、不運にもストリキニーネ浣腸（！）の被験者に選ばれたヴァノーヴ氏だ。彼は浣腸とともに誤ってストリキニーネの錠剤も服用したところ、麻痺の症状にいくらか改善が見られたという。間もなく彼はすさまじい痙攣に襲われたものの、何とか生き延びた。だがヴァノーヴ氏の記録は、健康状態に改善の兆しが見えなくなったところで、フーキエの報告書から突如消えてしまった。

フーキエの大胆な実験に触発されたのか、他のフランス人科学者たちもストリキニーネの研究に乗り出した。彼らは一八一八年、マチンの種子からアルカロイドであるストリキニーネを単離することに初めて成功。そして、純粋なストリキニーネの薬効を調べるために、次々と実験に着手し始めた。だが、結果は芳しくなかった。ストリキニーネの通常の投与量は一〜三ミリグラムだったが、間もなく科学者たちは、わずか五ミリグラム投与しただけで重い中毒症状が現れることに気づいたのだ。五ミリグラムの制限量などすぐに超えてしまう。実際、過剰投与する医師が後を絶たなかった。

ストリキニーネは服用するには危険すぎたため、間もなく医療現場では敬遠されるようになった。だが、病院からストリキニーネが姿を消す一方で、薬局や町中ではその人気が高まっていた。

二五歳の青年が頼った〝バイアグラ〟

ストリキニーネの抽出に成功して間もなく、フランスの科学者たちはストリキニーネを、性欲を亢進《こうしん》させる薬（催淫剤《さいいんざい》）として使えないか実験することにした。ほんのわずか服用するだけで、感覚器官が敏感になる効果を利用しようとしたのだ。

もっとも、これは決して斬新な思いつきではない。ビクトリア朝時代に、インドや東南アジアからマチンがヨーロッパに輸入されたとき、この植物には性欲を亢進させる効果があるとの噂が立ったからだ。事実、一八三〇年代にある人がインド滞在中に「ラージプート族の放蕩《ほうとう》者たちが、マチンで性欲を高めていると話しているのを聞いた」と書き残している。

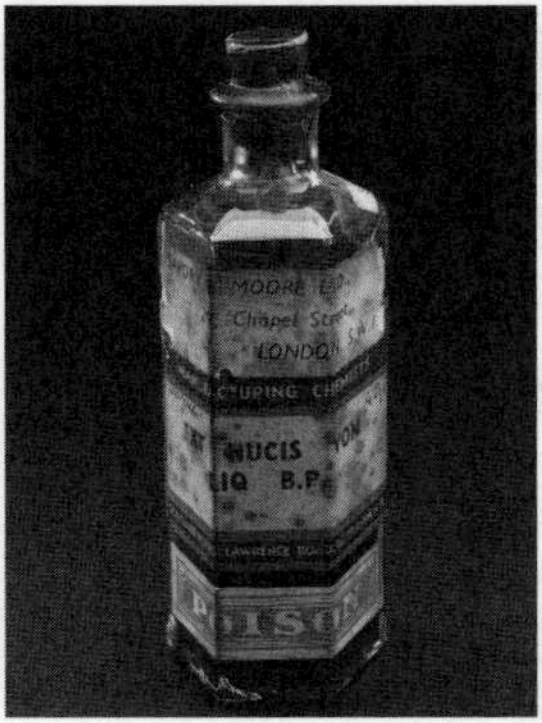

ストリキニーネの瓶には「毒物」とのシールが！

トルソーとピドゥーという名の二人の医師が、過去一八か月間に妻と「兄妹のような交わり」しかできなかった二五歳の青年の症例を書き残している。青年はストリキニーネが効いている間は勃起できたが、やめた途端に再び性機能不全に陥ったという。つまりバイアグラが誕生する前は、ストリキニーネが頼みの綱だったというわけだ。

一九六〇年代には、マイアミを拠点とするオール・プロダクツ・アンリミテッド社が、ビクトリア朝時代にストリキニーネが

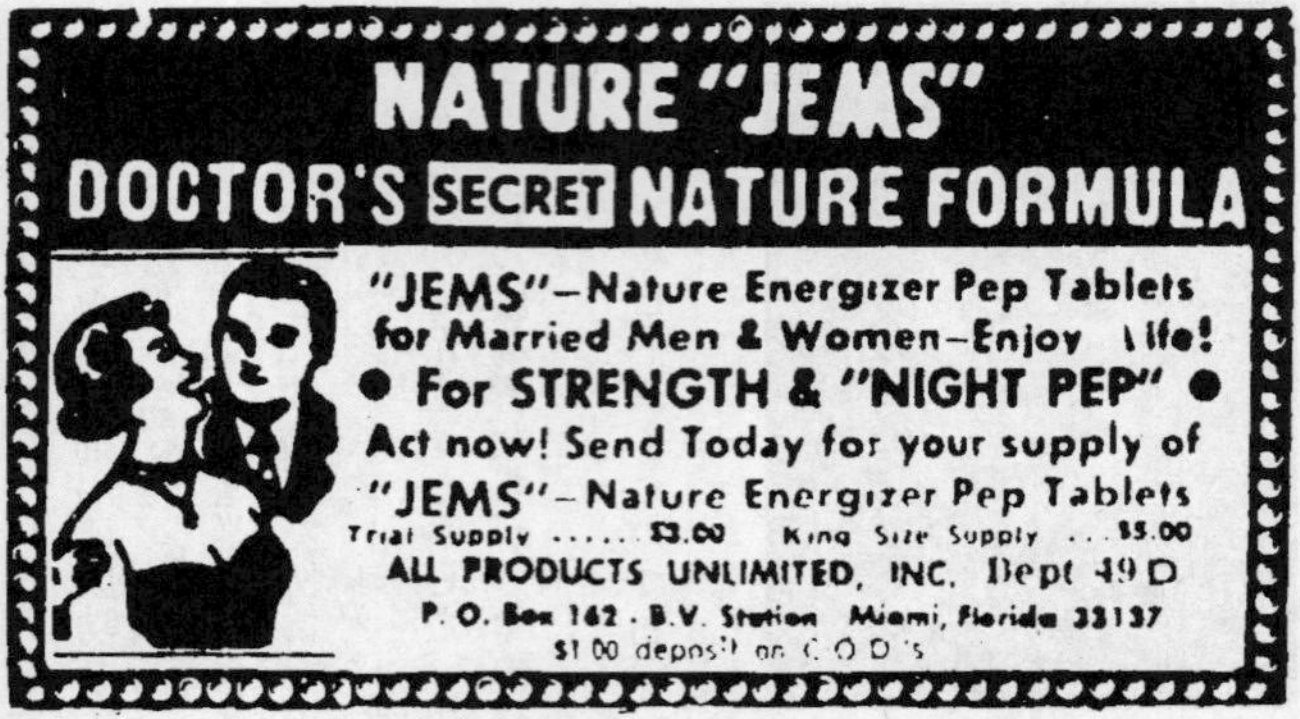

ストリキニーネ入りの精力剤〈ジェムズ〉で「夜の活力」を手に入れよう……。

精力剤として使われていたことを聞きつけた。アメリカではちょうど性革命が起きていたこともあり、この流れに便乗しようと、同社は一九六六年に〈ジェムズ〉という錠剤を催淫剤として発売。少量のストリキニーネが入った〈ジェムズ〉は「既婚の男女向け　天然由来の活力・精力錠剤」という、ぎこちないキャッチコピーで売り出された。が、間もなくこの会社は詐欺の疑いで告発された。といっても、成分表のなかにストリキニーネを入れなかったからではない。この錠剤を飲むと性的なメリットが得られると、根拠なしに宣伝していたからだ。同社は争う構えすら見せず、間もなく起訴された。

ヒトラーは致死量に近い
ストリキニーネを服用していた

ストリキニーネが流行ると、この新しい

活力剤で一儲けしようと詐欺師たちがわんさと群がった。たとえばフェローズ&カンパニー社。父親とその息子がカナダで起業し、後にロンドンに移転した会社だが、〈寄生虫駆除ドロップ〉だの〈苦味消化不良薬〉だの、さらには効能がよくわからない〈黄金軟膏〉などといった、怪しげな家庭薬を製造していた。

だが、この会社は〈フェローの次亜リン酸塩シロップ〉という薬で、実際に黄金を掘り当てる。ストリキニーネ入りのこの特許医薬品は、二〇世紀初頭に大ヒットしたのだ。息子のジェームズは「肺結核のステージ2」だったが、このシロップのおかげで完治したという体験談を宣伝に使ったところ、人気に火がついた。

このシロップは、「貧血、神経衰弱、気管支炎、インフルエンザ、肺結核、子どもの消耗性疾患の治療薬としてはもとより、消耗の激しい病気からの回復期」にも有効だと喧伝された。

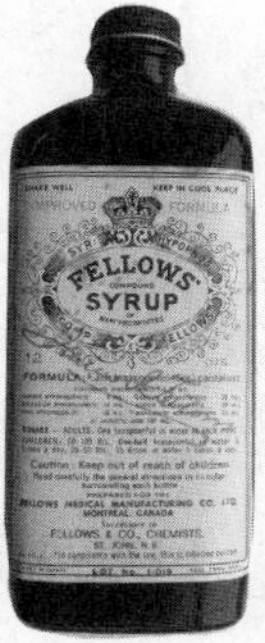

フェローズ&カンパニー社のストリキニーネ入りシロップ。

フェローズ社は「ジェームズの体験談」を最大の売りにして、マーケティング計画を練った。そして処方箋なしで買えるこのストリキニーネシロップを、一瓶（四二六ミリリットル）七シリングで販売して、かなりの利益を上げた。当時の物価からすると破格の値段だったが、瓶の口に貼られた深紅色のラベルに、消費者は「ほう」とか

「おお」などと感嘆の声をもらすうちに目がくらんだようだ。

〈ジェムズ〉ほど人気が高くはなかったが、〈イーストンのシロップ剤〉という名の似たような強壮剤もあった。しかもストリキニーネの含有量は〈ジェムズ〉の約二倍だ。一九一一年当時で、約五〇〇ミリリットルの溶液に一七七ミリリットルのストリキニーネが含まれていた。つまり瓶の中身を四分の一飲み干すだけで、致死量に達してしまう。

もう一つ、〈メタトーン〉というストリキニーネ強壮剤もあった。一九三〇年に発売されたこの強壮剤は、三〇ミリリットルにつき二・六ミリリットルのストリキニーネが含まれていた。現在でもイギリスで入手可能であり、病後の健康状態や活力を回復させるための強壮剤として売られている。もっとも、一九七〇年に成分からストリキニーネがこっそりと除外されたため、ラベルを見てもストリキニーネの文字はない。

さらにストリキニーネはドイツにも侵入し、〈ドクター・ケスターの整腸剤〉という、消化不良を改善する薬が作られた。一九四〇年代前半にテオドール・モレル医師は、この薬を菜食中心の食生活がたたって便秘や腹部の張り（鼓腸《こちょう》）に苦しむ一人の患者に処方した。医師が一日に八〜一六錠ほど飲むよう勧めると、患者は数年間医師の指示通りに薬を飲み続けた。だが、第二次世界大戦の終結と共に、患者はベルリンの防空壕のなかで自死した。

お気づきだろうか？　そう、アドルフ・ヒトラーは恐怖政治を推し進める間、致死量に近いストリキニーネを服用していたのだ。ストリキニーネの粉は、長年の間に彼の腸のなかでどんどん蓄積されていったことだろう。晩年に近づくにつれて、ヒトラーは突飛な行動を取るようになったが、それはストリキニーネの影響だったのかもしれない。

コラム：ただのビールと思っていたら……

一八五一年、イギリスの大手ビールメーカー、オールソップ・エール（オールソップ社）に奇妙な噂が立った。同社が、ＩＰＡ（インディア・ペールエール）にストリキニーネを混ぜて苦味を足しているというのだ。ビールの愛飲家ならご存じのとおり、ＩＰＡはホップの風味が強くて苦みがある。オールソップ社は、製品にホップを入れる代わりに、安くて毒性のあるストリキニーネを使ったのではないかと批判されたのだ。

噂があまりに広まったため、社長のヘンリー・オールソップは自ら二人の著名なイギリス人化学者に、成分調査して第三者の立場から報告書をまとめてくれと依頼した。「悪評などというものは存在しない［人々が噂する限りは、知名度アップになるという意味］」という昔ながらの格言に対抗する形で、オールソップ社のビールにはストリキニーネは入っていないことを証明しようとしたのだ。イギリス人化学者たちの分析により、同社のビールにストリキニーネが含まれていないことが明らかになった。これには噂をばらまいた人々も驚いただろう。かくしてオールソップ社は、集団中毒の容疑を払拭した。

だが、この噂は部分的に正しかったことが判明する。オールソップ社はストリキニーネを添加しなかったが、イギリス中のパブがビールに添加していたのだ。一九世紀のパブの経営者は、ビール醸造所からの仕入価格で顧客に販売していた。となると、どうやって利益を出すのか？　確かにビールを水で薄める手もあったが、それでは客が来なくなってしまう。だが、ビールに水を足しても味を薄めずに済む方法があるとしたら？

そこでストリキニーネの出番だ。

この魔法のような水溶性の粉は、ホップのような苦味を出せると共に、純粋なビールと同じような酔い心地をもたらす。つまり、利益を出したい強欲なパブの経営者にぴったりなのだ。一九世紀には、アルコール中毒とは違った中毒症状で亡くなったイギリス人が少なからずいたのである。

カフェインは安全なストリキニーネ

一九七〇年代前半には、ストリキニーネは時代遅れになっていった。実際、『ブリティッシュ・メディカル・ジャーナル』にも、人間の治療薬には一切使用すべきではないとの主張が掲載された。

今日では、ヨーロッパではストリキニーネの使用は控えられているが、アスリートの尿検査では今も検査対象となっている。そして冒頭で紹介したヒックスのエピソードから約一〇〇年後の二〇〇一年、ストリキニーネが再びドーピング問題で浮上した。尿検査でストリキニーネが検出されたウェイトリフティングのインド人選手が、六か月間の出場停止処分を言い渡されたのだ。

この選手、クンジャラニ・デヴィはさらに、ウェイトリフティングのアジア大会で勝ち取った金メダルも剝奪された。デヴィ選手は、コーヒーを飲み過ぎたせいだという怪しげな主張を繰り返した。科学的根拠もなく、コーヒーには微量のストリキニーネが含まれていると言い張ったのだ。インドではホメオパシーの治療薬として今も簡単にマチンが手に入るため、デヴィ選手はかなりの量のマチンを服用したのだと思われる。

もっとも、デヴィ選手の主張はでたらめだとは断言できない。みんなが毎朝飲むコーヒーには、ストリキニーネはないものの、カフェインは含まれている。そしてカフェインとストリキニーネの分子構造はよく似ている。どちらも人間の体内でグリシン阻害剤として機能する。単にストリキニーネの方が強い、というかめっぽう強いというだけだ。

そんなわけで、ストリキニーネ中毒のような症状を体験してみたくなったら、濃いコーヒーを一リットル以上飲んでみよう。脈が速くなり、感覚が鋭くなり、筋肉が痙攣するだろう。一九世紀のフランス人医学生や、二〇世紀のオリンピックのマラソン選手が追い求めた、覚醒するような興奮を味わうことができるだろう。……しかも不幸な副作用が起きて、激しい痙攣が起きたり、のたうちまわって死んだりする恐れもない。

だが、不整脈が起きて、緊急治療室に運び込まれる可能性はあるので、これも妄想するだけにとどめておいた方がいいだろう。

第８章　タバコ

吸ってはならない浣腸パイプ

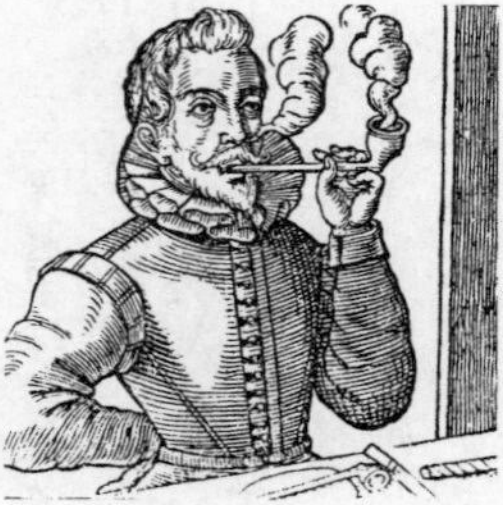

「お医者さんがもっとも好んで飲むタバコ、それがキャメルです」

「二万六七九人の医師によると、ラッキーストライクが一番ヒリヒリしないそうです」

「喉に休暇をあげよう、新鮮なタバコを吸おう」

二〇世紀前半から半ばにかけて、アメリカ中のどの雑誌にも、このような喫煙のメリットを大げさに宣伝するカラフルなページがあった。一九五五年当時、成人男性の五〇％以上がタバコを吸っていたというと、驚くだろうか？　当時の医師は積極的にタバコを吸っていたのだ。医師の三〇％が一日に一箱以上吸っていたとの報告があるほどだ。

それから二世代を経た今、アメリカでの喫煙率は史上最低レベルにまで落ち込んでいる。過去五〇〇年間、タバコはきわめて嗜好性が強いが健康には良いとされてきたにもかかわらず、その扱いはこの六〇年間でがらりと変わった。

とはいえ、誤解しないでほしい。タバコは今でも我々が知る植物のなかでもっとも毒性の強い植物であり、毎年世界中で六〇〇万人もの人々が、タバコが原因で亡くなっている。今日では多くの人から危険視されているが、タバコは長年の間薬草として重宝されてきたし、二〇世紀に入ってからも、その癒やしの力ゆえに、新大陸［南北アメリカ大陸とオーストラリア大陸］でも、旧大陸［アジア、ヨーロッパ、アフリカの三大陸］でも愛されてきた。

「タバコはがんに効く」と説いた医学書

アメリカを原産地とするタバコ属は全部で六〇種あり、どれも何千年も前から栽培されてきた。一五世紀にスペインの探検家たちがアメリカ大陸を発見したとき、タバコは南北アメリカ大陸全域で儀式の道具、麻薬、薬草などとして使用されていたのだ。

コロンブスの隊員たちによると、タイノ族の人々（現在のキューバとハイチの先住民族）は、タバコの葉を燻《いぶ》して、病気を追い払ったり、家や儀式の場所を清めたりしていたという。さらに、タイノ族の人々が大量の乾燥タバコを鼻から吸い込んだところ、すぐに意識を失ったとの記述もある。おそらく原住民の医師は、こうやって患者の意識を失わせてから開頭手術を行ったものと思われる（タバコの語源には諸説あるが、おそらくタイノ族の「タバコの葉」か「タバコを吸うためのパイプ」という言葉のいずれかが有力だろう）。

その後も探検隊は、新大陸のあちこちでタバコが薬として使われているのを目撃した。メキシコでは、下痢止め、下剤、皮膚軟化薬として用いられていた。タバコは乾燥させて吸い込むだけでなく、怪我ややけどを負った患部にタバコの葉を貼りつけたり、葉を粉末化したものを飲んで喉にたまった痰を取り除いたりすることもあったという。

カリフォルニア州では砂漠に住むいくつかの民族が、タバコの葉をつぶして塗布剤を作り、リウマチなどの炎症性疾患や、湿疹などの皮膚感染症の治療にも使っていた。人々は風邪の症状を軽減したいときもタバコの葉を吸ったが、セージの葉も混ぜると効能がアップすると考えられていた。

新大陸の「発見」は、ヨーロッパの内科医にとってアドレナリン注射のように刺激的だった。薬品棚に突如加わったこの新種の植物に癒やしの力があることを発見した彼らは、沸き立ち、熱狂した。新世界からもたらされた植物のなかで、タバコは諸手を挙げて迎え入れられた最初の勝者で、万能薬と呼ばれた（もちろん、この名がつけられた植物はこれが最後ではないが）。

一五七〇年代に、スペインの医師ニコラス・モナルデスが、新大陸で採取できる薬草に関する歴史書を出版すると、この本は話題となった。『西インド諸島からもたらされた有用医薬に関する書』という楽観的なタイトルがついたこの本には、発見された新種の薬草に対する一般的な見解が紹介されており、タバコを絶賛するコラムも掲載されている。モナルデスは、タバコはがんを含めた二〇以上の病に効くと主張しているが、これは医学書に書かれた説明文のなかでも、史上最強の皮肉と言えよう（アメリカでは、タバコによる肺がんで亡くなる人が一時間につき一七人にも上る）。

カトリーヌ・ド・メディシスが火付け役だった

タバコの医療使用を、初期段階から支持した人は他にもいる。たとえばフランス大使としてポルトガルに赴任したジャン・ニコ。彼の名は「ニコチン」の語源にもなり、医学書の歴史解説には彼を賞賛する言葉がならんでいたものだ（タバコの葉を燃やすと四〇〇〇種類もの化学物質が発生する。ニコチンはその一つに過ぎないが、喫煙者の脳や神経系を興奮させて依存症を引き起こすため、一番タチが悪い）。

ニコが赴任先のリスボンに到着したのは一五五九年。彼は到着早々タバコを紹介されたようだ。学者気質で好奇心旺盛なニコは、新大陸から持ち込まれたこの植物と、ポルトガル人が早々に行ったタバコの効能実験に引き込まれた。フランス大使にして医師の才覚もあったニコは、自分でも試してみることにした。タバコを使って軟膏を

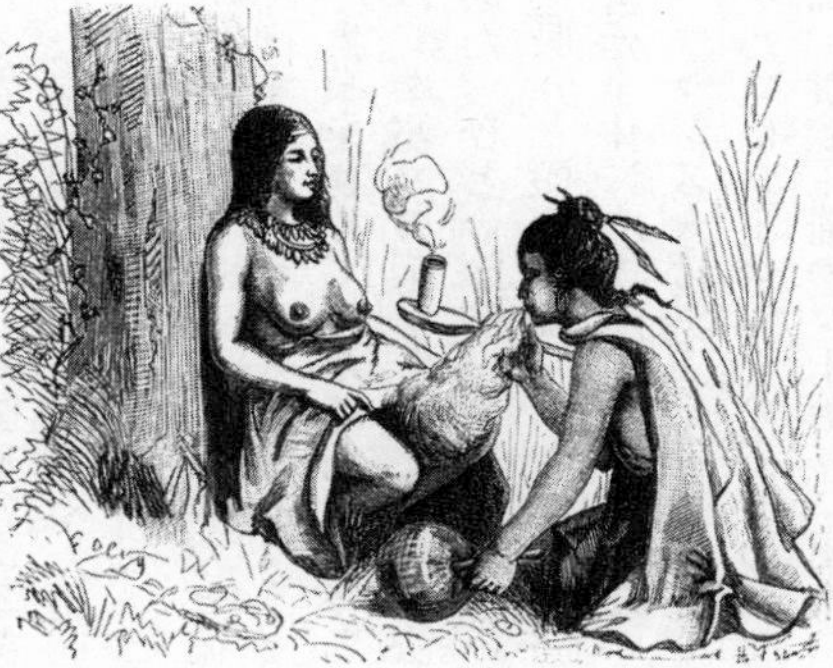

分娩中の女性にタバコ療法を行うポーニー族の助産師。

作ると、近所にいた腫瘍のある男性を捕まえて、定期的に患部に塗布するようにと指示した（その男性がどう思ったのかは、歴史に埋もれてわからない）。軟膏は効果を発揮し、ニコはこの方向性で正しいとの確信を強めた。

タバコは万病に効く妙薬だと確信したニコは、タバコを携えて意気揚々とフランスに帰国する。フランスではちょうどカトリーヌ・ド・メディシスが幼い王たちの母后《ぼこう》として摂政を務めていた時代だ。一五六一年、ニコはカトリーヌにタバコを贈り物として捧げ、タバコの葉を粉末化する方法や、タバコの煙を鼻から吸うと頭痛が治まることを教えた。ひどい頭痛に悩まされていたカトリーヌは、ニコのアドバイスに従った。タバコを吸うと頭痛が軽減されたため、カトリーヌは瞬く間にタバコ信奉者となり、タバコは宮廷全体に広まることとなった。

フランス人は、二一世紀だけでなく一六世紀にも流行の火付け役だったこともあり、タバコはヨーロッパの王族の間でなくてはならないものとなった。一五〇〇年代後半には、貴族主催のパーティに出席した人は、ほぼ毎回タバコを勧められたという。この流行の薬草が、階層の垣根を越えて一般大衆に広まるまでにさして時間はかからなかった。その間ニコはというと、名声とかなりの富を得たあとに引退して地方に移り住み、フランス語辞典の編さんという次なる情熱に打ち込んだ。

一七七三年、スウェーデンの植物学者カール・フォン・リンネは、この植物の普及に多大な貢献をしたニコに敬意を表して、タバコの品種を「ニコチアナ（タバコ属）」と名づけた。もっとも、ニコチンには強い依存性があることが明らかになるに従って、その名誉も怪しくなっていくのだが。

カトリーヌ・ド・メディシスがタバコを広めたとはいえ、タバコは順風満帆に広まったわけではない。ヨーロッパに輸入された当初から、タバコを敵視する人がいたからだ。タバコ反対派のなかでも特に有名なのがジェームズ一世。そう、統治期間中に何かと物議を醸したイングランド王だ。一六〇四年に著した『タバコ排撃論』のなかで、ジェームズ一世は喫煙を「不愉快極まりない」と切り捨てた。さらに彼には先見の明があったのか、タバコは「脳に害を及ぼし、肺を危険にさらすことになる」とも書いている。

ジェームズ一世がタバコを批判するなか、人々も徐々に王に共感し始めた。一七世紀から一八世紀へと移行するに従って、タバコは普遍的な万能薬とはみなされなくなった。とはいえ一部の内科医は、ある特定の治療法として喫煙を勧めていたようだ。一八世紀半ばから一九世紀半ばまで人気を博した医学書『根源的治療』にも、耳痛を緩和させるには喫煙がいいと書かれている。

お尻の穴に煙を注入する謎の蘇生術

体にはいくつも穴があるが、タバコの強力な煙を待ち望んでいるのは耳の穴だけではない。「blowing smoke up your ass［直訳すると「お尻にタバコの煙を吹きかける」。「煙に巻く」「だます」の意］」という表現を聞いたことがあるだろうか？　この言葉通り、一八世紀には、人を蘇生させる際に、お尻の穴にタバコの煙を吹きかけた。この方法を試みる人が絶えなかったため、タバコ浣腸のキットが製造・販売されて、蘇生手段を常備して

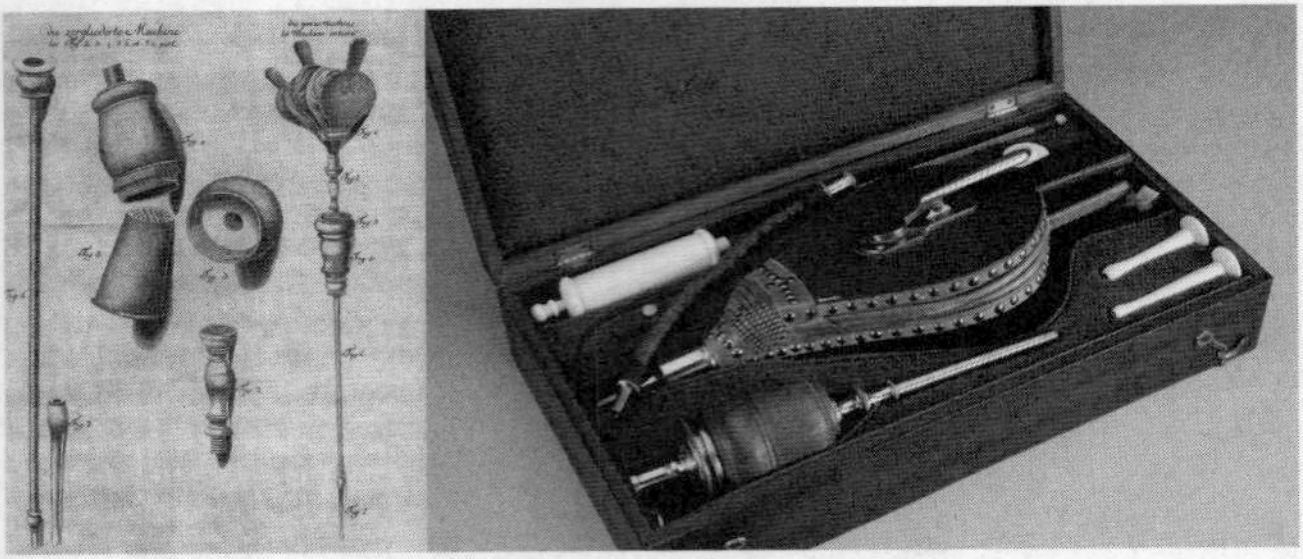

タバコ浣腸キット。どの家庭も、これさえあれば安心だ。

おきたい家庭でも入手できるようになった。

タバコ浣腸が一番もてはやされたのは一八世紀だ。きっかけは、イギリスの医学界がある目的——溺れた人の蘇生法——にタバコ浣腸を採用したことだった。当時、テムズ川では水難事故が多発したため、溺れた人の蘇生法を広く知らしめるための協会が設立され、寄付金が集まった。

この協会には「水難者に直ちに応急処置を施せるようにするための協会」という凝った名前がつけられた。会員たちはまさかの事態に備えて、タバコ浣腸を携えてテムズ川の足場の悪い土手を歩きまわった。そして哀れな誰かが川に転落して意識を失おうものなら、すぐに救助に駆けつけ、溺れた人を川から引きずり上げ、服を裂いてうつ伏せにし、お尻に浣腸パイプを挿入して、燻蒸器とふいごを接続した。

ところで、ふいごは浣腸キットのなかでも重要な付属品だ。ふいごがまだなかった頃は、他人の尻に直接煙を吐き続けなければならなかった。誤って吸い込もうものなら、汚いどころではないし、ヘタすると命に関わる。たとえば水難者がコレラに感染していた場合、あなたがコレラ菌を吸い込めば、瀕死の状態に陥るだろう。本書では「悲惨な死に方」をいくつか紹介しているが、なかでもこれはダントツの一位かもしれない。

タバコ浣腸の推進者であり、「テムズ川救急隊」の設立者でもあるウィリアム・ホーズ医師とトーマス・コーガン医師は、このキットには医学的効果があると思ったようだ。水難者の体にタバコ煙を注入すると、体を温め、呼吸器を刺激するという二つの効能が期待できると考えたのだ。

もちろん尻の穴にタバコ煙を注入しても、どちらの効能ももたらされない。現在では「blowing smoke up your ass」というと、心にもないお世辞を意味するようになったのはそのためだろう。タバコ浣腸は、無意味で的外れなパフォーマンスに過ぎないからだ。だが、一八世紀は足首を露出させただけで「わいせつ」と見なされた時代だ。タバコ浣腸のおかげで、救急隊員は人間のプライベートな部位を直に見ることができた。タバコ浣腸がもてはやされたのはそのためだろう。

タバコ浣腸をしても水難者が蘇生しないとき、会員たちはもっと信頼できる救命方法に切り替えた。人工呼吸だ。だが医学界は総じて、口から呼気を吹き込むマウス・トゥ・マウスに嫌悪感を抱き、お尻の穴にタバコの煙を注入する方法に比べて「下品だ」と批判した。そのため、会員たちはふいごを使って水難者の肺に空気を送り込んだ。だが、助産師は賢明にも、赤ん坊を蘇生させるためにしばしばマウス・トゥ・マウスを行った。やがて医学界も助産師の知識に追いつき、マウス・トゥ・マウスを「下品」だと

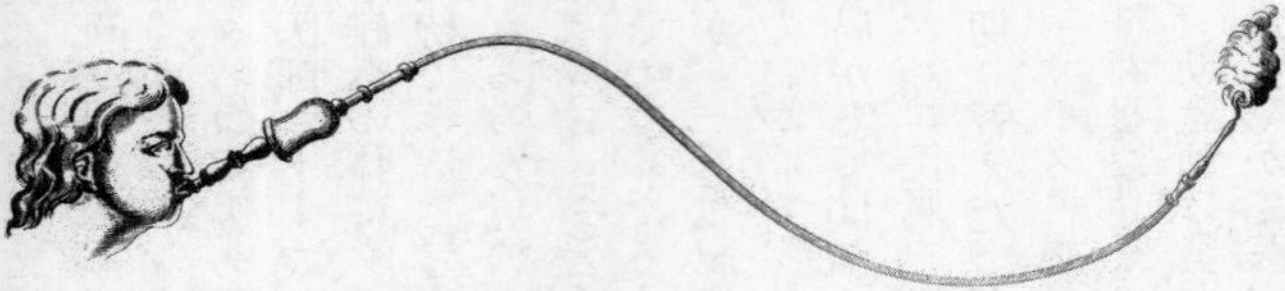

ここで吸い込んではいけない。

言わなくなった。かくして多くの命が救われることとなったのだ。

ペスト予防のため教室で児童に吸わせる

タバコ浣腸は名案でも何でもなかったが、タバコにはごく短時間だが殺菌効果がある。タバコ煙をそんな風に使うのかと驚くかもしれないが、効果がないわけではない。コロンブスの隊員の記録には、キューバの先住民タイノ族が、タバコの葉を燻して病人のいる家を殺菌していたとある。そしてタバコの煙には殺菌効果があるという評判は、タバコと一緒にヨーロッパに渡ることとなった。

一六六五年にロンドンでペストが大流行したとき、学校に通う児童たちは、感染予防のために教室でタバコを吸わされた。ペストが猛威をふるった当時のロンドンにおいて、これは唯一の特典だったと言えよう。学校をサボらずにニコチンを補給できたのだから。

同様に、一八八二年にイングランド北西部のボルトンで天然痘が大流行したときも、ある救貧院では居住者全員にタバコを配り、施設内の殺菌に協力してくれと要請したという。

タバコの殺菌作用は、ごくたまにしか医者によって検証されなかった。一八八九年に発行された『ブリティッシュ・メディカル・ジャーナル』に、ある匿名の執筆者が、タバコ煙に含まれるピリジン化合物には殺菌効果があることや、喫煙者はジフテリアやチフスなどの感染症にかかるリスクが低い傾向があると指摘している。一九一三年には医学誌『ランセット』に掲載された論文に、タバコ煙に含まれるピリジンを再検証したところ、タバコ煙によってコレラ菌が死んだと報告されている。

もっとも、どちらの論文もすぐさま、喫煙はメリットよりも弊害の方が大きいと述べている。タバコを殺菌剤として活用するための研究がなかなか進まないのは、こうした議論があるからだ。

コラム：アメリカ先住民の歯磨き粉

アメリカ先住民の一部は、歯をきれいにするために、粉末にしたタバコに石灰か白亜を混ぜ合わせて歯磨き粉のようなものを作っていたという。だが、タバコを嚙んだり、吸ったりしている人は、歯が変色しており、現代の喫煙者はその効果を享受しているようには見えない。

南米ではＩＰＣＯなどの企業が製造販売しているため、今もタバコ歯磨き粉が使われている。ＩＰＣＯの歯磨き粉には、〈クリーミー・嗅ぎ煙草《スナッフ》〉という、絶妙な名前が付いている。原料はクローブ油、グリセリン、スペアミント、メントール、樟脳《しょうのう》、それにタバコだ。〈クリーミー・スナッフ〉は特に南米女性の間で人気が高く、口に含んでからゆすぐ。メーカーの「お口のなかで存分に味わってください」との宣伝文句にあおられるのか、一日に八〜一〇回も口に含む強者もいる（ところで、本書で紹介する最悪の歯磨き粉は、タバコ歯磨き粉だけではない。「第5章　ラジウムとラドン」で紹介した放射性のラジウム入り歯磨き粉も、最悪さを競う有力なライバルだ）。

内科医とタバコ業界の蜜月

一九世紀に入ると、タバコは徐々に医療目的で使われなくなっていったようだ。一八一一年、イギリス人科学者ベン・ブロディがニコチンは心臓に有害であることを発見。さらに一八二八年には、研究者たちがアルカロイドの一種であるニコチンの単離に成功した。その結果、ニコチンが脳や神経系に悪影響を及ぼすことが確認され、医学界ではタバコに対して否定的な意見が高まった。

二〇世紀初頭には、喫煙による健康リスクが徐々に明らかになった。この傾向に警戒したタバコ業界は、消費者の不安を和らげようと、内科医と強力な連携をはかることにした。一般市民と同程度の本数のタバコを吸っていた医師たちは、喫煙は健康に悪影響を及ぼすと指摘する最新の調査に怯《おび》えつつ、喫煙者は必ずしも病気になるわけではないという不可解な事実に安堵しているところだった。そんなわけで、タバコ企業のために推薦文を書いてくれる内科医を探すのはさほど困難ではなかった。「宣伝に協力してくれたら、お好きな銘柄を何箱もプレゼントしますよ」と申し出るだけで済んだからだ。
アメリカン・タバコ・カンパニーが、ラッキーストライクは「ヒリヒリしない」と宣伝して成功したのを皮切りに、内科医たちが次々と雑誌のカラフルなタバコ広告に登場するようになった。一九三〇年代には、新規参入組のタバコメーカーだったフィリップモリスが、大々的な宣伝キャンペーンを行って会社の知名度を格段にアップさせた。「ある医師集団」に同社のタバコを吸ってもらったところ、彼らは鼻や喉がほとんどチクチクしないとか、まったく刺激を感じなかったと述べたと宣伝したのだ。ほぼこのキャンペーンだけで、フィリップモリスは大手ブランドの仲間入りを果たした。

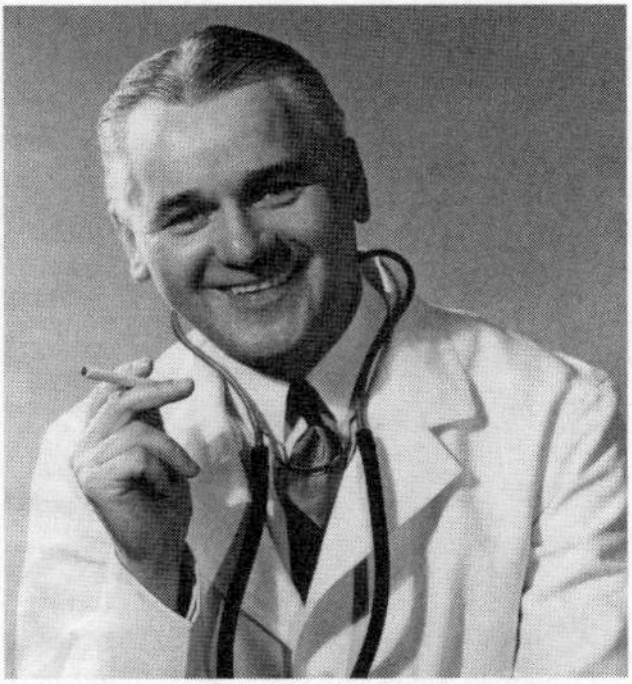
「お医者さんがもっとも好んで飲むタバコ、それがキャメルです」

医師を使ったタバコの宣伝競争がピークに達したのは、R・J・レイノルズ・タバコ・カンパニーが「お医者さんがもっとも好んで飲むタバコ、それがキャメルです」というキャッチコピーでキャンペーンを行った頃だろう。同社による独自の調査の結果を基に作られたというこのキャッチコピーは、一九四六～五二年にかけてさかんに宣伝に用いられた。だが、その調査を実際に行ったのは、ウィリアム・エスティ（R・J・レイノルズの子会社）だった。しかも調査にあたってこの子会社は、医師たちに〈キャメル〉のタバコを何箱も気前よくプレゼントしたあとに、「あなたの好きな銘柄は？」と訊ねていたという。

医療機関から閉め出されるも、三〇〇〇億ドルの巨大市場に

「お医者さんがもっとも好んで飲むタバコ、それがキャメルです」とうたったキャメルのキャンペーンは、終わりの始まりでもあった。喫煙の悪影響を示す研究結果が次から次へと出てくるなか、タバコは医療機関から閉め出されていった。治療の一環としてタバコを勧めていた内科医も、タバコの危険性を理解すると、喫煙の悪影響（がん、肺気腫、心疾患、喘息、糖尿病など）を声高に叫ぶようになった。

その間にも、世界中で人々が気晴らしにタバコを吸うようになった。ここ何十年もの間、喫煙の弊害があちこちで周知され、人々の理解が深まっているにもかかわらず、世界中で一三億人もの人々が習慣的にタバコを吸い、タバコ業界は三〇〇〇億ドル規模の巨大市場に成長している。そんなわけで、内科医たちは喫煙による病気を治すのに忙しくて、タバコのメリットについてさらに研究する状況にはない。

それからテムズ川を散策する現代人に朗報がある。川で溺れ死にそうな人がいても、今ではタバコ浣腸を使った蘇生法は使われないことだ。たとえ川に落ちても、あなたの尻の穴にタバコ煙を注入しようと待ち構えている輩はもういない。安心してテムズ川に遊びに行こう。

第9章　コカイン

欧州を席巻したエナジードリンク

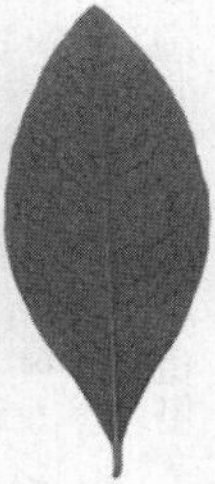

アメリカ南北戦争で、南軍のロバート・E・リー将軍が北軍のユリシーズ・S・グラントに降伏した一週間後のこと。アラバマ州とジョージア州の州境を流れるチャタフーチー川で、終戦後の戦いが起きた。正式に戦争が終結したのにまだ闘いに駆り出されるなんて、こんなにひどい話はそうあるまい。だが、リー将軍がアポマトックス・コートハウスの戦いで降伏したという知らせが届くのが遅かったため、終戦の一週間後にコロンバスの戦いが起きてしまったのだ。

その戦いで騎兵隊どうしが激突した際、ジョン・ペンバートンという三四歳の南軍の陸軍中佐が、瀕死の重傷を負った。サーベルで胸を刺され、致命傷になりかねないほどの深い傷を負った。だが、彼自身と未来の炭酸飲料ファンにとって幸いだったことに、彼は生きながらえた。

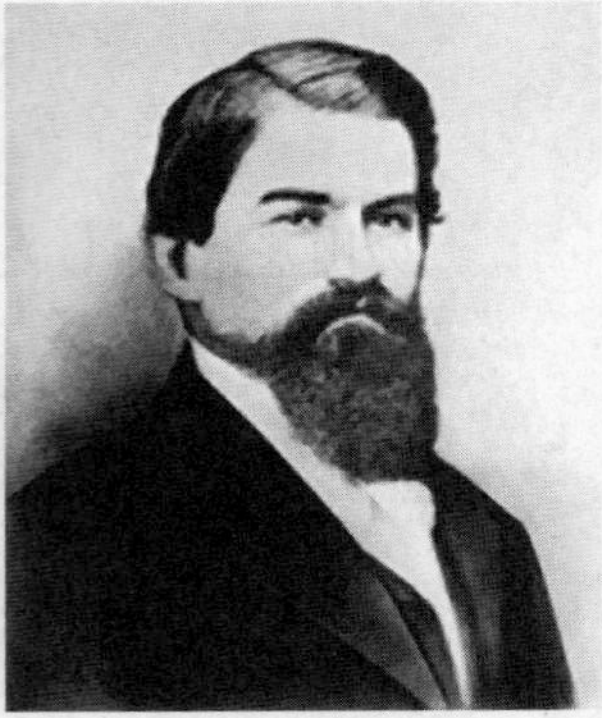
〈コカ・コーラ〉の発明者、ジョン・ペンバートン。

南軍・北軍に関係なく、負傷した戦士たちは、怪我から回復する過程でモルヒネ依存症に陥った。ペンバートンも例外ではなかったが、他の負傷者と違って彼は薬剤師だった。そんなわけで、彼はさまざまな種類の薬や生薬を手に入れて、実験することができた（かくして〈ボタニック・ブラッド・バーム〉、〈トリプレックス肝臓疾患薬〉、〈西洋金梅入り咳止めシロップ〉、〈インディアン・クイーン毛染め剤〉などを調合し、特許医薬品として売り出した）。負傷から回復したあと、モルヒネに代わる鎮痛剤を発見したペンバートンは、特許を取ろうと考えた。それは、やや軽めの麻薬の一種だった。コカは南米で昔から栽培されてきた樹木で、フランスではコカの葉入りのワインが刺激薬や万能薬として売り出されたところだった（コカの葉入りワインについては後述する）。ペンバートンはまず、コカの木からコカインを抽出し、間もなくフランスのコカワインに匹敵するアメリカ産の飲料の調合に成功した。そして彼はごく少量のコカインが含まれたアルコール飲料を携えて、アトランタへ売り込みに出かけた。

彼が特許を取ったそのアルコール飲料は、〈コカ・コーラ〉と呼ばれていた。

インカ帝国の精神刺激薬が海を渡る

コカインは「ストリートドラッグのキャビア」と呼ばれ、地球上でもっとも人気の高い快楽目的の薬《レクリエーショナル・ドラッグ》の一つに数えられる。コカインは紀元前三〇〇〇年以上前から刺激薬として用いられてきたという。原料はコカノキ科の樹木で、原産地は南米のアンデス山脈だ。外見はいたって普通の無害そうな樹木で、低木樹が生い茂るなかに紛れ込んでも見分けがつかないぐらいだ。だが、裏庭に生えてそうなその小さな低木は、巨額の富を生み出すと共に、大勢の人生を破滅させてきた。

インカ帝国時代のペルーでは、インカ族がごく普通に精神刺激薬としてコカの葉を噛んでそのエキスを吸っていた。しかし、一六世紀にスペイン人がインカ帝国を征服すると、スペインのカトリック教会がコカを口に含む行為を禁じた。

だが、ことは彼らの思い通りにはならなかった。ペルー各地で多くの人が頻繁にコカの葉を噛んでいたため、スペイン人の統治者たちは、コカの使用を制御できなかったのだ。征服者《コンキスタドール》の一人が、一五三九年に次のように書き残している。

> コカというのは、祖国のカスティリャに生えているウルシに似た低木の葉っぱのことだ。原住民たちはこの葉をいつも口に含んでいる。彼らはあの葉を噛むと元気になるとか、リフレッシュするとか、太陽にさらされても暑さを感じないとすら主張している。葉っぱの価値は金に匹敵するほど高く、十分の一税の税収の多くを占めている。

当初、コカを噛むのはインカ族だけだった。ところが、禁止を命じたはずのスペイン人がコカの葉を巻き上げて服用し、ハイな気分を味わうようになった。さらに彼らはコカの葉に税金をかけて、取引や使用を規制し、きわめて巧妙な麻薬統治を行った。

スペイン人征服者たちは、コカの葉をヨーロッパに持ち帰ったものの、大量の金銀と共に帰国したため、コカの葉に注目が集まることはなかった。おまけに束ねたコカの葉は、一枚でも湿ると、すぐに束全体が腐ってしまうため、船で運ぶのは容易ではなかった。そんなわけで、スペイン以外のヨーロッパ諸国が、南米産のこのおもしろい葉を研究し始めるのはしばらく後のことだ。

フロイトも依存症に

一九世紀初頭になると、アルカロイドを抽出する科学技術が向上し、コカの葉に注意が向くのは時間の問題となった。そして一八五九年に大量のコカの葉がドイツに輸入されると、若くて優秀な博士課程の学生、アルベルト・ニーマンの目にとまった。ちょうど論文のテーマを探しているところでもあったニーマンは、コカの葉から有効成分を抽出することにした。その結果コカインの単離に成功し、一発で博士号を取得した。彼はまた、きわめて依存性の高いレクリエーショナル・ドラッグを生成して博士号を取得した、最初で最後の研究者となった(コカインの単離だけでは物足りなかったのか、この二六歳の化学者はエチレンと二酸化硫黄を使った実験を始め、やがてマスタードガスを合成したが、その過程で自らの寿命を縮めることとなった)。

ニーマンがコカインを抽出しようと奮闘していた頃、パオロ・マンテガッツァというイタリア人医師もコカの木に魅了され、はるばるペルーまで旅をした。彼はさらに、自らコカの葉を服用し、その効果を検証する自己実験を行った。

この異常な人体実験に物怖じすることなく、彼はコカの葉の服用量をごく少量から段階的に増やしていき、それぞれの服用量に応じて体がどう反応したかをコツコツと記録した。その結果、ごく少量か適量嚙むと空腹を感じにくくなって活力があふれてくるが、大量に嚙むと「ハイ」になると、実に楽しそうに書き綴っている。

私は二枚のコカの葉の翼をはためかせ、七万七四三八語の空間を通り抜ける。進めば進むほど美しさを増す光景を目の当たりにしながら、この悲しみの谷で生きる哀れな人間たちをあざ笑った。……コカの効果を長く維持できないなんて、こんな人間を作り出した神は不公平だ。私なら、コカなしで一〇万年生きるよりも、コカを嚙みながら一〇年生きる方を選ぶだろう。

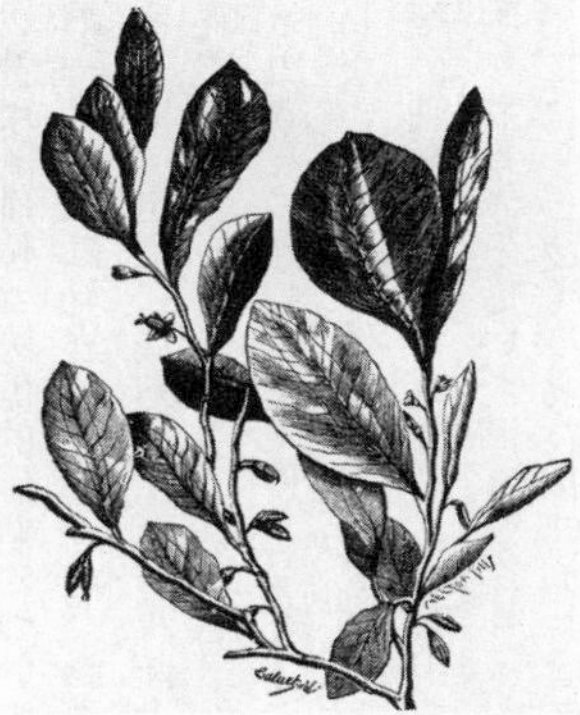

無垢なコカの木。自宅の裏庭で栽培してみる？

マンテガッツァが、熱意を込めて「コカ

の健康的価値と医療的価値について」と題する小冊子を書いて発行すると、ヨーロッパの一般大衆は見逃さなかった。おまけにマンテガッツァの言うとおり、コカインを服用すると、自信に満ちあふれ、決断力がアップし、エネルギッシュになる。どれも多くの職業に求められる特性ばかりだ。

知識人、アーティスト、作家などの人々の間でコカインがはやり始めたのは驚くに値しないだろう。仕事でアウトプットするときに頭を使う職業ばかりなのだから。一九世紀に刺激薬としてコカインの服用を熱心に支持した有名人のなかには、あのジークムント・フロイトもいた。

二〇〜三〇代の頃のフロイトは完全な依存症に陥ってもいた。一八九五年、フロイトは「左側の鼻の穴が麻痺した」状態で、同僚にこう書き送っている。「この数日間、ぼくは信じられないほど元気だ。まるでいろんな雑念が取り除かれたみたいにね……まるで間違ったものなど何一つないかのように、実にすがすがしい気分なんだよ」。フロイトは四〇歳までにコカインをやめている。つまり、後に彼を有名にした主要な心理学の著書を書く前にやめたことになる。だが、フロイトが後年に数々のすぐれた発想を生み出せたのは、長年コカイン依存症だったことが影響しているのではないかと、今も学者たちの間で議論されている。

痔を治すならコカイン座薬？

若かりし頃のフロイトは、刺激剤としてだけでなく、局所麻酔薬としてもコカインの

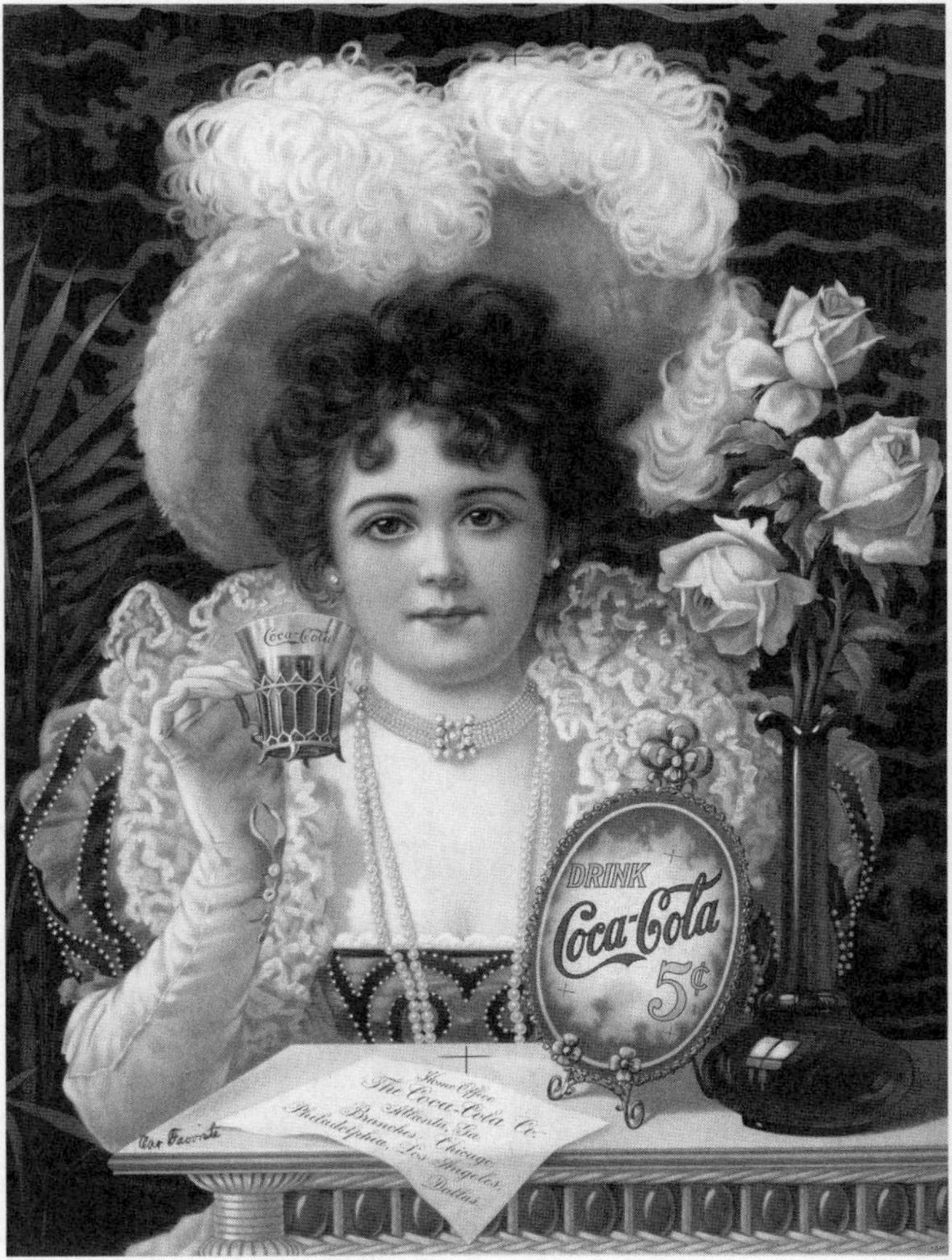

〈コカ・コーラ〉の広告（1900年）。

使用を支持した。コカインには優れた麻酔効果もあるのだ。

フロイトはその知識を眼科医のカール・コラーに伝授した。コラーが、眼科手術の際に局所麻酔薬としてコカインを使用したところ、手術は成功。その後彼は成果を論文にまとめて、イギリスの医学雑誌『ランセット』で発表した。

ウィリアム・スチュアート・ハルステッドという若手アメリカ人医師（ジョンズ・ホプキンズ病院の創設メンバーの一人であり、乳がん治療として根治的乳房切除術を開発したことで知られている）がコラーの論文を読んで、コカインを実験してみることにした。大学院生たちにコカインを服用させて口内を麻痺させた後、歯の処置を行ったのだ。

こうして彼は局所麻酔の技術を磨いたが、痛みを感じることなく歯を処置してもらった学生たちは、その特権に感謝したに違いない。

一九世紀末から二〇世紀初頭にかけて、特許医薬品メーカーが次々と創業するなか、各社はこぞってコカインの鎮痛作用に飛びついた。

〈ロジャーのコカイン入り痔疾患治療薬〉、〈ロイドのコカイン入り歯痛薬〉などの人気治療薬には、大抵主成分としてコカインが含まれていた（消費者は、まさかこれらの製品に依存性のある麻薬が入っているとは思わなかっただろう）。

〈ロジャーのコカイン入り痔疾患治療薬〉は座薬で、大きくて痛い痔を縮小させる効果があるとされた。コカインには炎症組織を縮小させる働きがあるため、この座薬には何らかの効果があったと思われる。

それから「速攻で治る！」と宣伝された〈ロイドのコカイン入り歯痛薬〉。この薬はおそらく、ハルステッド医師がコカイン麻酔をかけて行った歯科治療が成功したのを受けて、開発されたものだろう。一箱わずか一五セントと、お手頃な価格だ。商品に自信があるのか、子どもも使用可とうたわれている。

ハルステッドのコカイン実験は、自身が依存症になるという悲劇的な結末に終わった。この医師が刺激を求めてコカインを直接静脈に注射したところ、瞬く間に依存症に陥ったのだ。後に彼はロードアイランド州プロビデンスにあるバトラー病院に入院したが、この病院はコカイン依存症者に大量のモルヒネを投与する治療を行っていたという。

この療養所を退院する頃には、ハルステッドはすっかり衰弱し、コカイン依存症だけでなく、モルヒネ依存症も患っていた。しかし、それでも彼は医業に従事し続けた。

コラム：『ジキル博士とハイド氏』はコカインが生んだ？

作家のロバート・ルイス・スティーヴンソンは、六日間コカイン漬けになりながら『ジキル博士とハイド氏』を執筆したのではないか？　それを示唆する痕跡がいくつかある。実際、ストーリー自体がコカイン依存症を擬人化したようだと感じた人もいるだろう（ジキル博士とハイド氏、どちらの人格がコカイン依存症を象徴していると思う？）。

作家のオスカー・ワイルドは、この小説についてこうコメントしている。「ジキル博士の変容ぶりを見ると、医学雑誌『ランセット』に出てくる実験を、実際にやったのではないかと思えてしまう」。一九七一年に『JAMA（米国医師会雑誌）』に掲載されたある論文には、ワイルドの意見を詳しく検証したうえで、『ジキル博士とハイド氏』を執筆したとき、スティーヴンソンは病床に伏せっていたと書かれている。医師から安静を言い渡されたうえに、「肺出血」の悪化を防ぐために、しゃべることすら厳しく禁じられたという。そんな容体でありながら、スティーヴンソンはこの小説をわずか六日間で書き上げた。しかもその間は食事も睡眠もとらずに、ひたすら書き続けている。この事実とこの小説の性質を考えると、スティーヴンソンはコカインでハイになりながらこの小説を執筆した可能性が高い。

コナン・ドイルもビクトリア女王も夢中に

コカインが特許医薬品業界に受け入れられるに従って、あちこちでコカインを主成分とする強壮剤が販売されるようになった。たとえば〈コカ・ビーフ・トニック〉という、何ともそそられる名前の強壮剤。しかも、これは肉の代用品だそうだ。牛のヒレ肉のステーキを買う余裕がないときは、数ペニーでこのビーフ味のドリンクを買えば済むというわけだ。〈コカ・ビーフ・トニック〉にはコカインと二三％のアルコールが含まれており、肉の摂取量がたりなくても、この強壮剤で補える。空腹が気にならなくなる、幻覚が見えるほど酩酊する、おまけにハイにもなれるなど、これほど強力な強壮剤はめっ

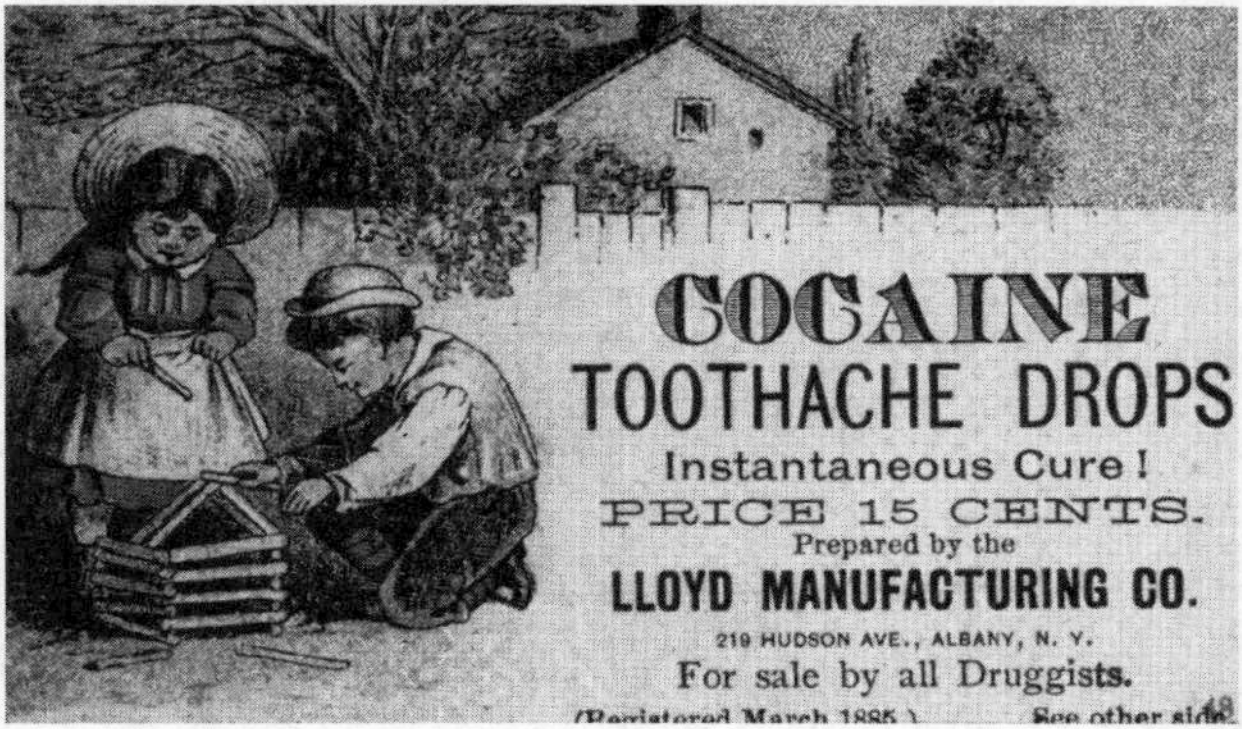

コカインの恐ろしさがまだ知られていなかった、のどかな時代に売られていた〈ロイドのコカイン入り歯痛薬〉。

たにないだろう。

だが、コカイン入り強壮剤よりも、コカイン入りワインの方がずっと人気が高かった。前述したように、マンテガッツァは自らコカの葉を服用し、その多幸感を検証して論文を書いた。その論文を読んだフランス人化学者のアンジェロ・マリアーニは、良質なボルドーワインにコカの葉を数枚浸してみた。ワインに含まれるエタノールには、コカの葉からコカインを抽出する働きがある。コカインがやがてワインに溶け込むと、人の気分を浮き立たせる飲み物ができあがるのだ。

その効果に満足したマリアーニは、ボルドーワインにコカの葉を入れて密封し、〈マリアーニ・ワイン〉と名づけて商品化した。売り出したあとは、ふんぞり返るだけで済んだ。というのも〈マリアーニ・ワイン〉は飛ぶように売れたからだ。

なにしろ一〇%のアルコールと八%のコカインエキスが入ったドリンクだ、人気が出ないはずがない。〈マリアーニ・ワイン〉がバカ売れしたおかげで、このフランス人化学者は大富豪になった。おそらく彼がコカイン成金第一号だと思われる。

この薬用酒はまた、さまざまな有名人をとりこにし、一九世紀後半に書かれた文学にいくらか影響を与えた。アーサー・コナン・ドイル、ジュール・ヴェルヌ、アレクサンドル・デュマ、ヘンリック・イプセン、ロバート・ルイス・スティーヴンソンら有名作家たちはみな、〈マリアーニ・ワイン〉の愛飲家で、夢中で飲んでいたと言われている。今度、あなたが一九世紀後半に書かれたダラダラとやたら長い長編小説と出合ったら、そのことを思い出すといいだろう。コカインを服用すると、人は大胆な意志決定ができるようになるが、小説家の場合は文章を編集しなくなる傾向があるからだ。

イギリスのビクトリア女王も〈マリアーニ・ワイン〉の熱烈なファンであったし、ローマ教皇のレオ一三世やピウス一〇世も例外ではなかった。発明家のトーマス・エジソンもこのワインの愛飲家だったが、その理由はこれを飲めば徹夜で実験できたからだ(この献身的な天才は、一日に四時間しか眠らなかった。なるほど、コカインの力が必要だったわけだ)。元アメリカ大統領のユリシーズ・S・グラントも、喉頭がんで余命わずかという状態だったが、〈マリアーニ・ワイン〉を飲んで痛みをごまかしながら回想録を完成させた。

〈マリアーニ・ワイン〉は爆発的にヒットしたものの、ヒット商品はまねされやすい。たとえばジョン・ペンバートンの〈フレンチ・ワイン・コーラ〉。この名前は後に〈コカ・コーラ〉と短縮されることとなる。一八八六年にコカ・コーラが新発売されたとき、消費者はコカインが含まれていることを認識していたが、その含有量は知らなかった。そして、正確な量を知る者は、もはや生き残ってはいない（かなりの量だったのではないかと推測される）。

コカ・コーラは「脳を活性化させる知的な飲み物」とうたわれ、生理痛を緩和するとも言われていた。一九〇五年には、コカ・コーラに使われるシロップには、二八ミリリットルにつき〇・二六ミリグラムのコカインが含まれていたことが判明している。そして一九二九年には、コカ・コーラの成分から正式にコカインが取り除かれた（余談だが、コカ・コーラの名前に使われている「コーラ」という言葉は、別の成分の名前に由来する。アフリカ原産のコーラナッツのエキスだ。コーラナッツにはカフェインが含まれており、西アフリカの人々はちょっと刺激がほしくなるとこの実を噛むそうだ）。

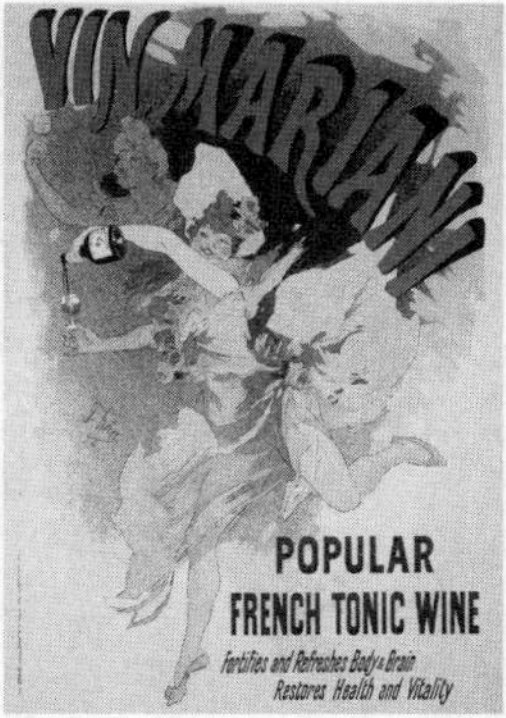

コカイン入りのアルコール飲料。「体と脳が活性化してリフレッシュする」とある。

コカ・コーラに今も残るコカの風味

現在のコカ・コーラは、ハイになる成分は除外されているものの、実はコカのエキスが含まれている。コカ・コーラの正確なレシピは企業秘密として公開されていないが、ザ・コカ・コーラ・カンパニーは、ペルーのナショナル・コカ・カンパニー（ENACO）から合法的にコカの葉を輸入しているのだ。コカの葉からコカインを抽出して、目や耳や鼻や喉の医療専門家に局所麻酔用に販売したあと、残ったコカの葉の風味を秘密の製法でコカ・コーラに封入しているのである。

そんなわけで、もはや合法的なコカイン入りワインは飲めなくなったが、冷たくてさわやかなコカ・コーラには今もコカの葉の風味が残っている。飲料水の歴史において、コカ・コーラほど成功した飲み物はない。コカ・コーラを飲むたびに、五〇〇〇年前の人々がコカインでハイな気分を味わった歴史に少しだけ触れることができる。

第10章　アルコール

妊婦の静脈にブランデーを注射

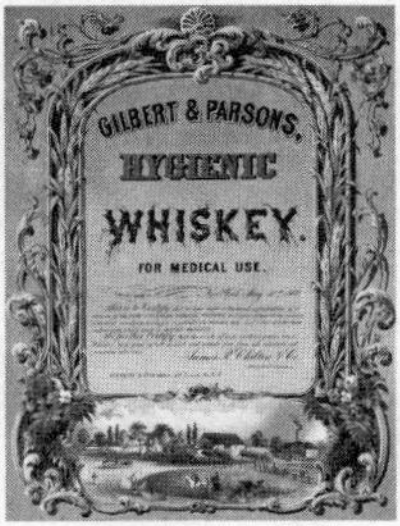

　何千年もの間、人類は生きるために悪戦苦闘してきた。マンモスを殺してみんなの一週間分の食料を確保しては、数日ほどたき火にあたってのんびり過ごすのが楽しみだった。そして、はるか昔のあるすばらしい日のこと。新石器時代の原始人たちは、ベリーか何かの絞り汁が入った土器を二、三日放置してしまった。こうしてアルコールが発見され、と同時に人類は新たな生きがいを手に入れることとなった。

　アルコール——具体的にはエタノール——が発見されためでたい日からずっと、アルコールは食事や薬品棚に欠かせない必需品となった。太古の人々はアルコールが脳に心地よい刺激を与えてくれるだけでなく、傷口に塗ると消毒剤となり、傷口を縫合するときには弱めの麻酔薬にもなることも発見した。

　「ビリーぼうやがまた剣歯虎《サーベルタイガー》に嚙まれたっ

て？　ベリー酒を取って来るわね」

やがて人類は、アルコールはすぐれた溶媒でもあり、特に薬草から有効成分を抽出するのに優れていることに気づいた。そんなわけで、歴史を通して薬とアルコールは関連づけられることになる。新石器時代の原始人が発酵させたベリーの絞り汁が、現代人の仕事の後のワインへと進化する過程で起きた、いくつかの出来事を紹介しよう。

腸をワインに浸けてから体内に戻す

蒸留技術が発見される数千年前、人々は薬を調合する際にアルコールが必要になるとワインを使った。実際、ワイン以外の選択肢はなかった。かくしてエジプトから、ギリシャ、ローマに至るまで、古代の人々はさまざまな病気の治療に薬草をワインに浸した薬を勧めた。

そして古代ローマの時代に至ってようやく、ワインの製造方法が完成し、健康に良い飲み物だと認識されるようになった。うつ病、記憶障害、悲嘆に暮れている？　ワインを飲みなさい。腹部膨満感、便秘、泌尿器の問題、下痢、痛風に悩まされている？　ワインを飲みなさい。ヘビに嚙まれた？　サナダムシに寄生された？　ワインで撃退だ。

ローマの政治家カトーは、ワインを煎じて作る便秘薬の調合方法を書き残している。ワインに灰、堆肥、バイケイソウ（かなり毒性の強い植物だ）を混ぜ合わせて煮つめるのだ。このソムリエによると、できあがった飲み物は次のような味がするそうだ。

「かすかなフルーティな味わいに、灰と堆肥と毒素の風味も感じ取れる」

さらにカトーは、泌尿器に問題があるときは、鉛製の鍋に古いワインとジュニパーベリーを入れて煮込むといいとも書き残している。これを飲むと、鉛中毒とひどい痛風もおまけでついてくるかもしれないが……。

ローマ帝国時代の医師ガレノスは、一時期ペルガモンで怪我をした剣闘士たちの治療にあたったことがある。その際彼は、患部を殺菌するのにワインを使っていた。重傷を負った剣闘士の腸をワインに浸けてから、体内に戻したこともあったそうだ。

だが、ワインの飲み過ぎによる悪影響も指摘されている。古代ローマのバッカス祭でのどんちゃん騒ぎや、ローマ時代の作家が書き残した文章だけではない。アルコールを飲み過ぎると、その人の短所がさらに目立つようになると人々は感じていたようだ。元老院の集まりなどの公の場では酔っ払いはひんしゅくを買った。実際、政治家のマルクス・アントニウスも、ひどい二日酔いの末に吐いたことがある。

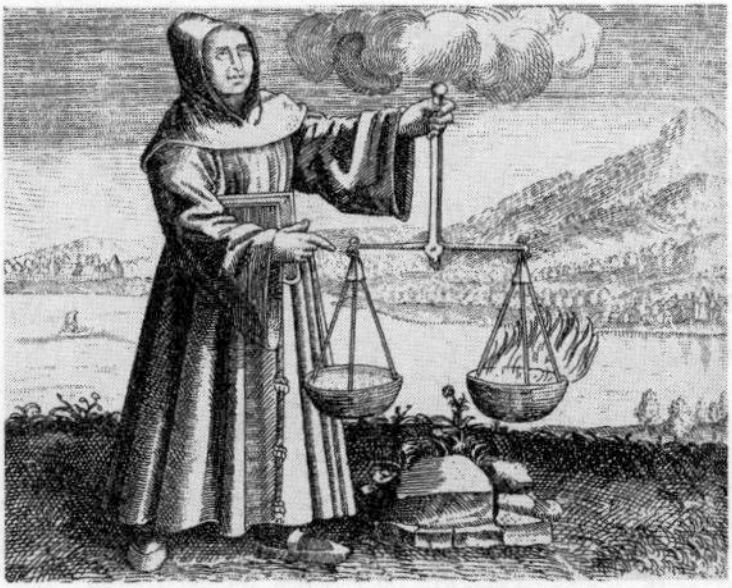
作業中のロジャー・ベーコン。かっこいいローブは中世の科学者の特典だ。

ワインには癒やしの力があるという評判は、ローマから暗黒時代のヨーロッパに伝わり、修道院では伝統的にワインが薬として用いられるようになった。一三世紀の哲学者ロジャー・ベーコンは、ワインは「胃を保護し、体温を安定させ、消化を助け、食べた物を混ぜ合わせて血液に変え、遺体が腐敗するのを防ぐ」と書き残している。と同時に、ワインを飲み過ぎないよう、次のように注意を促している。

ワインをがぶがぶと飲みすぎると、かえって害になる場合がある。理解力が鈍り、脳に悪影響を及ぼし、活力が失われ、忘れっぽくなり、関節が弱くなり、手足が震え、目がかすむ。心臓の血がにごって黒ずみ、その結果、恐怖心や震えが生じたり、多くの病気を発症したりする恐れがある。

……ロジャー・ベーコンも飲み過ぎたことがあるのではないだろうか。

ワインは二〇世紀になるまで医療用に用いられていたが、その後は苦戦するようになった(アメリカの禁酒法が痛手となった)。だが近年は、赤ワインを一日一杯飲むと心疾患のリスクが減ると推奨されることが多くなり、ワインは医療現場で再評価されている。

母乳を与えながらジンを飲む母親たち

ジュニパーベリー(セイヨウネズ)は長い間医療に用いられていた。古代エジプトでは黄疸に効くと考えられていた。古代ギリシャでは、疝痛患者に処方されるとともに、当時の格闘技パンクラチオンの前に、パフォーマンス向上薬代わりに用いられていた。ジュニパーベリーがようやくアルコール飲料に用いられるようになったのは、古代ローマ時代。医師のペダニウス・ディオスコリデスが、胸痛の治療にとジュニパーベリーをワインに浸したものを処方したのが始まりだ。

一世紀には、博物学者のガイウス・プリニウス・セクンドゥスも、ジュニパーベリーをアルコールで煎じたものは健康にいいと書き記している。といっても彼がジュニパーベリーを浸した赤ワインを飲んだところ、「腸が激しく収縮した」そうだが……。

だが、医師たちはこの収斂作用に目をつけた。ヨーロッパでペストが広まって一億人もの人々の命が奪われたとき、医師たちはジュニパーのお香を焚いたり、精油を体に塗ったり、ジュニパーベリーを詰めたペスト予防マスクを被って空気感染を防ぐよう勧めた。またジュニパー入りの強壮剤を飲めば、体を消毒し、体質を改善できるとも考えられていた。

ペストが大流行していた頃（一四世紀半ば）、オランダでは酒造業者がブランデーを作ろうと試行錯誤していた。人々が疫病で疲弊して自暴自棄になっていたからか、酒造業者は、調合物にジュニパーベリーを入れてみた。ブランデーに疫病予防効果が加わることを期待してのことだ。

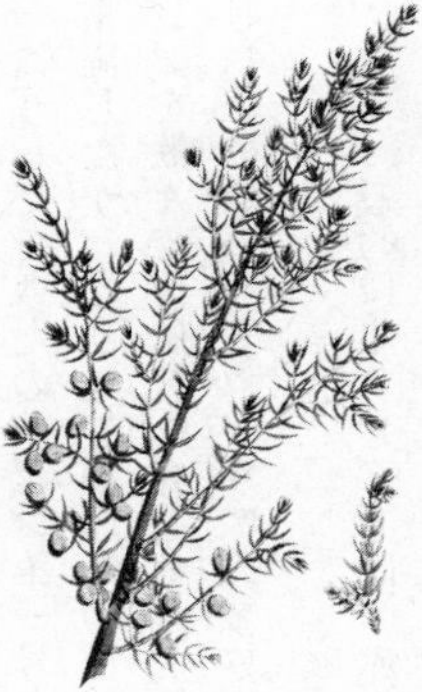

ジュニパーベリー。これがやがておいしい飲み物になる。

ブランデーは主にぶどうから作られるが、オランダのような寒い地域ではぶどうの栽培は容易ではない。そのためオランダ人は穀物を蒸留して酒を作る方法を模索していたが、その間もジュニパーベリーを入れ続けた。

こうしてできたのがジン第一号だ。オランダ人はすぐにこのジュニパー酒を薬品棚に常備したが、たびたび薬以外の目的で飲んでいたようだ。乳飲み子を持つ母親や乳母も、ジンを飲んで、母乳を介して赤ん坊に癒やしの成分を与えようとした。オランダ系イギリス人の醸造業者ウィリアム・ワースは次のように書き残している。

> 一般的にオランダでは、赤ん坊の腹が張っているときは、赤ん坊が母乳を吸う間に母親がジュニパー入り蒸留酒を飲む。こうすれば腹の張りが治まるからだ。

この独特なアルコール飲料は〈ジェネヴァ〉と呼ばれ、一五世紀には大抵のオランダの町に〈ジェネヴァ〉を作る酒造業者があったという。当初ジンは医薬品として扱われていたが、北ヨーロッパの人々はその味わいと気分を明るくする効果に引きつけられた。〈ジェネヴァ〉がイングランドに輸入されると、水で薄めたビールばかり飲んでいた労働者階級の人々は、その高濃度のアルコールに文字通り度肝を抜かれた。かくして一八世紀初頭には怒濤のジンブームが起こり、大勢の人々が身を持ち崩していくなか、ジンの置き場所は薬品棚からジン酒場へと移されていった。

現代の私たちは、ジン（厳密にはアルコール）を飲み過ぎると「ジン・ブロッサムズ」が起きることを知っている。ロックバンドの名前ではなく、顔にジンの花《ブロッサムズ》が咲くのだ。飲み過ぎるとたまに顔が赤らんで湿疹ができる、あの症状のことだ。これはアルコールを飲み過ぎて血管が拡張すると起きる現象だ。

コラム：アルコールダイエットを試みたウィリアム一世

イングランド王ウィリアム一世（一〇二八〜八七年）は別名〈征服王〉と呼ばれていたが、年を取るにつれて体重を征服できなくなっていった。太りすぎて馬に乗れなくなったとき、彼はいいかげんに自分の体を征服しようと決意する。ダイエットを敢行したのだ。しかもアルコール以外のものは口にしないという極端なダイエットだった。ウィリアム一世がベッドに寝そべって酒を飲み続けたところ、体重が落ちた。

やせたおかげで、間もなく再び馬に乗れるようになったが、皮肉にも、落馬が原因で早死にすることになった。一〇八七年のその日、ウィリアム一世は落馬した際に鞍頭《くらがしら》に腹をしたたか打ち付けて（やせたとはいえ、太鼓腹だった）、内臓を損傷した。その時の傷が原因で亡くなったのだ。

ここで「偉大な人物の最期」にまつわる歴史的な恐るべきエピソードを紹介しよう。万が一のときのためにウィリアム一世には石棺が準備されていたが、遺体が肥え太りすぎていて棺に収まらなかった。従者たちが無理やり遺体を棺に押し込もうとしたところ、遺体が破裂して体液や血液が飛び散り、教会内にひどい異臭が充満したという。言うまでもなく、葬儀はまたたく間に終わった。

医療関係者の間で一番評価が高かったブランデー

ブランデーは他のどの蒸留酒よりも薬効があると、人々に思われている。
――『ランセット』誌（一九〇二年）からの引用

もともとヨーロッパにはワインとビールしかなかったが、八世紀に北西アフリカの先住民であるムーア人が南ヨーロッパに侵入して定着し始めると、ヨーロッパに科学と数学を伝授しただけでなく、すぐれた蒸留技術ももたらした。ムーア人は新薬を開発しようと、手に入るものを片っ端から蒸留した。スペインに拠点を築いたムーア人たちは、地元のワインも蒸留した。

ワインをエキスになるまで蒸留すると、高濃度の液体ができあがる。これが今日で言うところのブランデーだ。後にスペイン人はムーア人からイベリア半島を奪い返したが、ムーア人が行っていた蒸留と、この新種のアルコール飲料は地酒として残った。スペインの修道院は伝統的にワインを蒸留してブランデーを作るようになり、やがてブランデーをキリスト教関係者に送るようになった。そのなかにはバチカンも含まれ、ローマ教皇のかかりつけ医も、長寿に効く強壮剤として処方した。間もなくブランデーは健康飲料として飛ぶように売れ始めた。

その後数百年間、医療関係者の間ではアルコール飲料のなかでブランデーの評価が一番高かった。気付け薬として扱われ、気絶した人には最初にブランデーを口に含ませることが多かった。

アルコールには血液を凝固させる働きがあると考えられていたため、内科医は大量に出血している患者にもブランデーを投与した。また、患者の腕やお尻に直接ブランデーを注射したり、難産のときに妊婦の静脈に鎮痛薬として注射したりすることもあった。

また、低体温症になったときの気付け薬になるとも考えられていた。この評価のおかげで、北極探検が始まったばかりの頃は、ブランデーは必需品とされた。問題は、アルコールを摂取すると体が温まる気がするが、実は最初に血管が拡張するため、体は熱を放出しようとすることである。やがて血管が収縮して体温が低下すると、凍傷が悪化する恐れがある。現代では、この生物学的反応が認識されているものの、今も寒い地域では猟師たちの携行品のなかに携帯用の酒瓶が入っている。このような荷物のなかには二つの危険性が詰まっている。銃とアルコールを一緒に詰め込むことと、「体を温めるために」アルコールを飲むことだ。

アルコールには血管を拡張・収縮させる働きがあるため、低体温症の人には向かないが、グラムあたりのアルコールの熱量は、タンパク質や炭水化物のそれよりも高い。高カロリ

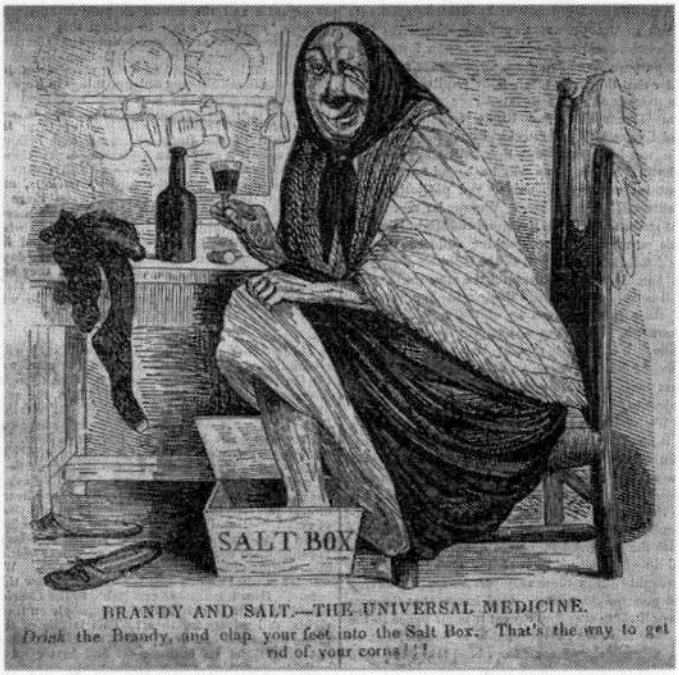
SALT BOX
BRANDY AND SALT.—THE UNIVERSAL MEDICINE.
Drink the Brandy, and clap your feet into the Salt Box. That's the way to get rid of your corns!!!

ブランデーと塩の組み合わせは万病に効くという。あなたもやってみる？

ーであることに加えて、病人を酔わせるとおとなしくなることもあり、一九世紀の医師は、たびたびアルコール飲料を治療薬として使っていた。

ほんの一九〇〇年代前半まで、内科医は健康にいい強壮剤としてブランデーを処方していた。だが第一次世界大戦が終結する頃には、病理学が発達したことと、点滴が開発されたことで、内科医によって重宝されてきたブランデーは薬品棚から消えていった。

コラム：アルプス山脈の救助犬

アルプス山脈にあるグラン・サン・ベルナール峠は、人里離れた場所にある危険地帯だ。この峠にあった修道院は、セントバーナード犬を飼って、吹雪や雪崩《なだれ》で遭難した旅人の捜索・救助を行っていた。セントバーナード犬は救助犬に向いており、嗅覚で遭難者を探し出したり、救助隊が到着するまで人間を温めてくれたりした。私たちがよく聞く話では、低体温症になった人を温めて元気にするために、セントバーナード犬は、首にアルコール飲料入りの樽をぶら下げていたと言われている。実に美しい話だ――仮にあなたが吹雪で遭難したときに、酒樽をぶら下げたもふもふ犬の姿が見えたら、どんなにほっとすることか。だが、これは言い伝えに過ぎない。このような事実を記録した歴史的文書は残っていないからだ。低体温症の人がアルコールを飲んでいたら……と思うと、作り話で良かった。

禁酒法と薬用ビール

おそらくワインよりも長い歴史を持ちながらも、ビールはワインのように薬として評価されたことはなかった。いにしえの医師ですら、ビールはメリットよりもデメリットの方が多いと気づいていたようだ。一二五六年にイタリアのシエナに住んでいたアルドブランディーノ医師によると──

えん麦《ばく》、大麦、小麦、どの穀物から作ろうとも、ビールは頭や胃に悪影響を与え、口臭を悪化させ、歯をボロボロにし、胃を悪いガスで充満させる。おまけにワインとビールを一緒に飲むと、すぐに酔いがまわってしまう。とはいえ、尿の出が良くなるし、肌を白く滑らかにしてくれるなどの効果があることは確かだ。

アルドブランディーノは鋭くも、ビールには利尿作用があると指摘している。一方、一風変わった理由ではあったが、薬用ビールという発想が生まれたことがある。アメリカの禁酒法時代［一九二〇～三三年］に、医療目的であればアルコール──アルコールなら何でもいい──を買えるようにしたいと切望した人々が、特別な団体を作って団結したのがきっかけだ。

ワインやビールよりもアルコール度数が高い飲料は解禁されそうになかったため、アルコール擁護者たちは、次の政権下でビールが国家禁酒法（アルコールの消費を禁止す

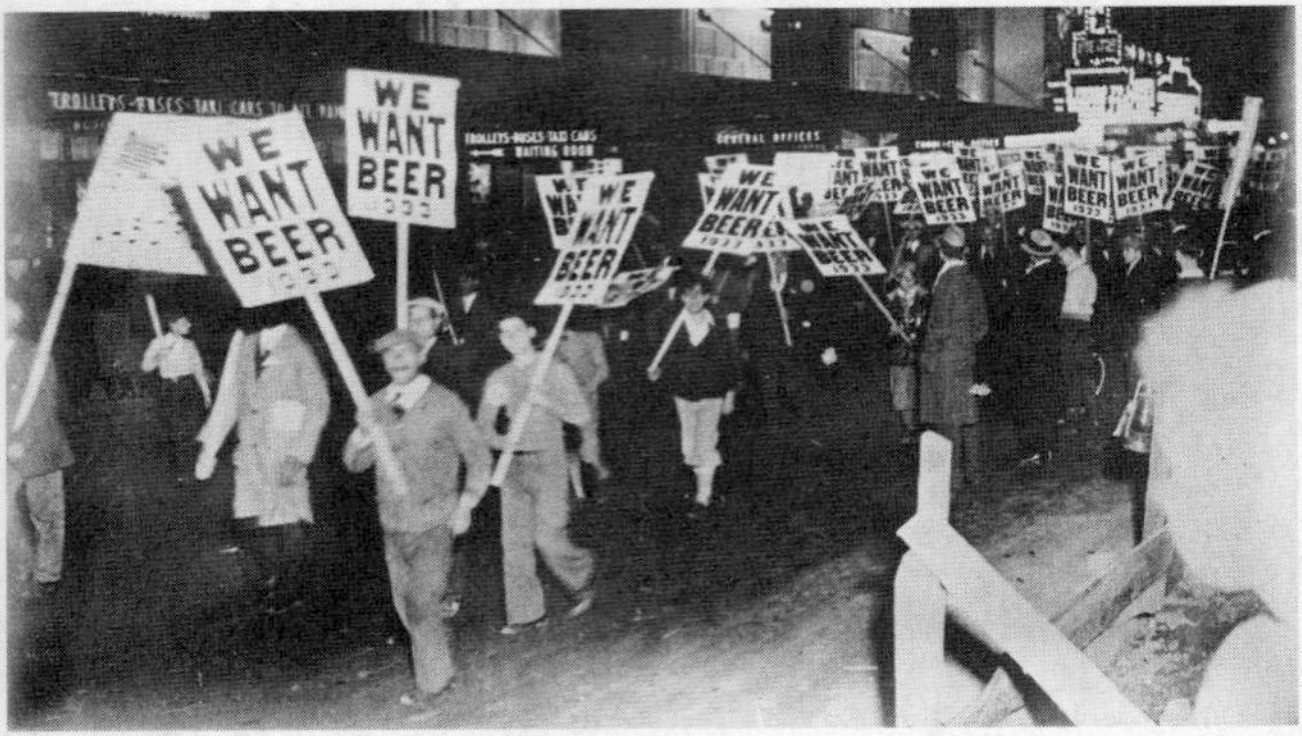

史上最強の抗議活動とはこのこと。

る法律。一九一九年に批准された）の対象から外れることを期待して、ビールの薬としての効能を訴え始めたのだ。薬用ビールという発想はやがて実を結び、現代の病院では、医師がアルコール依存症患者の離脱症状を予防するためにビールを処方することがあるが、禁酒法時代の依存症患者はそんな幸運には恵まれなかった。

醸造業者にしてニューヨーク・ヤンキースのオーナーでもあったジェイコブ・ルパート大佐は、『ニューヨーク・タイムズ』紙に次のように語っている。「国家禁酒法が発効されて以降、多くの医師が、ビールは患者の幸福のために絶対必要だと私に訴えてきた」。だが、悲しいかな、「私は彼らを助けられる立場になかった」。

第11章　土

死刑囚が挑んだ土食実験

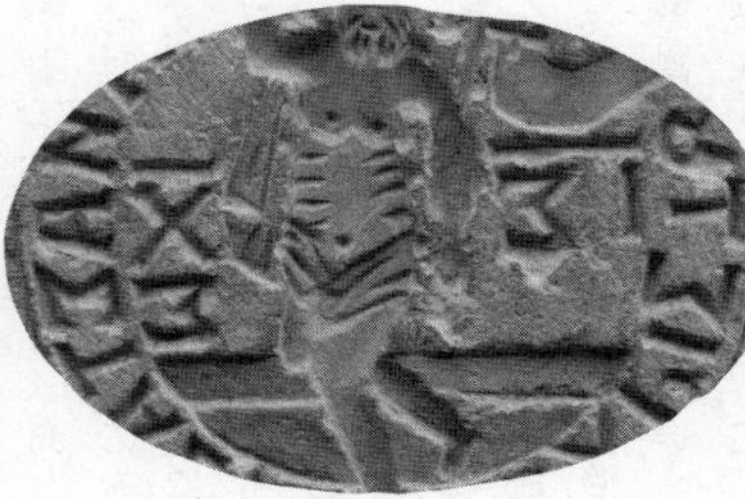

一五八一年のこと。若きヴェンデル・トゥンブラートの寿命は尽きようとしていた。ドイツのホーエンローエ領で何件かの強盗を働いたとして、絞首刑を言い渡されたのだ。だが、彼には秘策があった。ドイツを旅するなかで「テラシギラタ（押印された土）」という名の強力な解毒剤があるという話を小耳にはさんだのだ。そこで彼は、絞首刑で殺すよりも、自分の体で人体実験をしてはどうかと取引を持ちかけた。

トゥンブラートは、「思いつくなかで一番の猛毒」を自分に盛ってくれと提案。それから「あの土に本当に薬効があるかを試す絶好のチャンスではありませんか」と付け加えた。巧妙な賭けだった。毒で死んだとしても、もともと死ぬ運命にあったのだし、うまく生き延びれば自由の身になれる。

ホーエンローエ領の領主ヴォルフガング二世は、この取引に好奇心をかき立てられた。ほんの数日前に、アンドレアス・ベルトールドという男が町に現れて、テラシギラタと呼ばれる小さな粘土の塊を売り歩いていたことを思い出したからだ。

鉱夫から巡業医師へと転身したドイツ人ベルトールドは、その土塊《つちくれ》はどんな病も治す万能薬だが、とりわけ解毒剤として優れていると主張した。近所の薬剤師のところに行けば、簡単に毒が手に入る時代だ。あとは毒の粉末をワイングラスにさっと入れるだけで済む。そのため誰もが毒殺されるのを恐れて、解毒剤をほしがった。メディチ家がヨーロッパ全土を支配していた一六世紀には、毒殺を恐れる賢い支配者がみなそうだったように、ヴォルフガング二世にとっても解毒剤の存在は笑い話ではなかった。

彼はこの犯罪者の提案を受け入れることにした。

劣悪な地下牢から引きずり出されたトゥンブラートは、「昇汞《しょうこう》（塩化第二水銀）をばらジャムであえたもの」を約五・五グラム食べさせられた。望み通りに「思いつくなかで一番の猛毒」を口にしたというわけだ。水銀中毒になると悲惨な末路が待ち受けている。ひどい腎臓疾患が起き、粘膜や胃壁が腐食して痛みでのたうちまわることになる。しかもその間も意識を失うことはない。彼らは致死量の三倍もの水銀を飲みやすくするためにばらジャムであえたうえで、この受刑者に食べさせたのだ。

まったく、ヴォルフガング二世は容赦がなかった。

トゥンブラートは毒を飲み込んだ後、すぐに四グラムのテラシギラタを溶かしたワインを飲み干した。すると驚いたことに、トゥンブラートは生きて翌日を迎えることができた。といっても、「毒物のせいでもがき苦しんだ」ことに変わりはないが。ヴォルフガング二世は、水銀中毒から生還したことでもう窃盗の罪を償ったと判断し、すぐにトゥンブラートを釈放して治療を受けさせた。そして次に、巡業医師から一生分のテラシギラタを購入した。さらにベルトールドが安全にドイツを旅しながら粘土の錠剤を売り歩けるよう、推薦状まで書いて渡した。

ペストになったら粘土を食べよう!

土食文化(土を食べる文化)はかなり古くからある。少なくとも紀元前五〇〇年には、地中海にあるギリシャのリムノス島では、人々は毎年同じ日に同じ丘で、赤い薬土を採取していた。政府役人の指導の下で、粘土は洗浄、精製されたあと、丸めて特定の厚みにして、小さな塊に成形された。次に島の女祭司が進み出て祈禱したあと、土塊に公式な印を押す(テラシギラタは「押印された土」という意味)。それから土塊はリムノス島の薬局のような場所に送られ、医薬品として売られていた。

これが何の薬になるのかって? 粘土を食べると、消化管内での薬物の吸収が遅くなるため、太古の昔から解毒剤として用いられてきたのだ。傷の治療に効くとも言われているが、私たちがインチキ療法だと判断したのは、この小さな土塊に宗教的な意味合いを持たせた例、「特別な場所から採取した粘土なので特別な力がある」と強調した例、万能薬として売った例だ。リムノス島で採取されなくとも、女祭司によって祈禱・押印されなくても、粘土は特定の医療目的で役に立つのだ。

ヒポクラテスも、サモス島の粘土を食べたと語ったうえで、土塊を消化すると癒やしの効果が得られると書き残している。もっともヒポクラテスは先駆者ではなかった。彼より前に、ディオスコリデスが解毒剤、収斂剤、下痢止めとして粘土を服用するよう勧めたし、ガレノスに至っては、テラシギラタの製造過程を見ようとリムノス島に自ら赴いている。そこでひどく感銘を受けた彼は、西暦一六七年に二万個もの土塊をローマに持ち帰った。

古代ギリシャ・ローマ時代の終焉と共に、テラシギラタの取引も下火となったが、オスマン帝国がヨーロッパで領土を拡大させたのをきっかけに、テラシギラタに再び注目が集まるようになった。彼らが、アルメニアで採取した特別な粘土にはペストを治す効果があると主張したからだ。アルメニア産の粘土を消化しても、ペスト菌による腺ペストには効果はなかったが、聖なる粘土（特別な粘土）を食べることでプラセボ効果があったのか、回復した患者もいたようだ。

鉱夫が築いた土の帝国

オスマン帝国に支配されたある地域を紹介しよう。シュトリーガウ一帯の地域だ（現ポーランドのストシェゴム）。前述したテラシギラタの売人アンドレアス・ベルトールドは、ここに住んで鉱夫として働いていた。ベルトールドはドイツの町を訪れては、地域の統治者にテラシギラタを喧伝してまわった。町の人々が神秘的な粘土に解毒作用があるか知りたがると、彼は犬を使って実験をしたため、彼が立ち去ったあとには何匹かの犬の死骸が残されたという。毒物のあとに土塊を与えられた犬は生き延びたが、与え

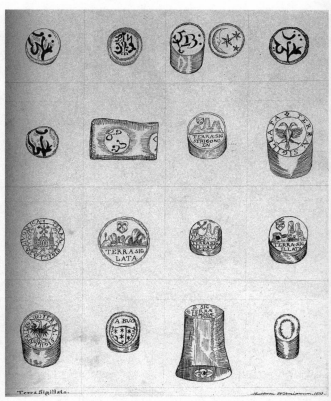

ヨーロッパで出まわったいろんなテラシギラタ。全部集めてみよう！

られなかった犬は……さほど生き延びられなかったようだ。

ルネッサンス期になると、ヨーロッパ中でテラシギラタは解毒剤としてだけでなく、赤痢、潰瘍、出血、淋病、発熱、腎臓病、眼感染症の治療にも用いられた。生物学的な観点から言うと、粘土はこれらの症状には効かなかっただろうが、たまに解毒剤として効果を発揮して話題となったため、他の治療にも用いられたのだろう。塩化第二水銀を飲んだ人を救えるほど強力なのだから、淋病にも効くのでは？　と考えたわけだ。

ホーエンローエでの人体実験が成功したおかげで、ベルトールドは名声と富を手に入れた。一六世紀の後半、彼が一人で行う土販売ショーの勢いはとどまるところを知らなかった。だが、粘土販売ビジネスと言えばピンと来ると思うが、粘土は希少な鉱物資源ではない。実に簡単に手に入ってしまうという問題があった。そのためベルトールド（と、彼の後追い業者たち）は、彼らの粘土には特別な力（または魔法の力）があると力説する必要があった。ベルトールドは、彼のテラシギラタはシュトリーガウ付近の丘で採れたもので、その土地ならではの特別な薬効があると強調した。

つまり、ありふれたただの粘土ではない。近所の畑で掘り起こした粘土では、特別な効能など期待できない。あなたに必要なのは本物のテラシギラタだ、シュトリーガウ付近の丘で採取され、特別な押印が施されたものでなければならない、というわけだ。ベルトールドの抜け目のないマーケティング戦略は、最初はうまくいった。シュトリーガウ産のテラシギラタは、販売から数年でニュルンベルクだけでなく、ロンドンの薬局でも販売された。

テラシギラタは、その美しい見た目のおかげでプラセボ効果も高かった。リムノス島産であれ、シュトリーガウ産であれ、テラシギラタは美しい形をしており、そのあまりの美しさから、患者はその小さな粘土の錠剤には魔法の力、魔除けに匹敵する力があるに違いないと思い込んだ。

テラシギラタは、身につけるだけで特別な力を発揮するとも言われていた。ルネッサンス期に科学重視か魔術重視かを決断できずにいた医師たちは、「テラシギラタを首からぶら下げるだけで病気に効く」と患者に勧めたそうだ。

ベルトールドの専売特許は長くは続かず、間もなく多くの町が町興しを兼ねて粘土を採取し、独自の押印を施し、この粘土にはこんな薬効があると宣伝してまわった。かくして、ベルトールドの土帝国は崩れ始める。

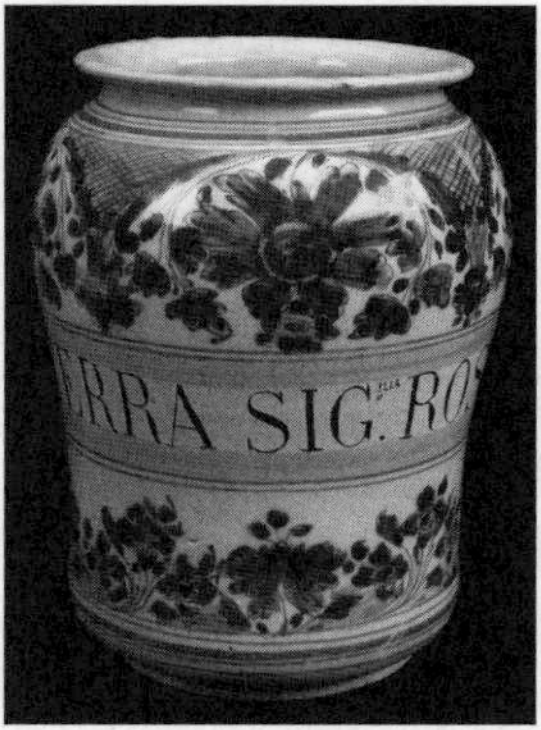

テラシギラタを保管するための陶磁器の壺。

毒殺事件は徐々に減っていき、近世になって医学が発達すると共に、赤痢、潰瘍、出血、淋病、発熱、腎臓病、眼感染症にはより優れた他の治療法が開発され、テラシギラタの出番は徐々になくなっていった。一九世紀に、古物収集好きで裕福な若者たちがヨーロッパ旅行をした際に、残存していた粘土の錠剤をいくつか購入したが、それらはやがて珍品を集めた陳列室や博物館に収められることとなった。

粘土を食べると美容に良い？

医師から土食を勧められることはないだろうが、医療目的で粘土を食べることは今も代替医療で行われている。こうした代替医療の支持者たちは、体内に蓄積している重金属が粘土に吸着し、消化されずに排出されるため、デトックス効果があると主張する。

問題は、人間の体は一部の金属（たとえば鉄）を必要としていることと、粘土は有害な金属だけを取り除くことができないことだ。おまけにいざ粘土を食べようと思っても、粘土の成分を正確に把握することは簡単ではない。寄生虫、細菌、あるいは皮肉にも鉛などの重金属が含まれているかもしれない。そのため、今日では医師が土食を薦めることはないだろう。

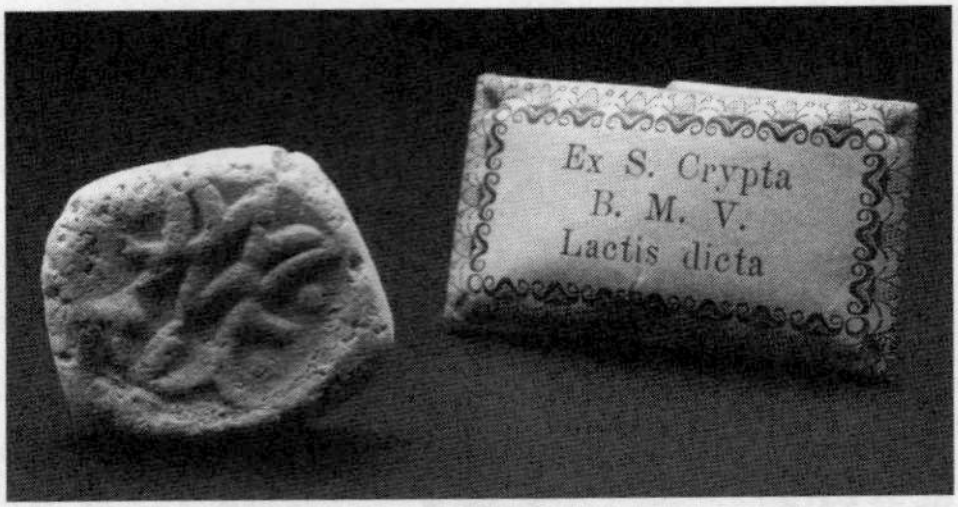

テラシギラタとラテン語入りの包み紙。

だが、そんなことなどお構いなしなのか、女優のシェイリーン・ウッドリーは自身の土食実験を語っている。二〇一四年にウッドリーは、トーク番組『レイト・ショー・ウィズ・デイヴィッド・レターマン』でのインタビューと、美容総合サイト「イントゥ・ザ・グロス」のブログ投稿のなかで、次のように語っている。

そんなわけで、わたしは粘土が体に良いことを発見したの。だって粘土は体に吸収されないし、マイナスイオンの物質を放出して、その代わりにマイナスのアイソトープと結合し、便となって体外に排出されるから。さらにすごいことがあるの。粘土は、体内の重金属を排出するのにも役立つんだって。さらに友だちが粘土を食べて、翌日わたしに電話をかけてきたの。「ちょっと聞いてよ。あたしの便から金属みたいなにおいがするの」って。彼女ったらすごく不安そうだったから、一緒にいろいろ調べたわ。そしたらどの情報にも、粘土を食べ始めたばかりの頃は、排泄物、おしっこ、さらには体からも金属のようなにおいがするだろうって書いてあったの。

粘土を食べると、金属臭のする大便が出るのか実験したい人は、次の点に気をつけよう。加工された粘土を少しだけ食べる分には、ほぼ害はないだろう。だが、たくさん食べると便秘か、もっと悲惨な目に遭うかもしれない。カルシウムなどのミネラルを取りたくなっても、家の外の土を掘り返すのはやめておこう。

コラム：アメリカ南部で広まった土食文化

一九八四年の『ニューヨーク・タイムズ』紙に、消えゆく土食文化を取り上げたコラムが掲載された。よほどの極限状態でなければ土を食べる人などいないだろうと思った人は、ミセス・グラスの話を聞くといいだろう。同紙のインタビューで、ミシシッピ州のいなかに住むミセス・グラスは「土はいつ食べてもおいしかったわ」と答える。「ちゃんとしたところから採取された良質な土は、酸味があっておいしいのよ」

アメリカ南部のいなかでは、伝統的な食文化の一つとして、長い間土食が行われてきた。西アフリカから奴隷を連れてきた際に、アフリカの土食文化も広まったのだ。一九世紀後半〜二〇世紀前半に南部のあちこちで土食が広まったが、とりわけ貧しい女性が頻繁に土を食べるうちに、土の味を好むようになったというケースが多い。

新聞社のインタビューを受けたとき、ミセス・グラスは土食をやめようとしているところだった。彼女は「時々土が食べたくてたまらなくなるのよ。今もここに土があるといいのだけど」とさみしそうに付け加えた。

南部の人々が好んで食べるのは粘土だが、粘土には実際に健康に良い成分が含まれている。粘土によってはカルシウム、銅、マグネシウム、鉄、亜鉛など、人間の健康に欠かせない栄養素が豊富に含まれているからだ。妊婦に不可欠な栄養素ばかりなこともあってか、さまざまな文化圏で妊婦が土を食べる風習が確認されている。偶然ながら、西アフリカとアメリカ南部の土には、どちらもこれらのミネラルが豊富に含まれている。だからこそ土食文化が根づき、長く維持されてきたのだろう。

トンデモ医療2　解毒剤編

毒素はあらゆるところに存在する。自然な場合も不自然な場合も含めて、土のなか（ヒ素）、空気中（一酸化炭素）、飲み物（鉛）、食べ物（シアン化合物）に混ざっている可能性がある。身のまわりがこれだけ危険なのだから、人間が普遍的な解毒剤——あらゆる毒素から自分を守ってくれる薬——を必死に探したのも無理はない。

仮にあなたが、王位を継承しようとしている中世時代の王子だとする。おそらくあなたのまわりには、虎視眈々と王座を狙っている人が大勢いるはずだ。少量のヒ素かドクニンジンがあれば、我が身を守れることもあれば、あなた自身が地獄に落ちることもあるだろう。万が一に備えて、解毒剤を用意しておくのが最善と言えよう。

科学が発達するまでに何千年とかかったこともあり、毒物から我が身を守りたい人々はいくぶん神秘的な力に頼ろうとした。かつて解毒剤として使われたユニコーンの角やヤギの胃石を含めて、いくつか紹介しよう。

・胃石を飲んだ王のコック

胃石は何百年も解毒剤として使用されてきた。胃石とは、動物の胃内にある未消化の食べ物、植物繊維、体毛などが集まって結石化したもので、鹿やヤマアラシや魚はもちろん、人間の胃のなかにもある。猫を飼っている人なら、猫から出るかっこよくない胃石を見たことがあるはずだ——そう、毛玉だ。

胃石を含めた、動物の体内で作られる「石のようなもの」には、おもしろい逸話がつきものだ。毒ヘビを食べた鹿は免疫力が強くなるとか、その鹿から流れ落ちた涙は解毒作用のある石になるとの言い伝えがある。一〇世紀のイラン人学者アル＝ビールーニーは、胃石には「悪魔の鼻水」という名の恐ろしげな毒を解毒する効果があると書き記している。ヨーロッパでペストが流行った一四世紀には、薬局方に万能薬や解毒剤として胃石が記載されるようになった。

暗殺されるリスクがつきまとう富豪や国王にとって、胃石には魅力があった。宝石をちりばめた金の置物に胃石を入れて飾ったり、お守りとして身につけたり。とりわけインド産の胃石は人気が高く、命に関わるような高熱、有毒な動物による咬傷、出血、黄疸、気分の落ち込みなどに効くとされた。さらに消費者は心臓の健康維持や腎結石の治療薬として、胃石をほんの少し削り落として飲み物に加えていたという。このような胃石入りの強壮剤には、しばしば有毒な水銀やアンチモンが混入していたため、服用した人には嘔吐や下痢が起きた。が、それを彼らは薬が効いている証拠だと勘違いしたそうだ。

本当に解毒作用があるのだろうか？　ある研究チームがヒ素入りの水溶液に胃石を浸けたところ、ヒ素が胃石に吸収されたり、毒素が中和されたりしたという。だが、致死量のヒ素を解毒できるほどの効果があるとは断言できない。一六世紀のすぐれたフランス人医師の一人、アンブロワーズ・パレも胃石の解毒作用に半信半疑だったようだ。ある日、王のコックが銀食器を盗んだ罪に問われた際に、コックは絞首刑かパレの人体実験に協力するかの選択を迫られた。コックは後者を選んだ。パレの目の前で、コックは毒を飲み、それから胃石も飲み込んだ。六時間後、コックはもだえ苦しみながら死んだ。

……彼は選択を誤ったのか？

・高級薬草「ミトリダティウム」

この解毒剤の名前の由来となったのは、ポントス王国の国王だったミトリダテス六世だ。紀元前一三二年に生まれたミトリダテス六世は、「適度な毒は体を強くしてくれる」という独自のモットーを掲げ、毒を盛られても死なないように毎日毒物を摂取した。王宮にはエイの尾棘《びきょく》、毒キノコ、サソリ、鉱毒が保管されており、庭には有毒植物がたくさん植えられていた。後に息子に国を乗っ取られて処刑さ

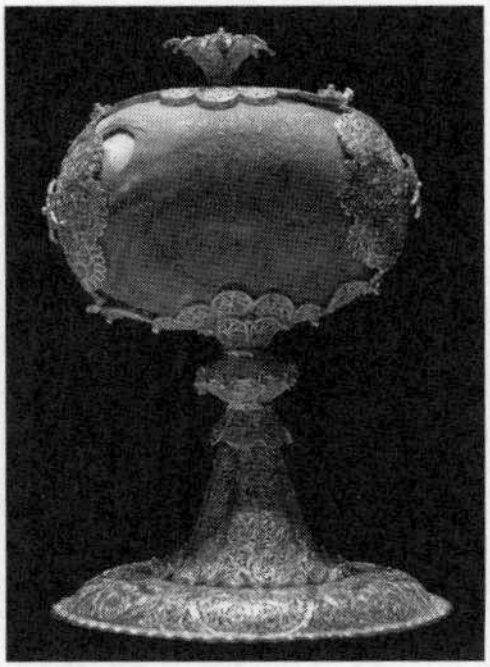

金の置物に入れられたインド産の胃石（17世紀）。猫の毛玉ではこんな高級感は出せないだろう。

れることが決まったときに、彼は毒物に対する免疫力がついてしまったために、服毒自殺を図るも死ぬことができなかった（！）。そのためミトリダテス六世は、側近に剣で自分を刺し殺すよう頼んだという（これはうまくいった）。

ミトリダテス六世が作った解毒剤の製法は発見されていないが、彼の死後に何パターンかの製法が出まわり、〈ミトリダティウム解毒剤〉と呼ばれるようになった。その成分には、アイリス、カルダモン、アニス、乳香、没薬《もつやく》、しょうが、サフランなどの高価な材料がずらずらと並ぶ。一世紀にはガイウス・プリニウス・セクンドゥスがこう皮肉った。「ミトリダティウム解毒剤は五四もの材料でできている。……実のところ、こんなばかげた割合にする神がいるだろうか？……これは単に材料を派手に並べただけのアート、壮大な科学自慢だ」

派手さなど気にしないかのように、人々は解毒作用を期待して高価な薬草をすりつぶしてはちみつを加え、少量を口にした。たとえ解毒作用がなかったとしても、彼らが吐く息からは高価な香りが漂っていたに違いない。

・ユニコーンの角の代わりに

紀元前三〇〇年頃の古典文学にユニコーンが登場して以降、この神秘的な動物の角には毒を中和する効果があると言われるようになった。それから何世紀も経つと、存在しない奇跡の動物ユニコーンの代わりに、サイ、イッカク、オリックスなどの実在する動物の命とその角が狙われるようになった。アンモナイトの化石も利用された。

また、これらの動物の角でできた容器で飲むと毒が中和されるとか、角を身につけておくと傷が癒えるとも信じられていた。一六世紀には、スコットランドの女王メアリーが毒殺から身を守るためにユニコーンの角を使っていたと言われている。残念ながら、ユニコーンの角は絞首刑には効かなかったようだが。

・真珠で超人になる方法

真珠は長い間強力な解毒剤だと考えられていた。カキなどの貝類から生成される美しくて希少な宝石ではあるものの、真珠はもともと快く生み出されるものではない（貝のなかに寄生虫や砂などの異物が侵入すると、この軟体動物が光沢のある真珠層を分泌して異物を覆い、それがやがて真珠となる）。外見が美しいだけでなく、真珠はあなたのベッド脇にある炭酸カルシウム入りの制酸薬と同じぐらいには役に立つ。どちらも主成分は炭酸カルシウムだ。とはいえ、辛い料理を食べてお腹が痛くなった場合はともかく、奇跡的な効果は期待できないだろう。

中国では伝統的にパールパウダー（真珠粉）がさまざまな病気の治療薬として使われてきたし、インドでも中世のアーユルヴェーダ医師が真珠を解毒剤に使っていた。真珠は不老不死の薬だと言われていたとの説もある。古い道教信者の製法を紹介しよう。麦芽、ヘビの胆汁、ハチの巣、軽石を混ぜ合わせて作った液体に、長めの真珠を浸す。真珠が軟らかくなったら、ソフトキャンディを作る要領で、引き延ばして一口サイズにカットする。それを口に入れたら……何ということだ！　これであなたはもう何も食べなくとも生きていける。

クレオパトラも高価な大粒の真珠をワインビネガーに浸して飲み込んだとの有名な逸話があるが、彼女の場合は、解毒剤として飲んだわけではない。アントニウスとの賭け［ローマ軍がこれまで見たことのないほど豪華な宴を、クレオパトラが開けるかどうかという賭け。賭けに勝つため、クレオパトラは非常に高価な真珠を飲み込んだと言われる］に負けたくなかったからだ。飲み込めなかったら、彼女のプライドはズタズタに傷ついていただろう。

・あまいシロップに成り果てた古代ローマの調合薬

一世紀にローマ皇帝ネロの侍医アンドロマクスが作った薬草入りの調合薬は、テリアカと呼ばれた（アンドロマクスは、ミトリダテス六世の極秘メモを持っていたと言われている）。シナモン、アヘン、ばら、アイリス、ラベンダーなど約七〇種類の材料をすりつぶしたものに、アカシアはちみつを加えた調合薬だ。

一二世紀になると、ヴェネツィアで作られるテリアカが特別な銘柄と言われるようになり、「ヴェネツィア産毒消し《トリークル》」は大人気となった（中世の頃に、テリアカは「トリークル」と英語訳された）。ロンドンの公の場で、ヴェネツィアから来た薬剤師たちがテリアカの調合パフォーマンスをすると、しばしば大勢の見物人が集まったという。

一八世紀になると、はちみつの代用品として安い糖蜜が材料に使われるようになった。トリークルが治療薬としての輝きを失うにつれて、薬草治療という元の意味も忘れ去られた。だが、あまいシロップという意味は残った。トリークルと聞いて、私たちがまず思い浮かべるのがトリークルタルト［タルト生地にクリームやシロップを混ぜて焼き上げたお菓子］であって、猛毒を中和するための突飛な薬ではないことからも、それはうかがえる。

・解毒剤は進化している

科学の発達のおかげで、過剰に摂取すると危険な多くの毒物に対して、幅広い解毒剤が手に入るようになった。Ｎ－アセチルシステイン（医師の間では「ＮＡＣ」と呼ばれている）は、アセトアミノフェンを過量摂取したときに効く。エタノールは不凍液中毒の治療に効果がある。アトロピンは、皮肉にもナス科の有毒植物（マンドラゴラなど）に含まれるアルカロイドだが、強力な農薬による中毒症状や、化学兵器の神経ガスに曝露したときの治療薬に用いられる。長年の間、中毒症状には催吐剤が治療薬として使われてきたが、ごくありふれた炭素である活性炭には、毒素を吸収する働きがあることがわかった。毒物が体内で分解・消化される前に、消化管のなかで活性炭の表面に毒物が吸着するのだ。

今後も自然界と人間が致命的な毒物を作り続ける限り、私たちは不慮の死を避ける方法を開発し続けるだろう。

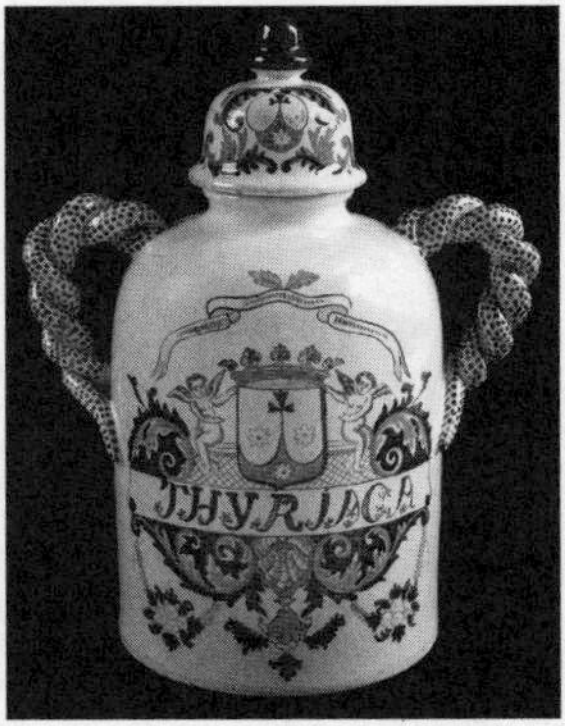

大人気だったテリアカ。おいしい解毒剤はいかが？

第三部
器具

TOOLS

第12章　瀉血

モーツァルトは2リットル抜かれた

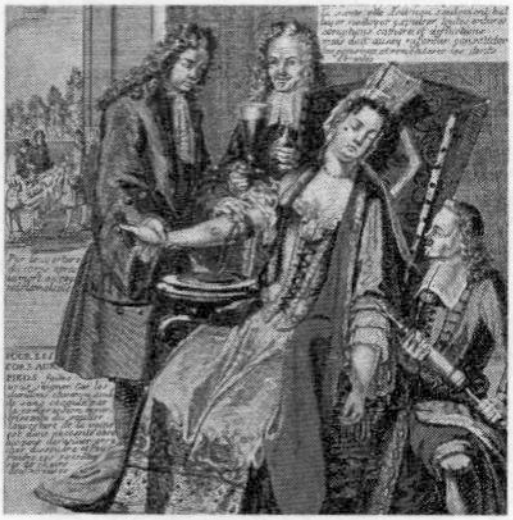

一七九一年八月、病を患っていた三五歳のヴォルフガング・アマデウス・モーツァルトは、ある匿名のパトロンのために鎮魂《レクイ》曲《エム》を作曲してほしいとの依頼を受ける。モーツァルトは体重の減少、貧血、頭痛、失神などの症状に悩まされるうちに、自分のレクイエムを作曲するよう依頼されたと妄想するようになった。

元々むらのある性格だったが、数週間後にはそれどころでは済まなくなった。一一月には、ベッドから起き上がれなくなった。激しい嘔吐発作、下痢、関節炎、手足のむくみに悩まされ、作曲を続けられなくなった。かわいがっていたペットのカナリアのさえずりすら耐えられない有様で、自分は毒を盛られたに違いないとモーツァルトは思い込んだ。

医師たちはモーツァルトを救おうと、当時流行っていた治療法を彼に施したが、それが却ってモーツァルトの寿命を縮めたのかもしれない。その治療法とは瀉血、すなわち血液を採取して除去することだ。モーツァルトは死ぬ前の一週間で、二リットルもの血液を抜き取られたとも言われている。彼の義理の妹ゾフィー・ハイベルによると「医師が義兄に瀉血を行って頭に冷湿布を貼ると、義兄は見るからに力尽きて気を失い、その後意識を取り戻すことはありませんでした」という。モーツァルトは二四時間後に死亡して埋葬されたが、墓に墓標は立てられなかった。

検視解剖でも行わない限り、モーツァルトの本当の死因はわからない。だが多くの人が、瀉血がこの卓越した作曲家を死に至らしめたのではないかと考えている。

大量出血しても血を抜けば治る……？

メスで切開した患者の腕から流れ落ちる血。空気中に漂う鉄のにおい。ぐにゃりとした腕の側に据えられたセラミックのボウルに、粘り気のある液体が流れ落ちる──今では、意図的に血管を切って血を抜こうものなら、「あり得ない」と顔をしかめられるだろう。太古の昔から、血液は生きる上で欠かせない要素と考えられてきた。聖書にも「生き物の命は血のなかにある」との記述があるが、生命にとって重要だからこそ瀉血療法は魅力的に見えたようだ。では、生きるのに必要なものをなぜ取り除く必要があるのか？

まず、古代の医師になったつもりで考えてみてほしい。歴史的証拠に基づくと、瀉血を最初に行ったのはエジプト人で、紀元前一五〇〇年頃のことだ。体の仕組みが神秘と

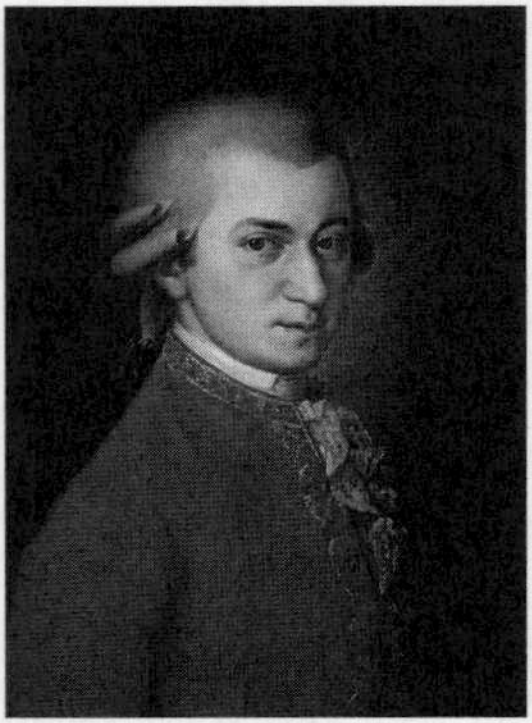
死後に描かれたモーツァルトの肖像画。

されていた時代にあって、エジプト人は、ごく限られた知識から瀉血を考案したようだ。古代ローマでは、女性の月経は体内の毒素を排出しようとする自然な作用だと考えられていたため、健康を維持するために体から血液を取り除くことは合理的に思えたのだろう。血液が体内を循環していることが判明するはるか前のことだったため、たとえば漢王朝（前二〇二～後二二〇年）の文書には、血液が「よどむ」過程や、血流の停止状態を治すために、「朽ちた」古い血液を取り除く方法が記されている。

ヒポクラテスは、病人は体内のバランスが乱れている、だから排出して浄化する必要があると考えた。人間の体液は血液、粘液、黄胆汁、黒胆汁から成るという説だ。どれかの体液が多すぎるなら、瀉血か、嘔吐か、排便によって体内を浄化しよう、という考え方だ。

ギリシャの解剖学者エラシストラトスは、多くの病は血液過多によって生じると主張したが、瀉血は推奨しなかった。にもかかわらず、彼の血液過多説を支持する医師たちは瀉血を行い、かくして紀元前三世紀には瀉血がさかんに行われるようになった。

エラシストラトスは、血液過多の治療法として嘔吐、食事制限、運動などを勧めたが、医師たちは瀉血を選んだのだ。

瀉血は万病に効くともてはやされるまでに、時間はかからなかった。二世紀には、ガレノスがどんな体の不調も瀉血で治ると言い切った。大量出血にも、である。一体どういう発想なのだろうか？

解剖学と生理学が発達するまで、道のりはまだ遠かった。

瀉血は、しばしば合理的なやり方で行われた。たとえば幼い子どもや老人は除外されたし、血液を抜きすぎないように注意が払われたが、毎回というわけではなかった。現代の放血方法に至るまでに、過失によって患者が血まみれになる事態が何度も起きている。

瀉血が行われた理由だけでもぞっとするが、瀉血方法にはゾワゾワして鳥肌が立つこと間違いなしだ。

では、この瀉血なる行為を行ったのは一体誰か？

コラム：瀉血の道具

瀉血の道具には、切れるものなら何でも使われた。動物の歯、石、先の尖った木材、羽根ペン、貝殻と、何でもありだ。治療法が進化するに従って、道具も進化した。一七世紀になる頃には、瀉血は科学的な手順で行われている。まず、止血帯を巻いてから、上腕の尺側皮《しゃくそくひ》静脈を切開するのだ。では、静脈を切

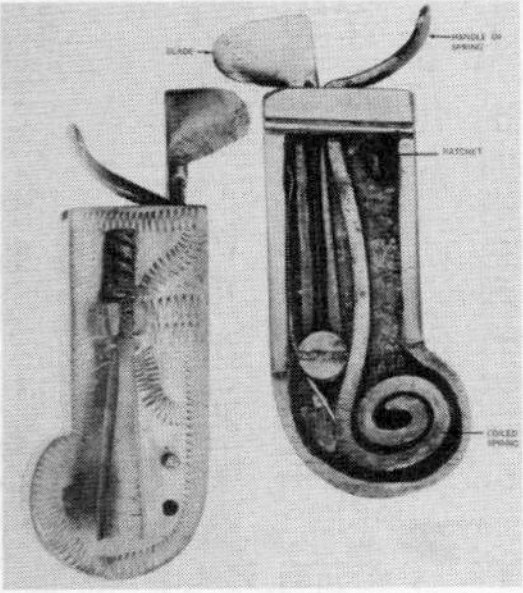

ばね仕掛けのメス。

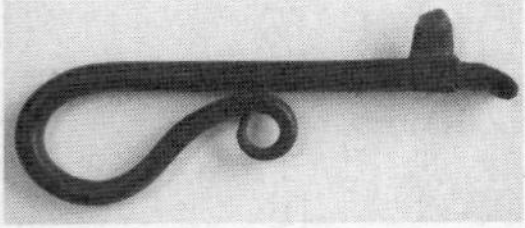

13世紀に使用されていた、鉄製のフリーム。

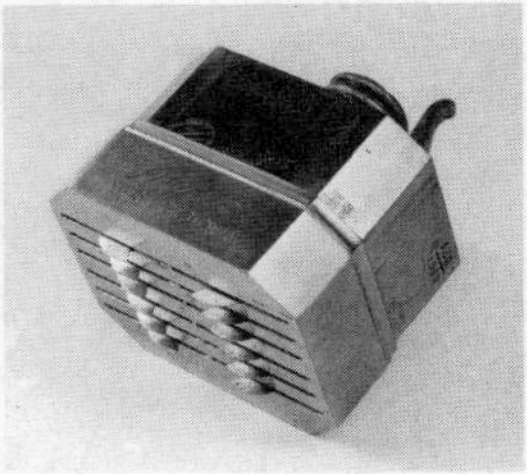

乱切器。外側はこんな感じ。

開するのにどんな道具が用いられたのか？　早速紹介しよう。

メスは、精巧な器具の一つとしてこの数百年間重宝されてきた。柄《え》の先には、曲線状の刃か、尖った刃がついていた。メスは英語でランセットと言う。そうとも、今日世界中で読まれている医学誌『ランセット』も、この器具の名前から取られたのだ。折りたたみ式メスは小型サイズのメスで、折りたたんで象牙やべっ甲のケースに収めることができる。おしゃれな瀉血施術者にぴったりだ。

フリームというのは、大きさが異なる刃が何枚かついた、奇妙な形をした道具のことだ。大きく切開したいときや、馬などの体格の大きいものを瀉血するときに用いられた。

乱切器《スカリフィケーター》という、八〇年代のホラー映画みたいな名前の道具もあった。箱のなかにばね仕掛けの刃が何本か格納されている。吸角法《きゅうかくほう》(真空状態にしたグラスで皮膚を吸圧して瀉血する方法)が開発される前は、放血を促すためにこの道具が使われた。

どの道具にも従順なファンがいたようだ。たとえばJ・E・スナッドグラスは、一八四一年にばね仕掛けのメスへの惜しみない賞賛を次のように綴っている。

おまえを愛してるよ、血痕のついた忠実な友だち!
ぼくは死ぬまでおまえを愛し続けるだろう!

理髪店での瀉血サービス

古代ローマの時代には、剃髪師と呼ばれる多彩な技術を持つスタイリストが、整髪したり、爪やたこを切ったり、虫歯を引き抜いたり、瀉血を行ったりして、顧客を美しく磨きあげる役割を担っていた。お金さえ払えば、手足の爪にマニキュアを塗ってもらうことも、笑顔が似合うすきっ歯にしてもらうことも、貧血にしてもらうこともできたのだ。

中世のヨーロッパにおいて、理髪外科医は人々から頼られる存在で、理容サービスだけでなく、切断手術、吸角法、ヒル療法、おできの除去もしてくれたという。「天然痘

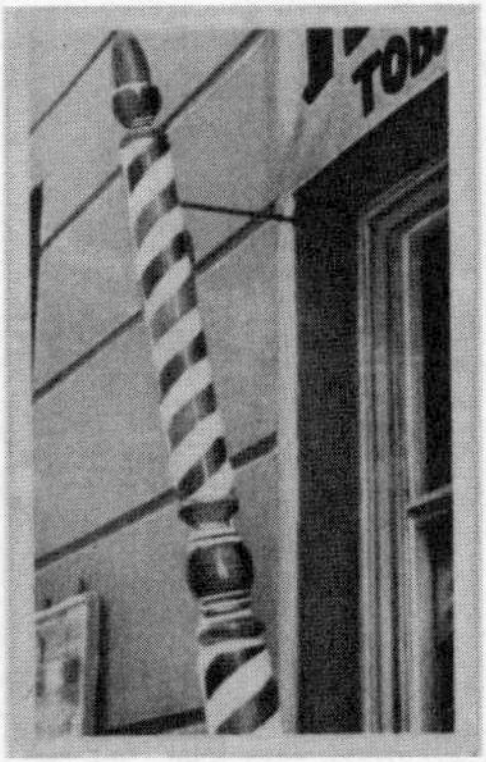

かつて床屋で使われていたサインポール。瀉血療法を行っていた頃の名残り。

で苦しんでる？　瀉血で治そう」。「癲癇だって？　それも瀉血だな」。「ペストだと？　さあ、なかに入って。床の血まみれの敷物は無視してくれ。おっと、うちの椅子の上では死なないでくれよ」

　瀉血はもともと、聖職者が仲間などのために行うことが多かった。禁欲的な生活を送る修道士や聖職者は、瀉血すると性欲が収まると思っていたらしい（当時のバイアグラの反対版だ）。だが一一六三年以降、ローマ教皇アレクサンデル三世が聖職者たちに人体の研究を禁じた。教会法で「教会は流血を嫌う」と定め、聖職者は手術や瀉血を行うことも、解剖学を研究することも禁じられた。

　イングランドでは、手術や瀉血する役割を理髪外科医が引き継いだ。瀉血師は診察するときに、患者の血のにおいを嗅ぎ、手で感触を確かめ、味見したようだ。顧客を呼び込むために、床屋の窓台には、血の入ったボウルがいくつも並べられた。その光景は、瀉血した血液をテムズ川に流すことを定めた法律が施行されるまで続いた。

　今や骨董品になりつつあるが、少し前まで理髪店に飾ってあった赤と青と白の段だら塗りされた棒は（赤と白だけの棒もある）、かつての理髪外科医の名残りである。彼らは店の外側にこのサインポールを立てて、瀉血サービスを行うとアピールしたからだ。

ポール部分は、血の流れを良くするために患者に握らせていた棒きれを象徴しており、ポールの底には血液を受けるボウルが配置されている。白のストライプは止血帯、青は静脈、赤は血を表しているとの説がある。

次回理髪店に行くときは、「瀉血をお願いします」と言って、相手がこの歴史的ジョークを理解するか試してみるのもいいかもしれない。

失恋したら心不全になるまで血を抜くべし

仮にあなたが一七世紀に生きていて、運命の人だと思っていた紳士に振られたとしよう。さあ、その傷ついた心をどう修復しようか？　ブランデーを飲んで、友だちに愚痴る？　バロック時代版のベン＆ジェリーズで一パイント（約〇・五リットル）のアイスクリームをドカ食いする？　惜しい！　確かに傷ついた心には一パイントの何かが必要だ。といっても、〈チャンキーモンキー〉［くるみとチョコの固まりが入った、バナナ味のアイス］ほどおいしくはないが。

一六二三年、フランス人医師ジャック・フェランは、恋わずらいを外科手術で治療する方法を一冊の本にまとめて出版した。この治療法は「十分に栄養を取ったぽっちゃり体型」の患者向きだったようだ。フェランは、患者が心不全を起こすまで瀉血し続けることを推奨（！）すると共に、「確実に治すには痔核を切除することだ」とも記している。どうやら彼は、傷心と痔は密接につながっていると考えていたらしい。

メンタルヘルスの分野で瀉血が利用されたのは、これが初めてではない。医師にとっては解剖学と同様に、心理学も長い間謎の多い分野だったからだ。傷心、気分の落ち込み、躁病のような、理解しがたくて治りにくそうな患者を前にすると、多くの医師はメスに頼ろうとした。

漢王朝時代に執筆された中国最古の医学書、『黄帝内経《こうていだいけい》』は、「笑い続ける症状」すなわち躁病に瀉血療法を薦めている。いくらか血を抜けば、患者は静かになるはずだ、とのことだ。さらに数百年後、ガレノスも何種類もの精神障害（精神錯乱、躁病、気分の落ち込み、認知症など）は、四体液のアンバランスが原因だと考え、瀉血が必要だと説いた。

一四世紀になると、世界でもっとも悪名高い精神科病院に数えられる、王立ベスレム病院がロンドンで開院した。院内での患者に対するひどい扱い、劣悪な環境、残酷な治療法が明るみに出て、「ベドラム」と呼ばれた、いわくつきの病院だ。作家のアレクサンダー・クルーデンは、未亡人をデートに誘ったり、貴族や王族による近親婚を批判したりするなどして物議を醸したせいで、何度かベドラムに入院させられている。なんとも大胆な人物だ。クルーデンの記録によると、「ベスレム病院のある医師の治療法は、下痢させせて嘔吐させ、嘔吐させて下痢させるの繰り返しで、ときどき瀉血も行うといった具合だった」という。もちろん彼が収容されていたのは、消臭スプレーが開発される前のことだ。

アメリカ建国の父にして医師でもあったベンジャミン・ラッシュは、躁病を始めとするさまざまな症状の治療法に「英雄的医療《ヒロイック・メディシン》」（「第1章　水銀」を参照）を勧めている。

「瀉血は一度に〇・五〜一リットル程度まで可能だろう……患者をおとなしくさせるには、初期のうちに大量に血を抜くといい」。ラッシュはある意味正しかった。どんなに興奮しやすい人でも、血を抜かれてだるくて元気がなくなれば、おとなしくならざるを得なくなる。

サンスクリット語で書かれた古代の医学書『スシュルタ・サンヒター』にも、瀉血を行ったあと、患者がほがらかになったとの記述がある。だが、早まってはいけない。自身の瀉血体験をほがらかに語れそうにない人も何人か紹介しておこう。

マリー・アントワネットにジョージ・ワシントン――華麗なる犠牲者たち

マリー・アントワネットは、宮廷の人々が大勢見守るなかで出産したあと、瀉血をされた。出産後王妃は失神したが、瀉血のおかげで――または血管を切られた痛みから――目を覚ました。

もっとひどい目に遭った人もいる。とりわけ、最後の延命措置として瀉血が行われると悲惨なことになった。一六八五年、イングランドの王チャールズ二世は、ひげを剃っていたときに発作で倒れた。一四人の侍医たちは、チャールズ二世を救うためにあらゆる手段を講じた。瀉血はもちろんのこと、浣腸、下剤、吸角法を行い、東インド産のヤギの胆石まで食べさせた。鳩の糞でできた膏薬《こうやく》を脚にくまなく塗ってもみた。

侍医らは大量の瀉血を繰り返し行い、一度は頸静脈の切開までした。結局チャールズ二世は、血をほぼ抜き取られた状態で亡くなった。三〇年後、チャールズ二世の姪で当時の統治者でもあったアン女王が、発作で倒れて意識不明になると、瀉血と下剤の投与が行われた。医師が到着したあと、アン女王の命は二日しか持たなかった。

イギリスの詩人バイロン卿は、風邪をこじらせて高熱と全身の痛みに苦しんだが、瀉血を巡って主治医と口論になった。前に病気のときに瀉血をしたが効かなかったことを理由に、断固拒否したのだ。最終的にバイロン卿は医師の懇願に折れて、こう言い放った。「いつも通りにやってみろよ。おまえたちは虐殺者にしか見えないぞ。好きなだけ瀉血したら、もう終わりにしてくれ」。バイロン卿は三度の瀉血で一リットル以上の血を抜かれたが、医師の予想に反して、症状が悪化。医師たちは必死になるあまりに、熱で水ぶくれを作っては膿を出し、耳のまわりにヒルを置いては血を吸わせた。間もなくバイロン卿が息を引き取ると、主治医たちは「もっと早く瀉血すれば、何とかなったのに」とバイロン卿を非難したという。

瀉血で悲惨な目に遭った著名人には、アメリカ初代大統領ジョージ・ワシントンもいる。大統領を辞任してから二年後、雪の降るなか馬を走らせた結果、ワシントンは風邪をひいてしまう。重い喉頭蓋炎《こうとうがいえん》を起こしたのか、思うように呼吸ができなかった。主治医は大量に瀉血し、糖蜜、酢、バターを飲ませ（ワシントンは喉を詰まらせて窒息しそうになった）、熱で水ぶくれを作って膿を出し、もう一度瀉血し、下剤と催吐剤を飲ませ、追加で瀉血を行った。瀉血は翌日にも行われた。合計で二・五〜四リットルほどの血を抜かれたワシントンは、まもなく息を引き取った。たちの悪い風邪をひいただけなのに、これほど大きな犠牲を払うことになろうとは。

瀉血が減ると死者数も減ることが判明

瀉血を批判する人々を前にしても、医師のベンジャミン・ラッシュは物怖じすることなく瀉血を擁護したが、彼が実際に瀉血を行っていたことは庭から見て取れた。フィラデルフィアで黄熱病が大流行したとき、ラッシュの病院の前庭は、廃棄された大量の血が凝固して悪臭を放ち、ハエが飛びかっていたという。ラッシュの患者にとって不運なことに、ラッシュは体内の血液量を多めに見積もっていた。実際よりも二倍は多いと思い込んでいたのだ。そのため、一日に二～三リットル放血することもしばしばだった（平均的な男性の血液量は五・五リットル）。しかも彼は数日連続で瀉血することも多かった。

彼の患者の死亡率があまりに高かったため、作家のウィリアム・コベットは「不吉な時代になったものだ。やぶ医者どもが下剤だ、瀉血だと叫んでいる」と批判した。コベットはさらに、ラッシュが実践していた英雄的治療を、「体に本来備わった治癒力を損なう」と言い切った。

瀉血は二〇〇〇年以上に亘って医師たちに愛されてきたが、コベットのような反瀉血派は常に存在していた。ギリシャの解剖学者エラシストラトスは、瀉血は患者の体力を奪うと考えていた（正解だ！）。一七世紀には、ラマツィーニというイタリア人研究者が、「瀉血医はまるで、デルフォイの刀を手に罪のない人々を皆殺しにしているように見える」と批判した。

一八世紀と一九世紀になると、内科医や科学者のなかから瀉血反対の声が上がり、潮目が変わり始めた。ルイ・パスツールやロベルト・コッホは、炎症の原因は感染であり、瀉血では治らないことを証明してみせた。一八五五年には、エディンバラ出身のジョン・ヒューズ・ベネット医師が、瀉血の治療件数が減ると、肺炎による死者数も減少することを統計から指摘。人体生理学や病理学への理解が深まるにつれて、ヨーロッパは四体液説という時代遅れな考え方から徐々に脱却していった。

瀉血は今でも世界中で行われている（瀉血の正式名称はphlebotomy。ギリシャ語で「血管を切る」の意）。カリフォルニア州は、二〇一〇年に鍼《はり》療法士による瀉血行為を禁じた。また、ユナニ医学でも瀉血は今も行われている。ユナニ医学とは、ギリシャ医学がペルシャを経由して一三世紀のインドに伝わった伝統医学で、今もインドのイスラム教徒の間で実践されている。伝統的なアラブ医学でも、皮膚を切開してカップで吸引する施術（ウエットカッピング。いわゆる吸角法）が現在も行われている（二〇一六年に開催された夏のオリンピックで、水泳のマイケル・フェルプス選手の体のあちこちに「ドライカッピング」の跡が残っていた。ドライカッピングとは、切開せずにカップで皮膚を吸引する方法だ）。

人体の仕組みが解明されてきたおかげで、今では瀉血が高血圧の改善や、時には心不全にも効果があることがわかってきた。もっとも、静脈を切開せずに投薬で治療する場合が多い。とはいえ、病気のなかには、今も瀉血療法が適しているものがある。たとえば、体内に鉄が過剰に蓄積される鉄過剰症《ヘモクロマトーシス》だ。その治療では、体内から鉄を取り除くた

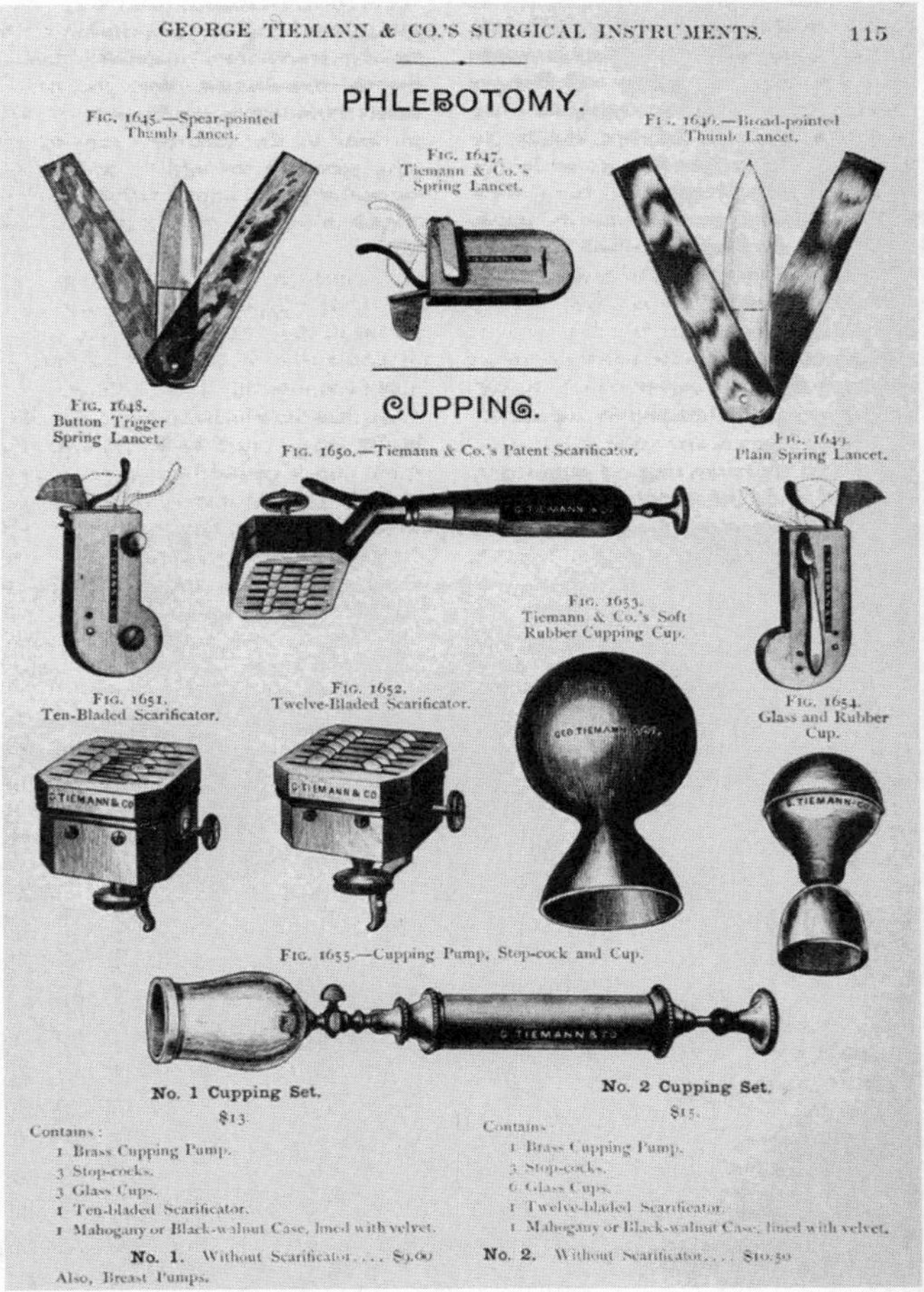
GEORGE TIEMANN & CO.'S SURGICAL INSTRUMENTS. 115
PHLEBOTOMY.
FIG. 1645.—Spear-pointed Thumb Lancet.
FIG. 1647. Tiemann & Co.'s Spring Lancet.
FIG. 1646.—Broad-pointed Thumb Lancet.
FIG. 1648. Button Trigger Spring Lancet.
CUPPING.
FIG. 1650.—Tiemann & Co.'s Patent Scarificator.
FIG. 1649. Plain Spring Lancet.
FIG. 1653. Tiemann & Co.'s Soft Rubber Cupping Cup.
FIG. 1651. Ten-Bladed Scarificator.
FIG. 1652. Twelve-Bladed Scarificator.
FIG. 1654. Glass and Rubber Cup.
FIG. 1655.—Cupping Pump, Stop-cock and Cup.
No. 1 Cupping Set.
$13.
Contains:
1 Brass Cupping Pump.
3 Stop-cocks.
3 Glass Cups.
1 Ten-bladed Scarificator.
1 Mahogany or Black-walnut Case, lined with velvet.
No. 1. Without Scarificator.... $9.00
Also, Breast Pumps.
No. 2 Cupping Set.
$15.
Contains:
1 Brass Cupping Pump.
3 Stop-cocks.
6 Glass Cups.
1 Twelve-bladed Scarificator.
1 Mahogany or Black-walnut Case, lined with velvet.
No. 2. Without Scarificator.... $10.50

さまざまな瀉血道具。

めに、定期的に瀉血が行われる。他にも、血液中の赤血球が異常に増える真性多血症にも有効だ。結局、ガレノスが書き記したように、血液が多すぎると問題も増えるのだ。

つくづく残念なのは、過去の瀉血医たちが、血液は外に出すよりも、体内にとどめておく方が良いと気づけなかったことだ。

第13章　ロボトミー

史上最悪のノーベル賞

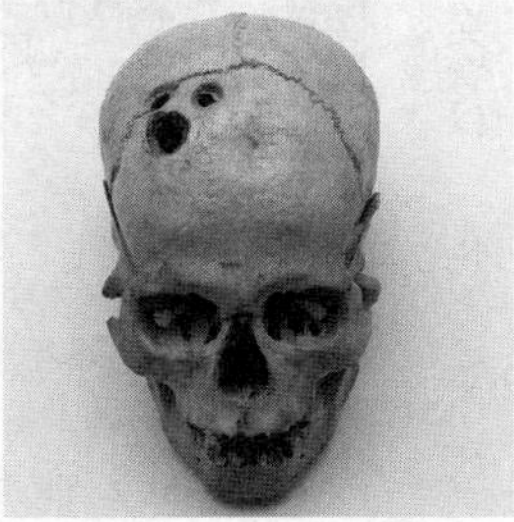

誰もが認める通り、ケネディ家はアメリカ版ロイヤルファミリーだ。容姿端麗で育ちが良く、有力な親戚が名を連ね、経済力と頭脳に恵まれ、由緒ある家柄で、政治活動に積極的だったことからアメリカの歴史と文化意識に大きな影響を与えている。と同時に、ケネディ家には秘密がある。

ジョン・F・ケネディの兄弟姉妹のなかで、長い間ローズマリー・ケネディはもっとも知られざる存在だった。一九三八年にジョージ六世とエリザベス女王に謁見した際に撮られた写真には、白の手袋をはめ、グラマラスな体にフィットしたオートクチュールのドレスをまとい、栗色の髪を完璧にセットし、笑顔を振りまくローズマリーが写っている。その美しさにイギリスのメディアが色めき立った。イベントでは、魅力的な若者たちに取り囲まれた。ローズマリーは、洗練された母親や月並みな顔をした妹キャスリーンよりも際立って見えた。

しかし、ほとんどの人は気づかなかったが、ローズマリーの精神状態は極秘扱いとされていた。ローズマリーが誕生するとき、医師が駆けつけるのが遅れたため、母親は医師が到着するまで二時間脚を閉じて待たなければならなかった。胎児の頭は発露していたが、看護師に待つようアドバイスされたからだ。ローズマリーには知的障害があったが、それは娩出《べんしゅつ》を待つこの二時間の間に、酸欠状態に陥ったのが原因ではないかと言われている。

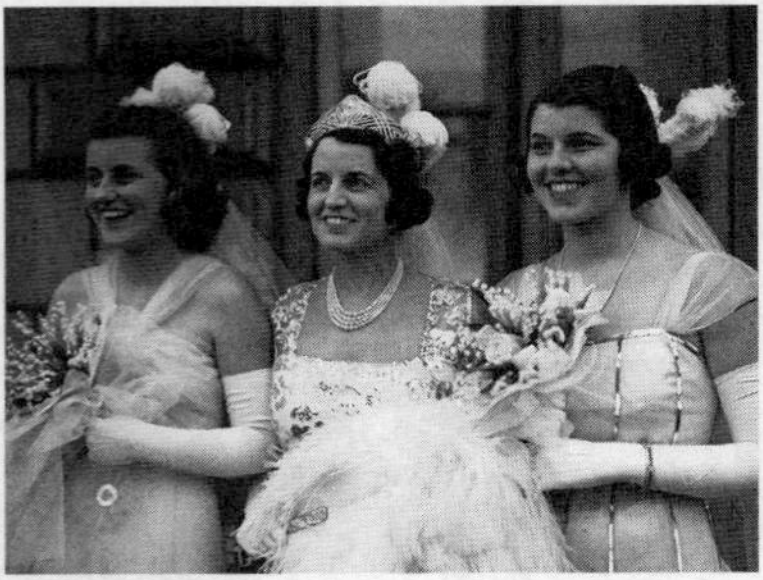

左から妹のキャスリーン、母ローズ、ローズマリー（1938年）。

兄弟姉妹たちは運動神経も頭脳も優秀だったが、ローズマリーの発育は、平均どころか、はるかに遅れていた。大人に成長してからも、知能は小学四年生レベルで、手紙を書けば誤字だらけの簡単な文章しか書けなかったという。当時の写真のなかに、駐英大使だった父親がローズマリーの腕をしっかりと握っている写真が数枚ある。これらの写真から、父親がローズマリーの行動を見張っていたことが見て取れる。

両親は、彼女の認知力を改善させようと、何年も特別指導を受けさせ、絶えず気を配ったが、ローズマリーは二〇代前半になると身につけたことを少しずつ忘れていった。

修道院の寄宿舎から抜け出して、夜中に町をさまようこともしばしばだった。突然感情を爆発させては、叫んだり、誰かに殴りかかったりして、かんしゃくを抑えきれなくなった。

折しも新しい神経外科療法が開発され、人々の注目と関心が集まっていた。一九四一年の『サタデー・イブニング・ポスト』に掲載されたある記事では、この方法なら「家族のなかの問題児ややっかい者」を助けられるかもしれないと紹介されている。

父親のジョセフは、ちょうど海外にいた妻に何も言わずに、前頭葉白質切截術《ロボトミー》の権威、ウォルター・フリーマン医師に電話をかけた。そして一九四一年一一月、ローズマリー・ケネディはロボトミー手術を受け、それ以後公衆の前から姿を消した。

コラム：開頭術の危険な歴史

頭蓋骨に穴を空ける治療法は、穿頭術《せんとうじゅつ》（トレパニング）と呼ばれている（語源はギリシャ語の trypanon。「穿孔」、「穴を空ける」などの意）。歴史における一番古い術式では、頭蓋骨を削り取ったり、四角く切って取り除いたり、ミシン目のような小さな穴をいくつも空けてくり抜いたり、丸い穴を空けたりした。道具には火打ち石、黒曜石、金属、貝殻などが用いられた。もっとも、これは脳外科手術ではなかったようだ。脳、脳の毛細血管、髄膜（脳のまわりを覆う膜のこと）はいじらなかったからだ。古代人も、脳みそをへたに動かすと

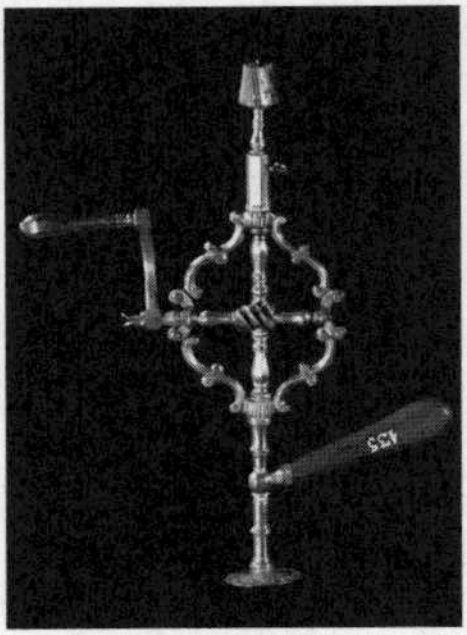

19世紀の穿頭用ドリル。

やっかいなことになると理解していたのだろう。

では、穿頭術はなぜ行われたのか？もっともな理由から行われたケースはたくさんある。たとえば頭蓋骨を骨折した形跡のある人骨から、施術されたことを示す証拠が見つかることは多い。おそらく骨の破片を取り除くか、頭蓋骨内の圧力を下げるために血餅《けっぺい》を除去したのだろう。実際、切開術を受けたあとも患者は生き延びたらしく、治った痕跡のある頭蓋骨がたくさん見つかっている。一方で、とんでもない理由から行われたこともあった。原因不明の頭痛、癲癇、気分の落ち込み、精神疾患。それから、頭に軽い怪我をしたときも。ヒポクラテスは頭を陥没骨折したときにのみ、穿頭術を試みることを勧めている。ルネッサンス期には、銃器の使用が広まるにつれて外傷性脳損傷を負うケースが増え、穿頭術で治療する機会も増えた。だが、一八世紀には穿頭術のリスクが高まった。消毒薬が開発される前のヨーロッパは衛生的ではなかったからだ。穿頭術を受けた患者の五〇％が亡くなったとも言われている（死亡率が二〇％弱と言われていた古代の施術患者とは大違いだ）。施術があまりにずさんだったため、一八三九年にイギリス人外科医のアストリー・クーパー卿は、「頭骨に穴を空けたい医師は、次は自分の頭骨に穴を空けるべきだ」と主張した。

外傷性脳損傷には今でも穿頭術での治療が行われるが、ごくまれに生命を救うためではなく、人々の注目を集めるために自分の頭に穴を空ける人がいる。一九六五年、バート・フーゲスというオランダ人が、頭蓋骨に穴を空ければ意識が覚醒するのではないかと考えた。電気ドリル、ナイフ、皮下注射器を使って、彼は自分の開頭に取りかかった。そして術後は、「一四歳の頃の感覚を取り戻したような気分だ」と語った（一〇代の頃の感覚を追体験したい人はお試し下さい）。

彼は医学部を追い出された後にこの穿頭術を行い、術後に『精神病の治療法としての穿頭術』と題する本を書いた。彼のまねをする者が後に続いたが、幸運にも理性ある人々の多くは、神経外科手術よりも幻覚薬ＬＳＤを使って幻覚を体験した。ＬＳＤなら血まみれにもならない。

脳みそをスプーンでえぐり取る

ローズマリーの運命をより理解していただくために、脳外科手術の起源、つまり史上初の穿頭術を振り返るとしよう。穿頭術とは、頭蓋骨に穴を空ける手術のことだ。記録を読み解く限り、穿頭術は史上もっとも古い外科手術でもある。中石器時代のある頭蓋骨（紀元前八〇〇〇〜一万年ほど前か）には、穿頭術が行われた跡がはっきりと見て取れる。このような頭蓋骨に穴を空ける手術は、メソアメリカ、ギリシャ、ローマ帝国、インド、中国など、複数の文明で行われていたことが確認できる。

穿頭術は、陥没骨折した骨を除去するとか、脳の圧力を下げるといった適切な理由で行われたものもあったが、失敗も多かった。古代人は脳を思考や感情の中枢だと考えていたが、最悪なことに、思考に問題がある人をこの恐ろしい方法で治そうとした。一二世紀のギリシャ人外科医は、気分の落ち込みや精神錯乱などといった症状の治療に穿頭術を勧めている。一三世紀にギリシャで書かれた外科手術の手引き書には、癲癇の患者の頭蓋骨に穴を空ければ「悪い気質や気分が抜けて蒸発するだろう」と説いている。風船から空気が抜けるように、ということだろうか？　頭蓋骨に出口を作れば、病気を引き起こす悪魔も出て行くとも考えられていた。

ルネッサンス期には、脳内に石ができると、狂気、愚行、認知症などが起きるという仮説が出まわるようになった。この石を取り除けば、精神全体が汚染されるのを防げる、という考え方だ。画家のヒエロニムス・ボスは一四七五年頃に『愚者の石の除去』という絵を描いている。風変わりな椅子に縛り付けられた哀れな男が、そばで見ている人たちに不信感を抱きながら空をにらみつけている絵だ。医師が男の頭を切開しようとしている（理由はわからないが、頭に金属の漏斗《じょうご》をかぶっている）。一五〜一六世紀にかけて、画家たちはこの有望そうな手術場面を絵に描いた。これらの絵は、人々を楽しませるためにおおげさに描かれたのか、あるいは実際に医師がこのようにやっかいな（だが存在しない）石を除去していたのかは、今もわかっていない。

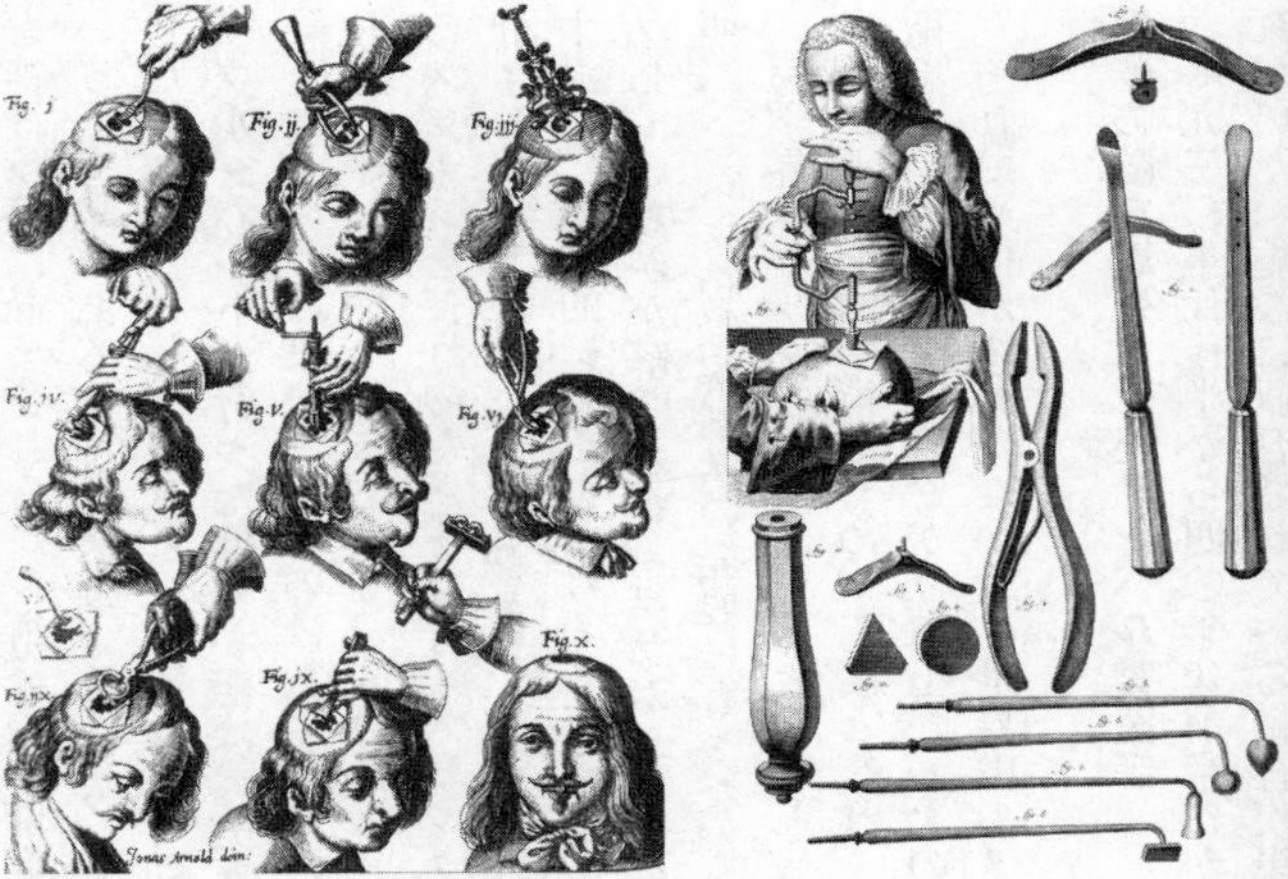

穿頭術の手順と器具。試してみたい人はこれを参考にしてほしい。

ところが、一八八八年にスイス人医師ゴットリープ・ブルクハルトが脳葉《のうよう》にメスを入れたのを機に、絵画が現実化することとなった。ブルクハルトは手術をした経験もないのに、統合失調症患者や幻覚症状のある精神疾患患者の開頭手術を行ったのだ。古代の医師にならって、ブルクハルトは冠状のこ（基本的には、丸いクッキーの抜き型に柄をつけたような骨のこぎり）を使ってこめかみ付近の頭蓋骨に穴を空けたあと、もう一歩踏み込むことにした。頭蓋骨の内側にある硬膜を切開して、大脳皮質の一部をすくい取ったのだ。鋭利なスプーンでえぐり取ったこともあったという。そう、脳みそをスプーンで何杯も取り除いたのだ。

一部の患者はおとなしくなって幻覚を見なくなったが、多くの患者は何年も神経障害に悩まされるか、術後の合併症で亡くなるか、なかには自殺した人もいたという。当時のある精神科医は「（ブルクハルトは）落ち着きのない患者をおとなしくさせたければ、大脳皮質をえぐり取るよう勧めた」と書き残している。

ブルクハルトが行った外科手術は、史上初の前頭葉白質切截術《ロボトミー》となったが、「ロボトミー」という言葉ができるのは数十年後のことだ。頭蓋骨に穴を空けるだけで脳も髄膜も傷つけない穿頭術に比べて、この新しいアプローチはまったく次元が違った。なにしろスプーンを使うのだから（アイスピックや泡立て器も使う。器具についてはあとで紹介する）。さらにこの手術をきっかけに精神外科という分野が生まれた。精神疾患を治すために意図的に脳を傷つけるというこの新しい技術のおかげで、脳と行動がどうリンクしているかが解明され（コラム「フィネアス・ゲージ――頭に穴が空いた男」を参照）、さらに神経解剖学の発展にもつながった。

医学界はブルクハルトを野蛮とみなし、背筋が凍る思いで彼の研究を見守った。ブルクハルトは開頭手術をやめ、二度と行うことはなかった。次に別の方法でロボトミー手術をやってみようと誰かが立ち上がったのは、約五〇年後のことだった。

それで、何が変わったか？ 世界中のメンタルヘルスが危機に陥ったのだ。

患者の脳を壊死させたノーベル賞医師

一九三〇年代後半から四〇年代前半にかけて、アメリカの内科医は崖っぷちに立たされていた。施設に収容されている精神疾患患者が四〇万人に達したのだ。国内のどこの病院でも、精神障害の患者が病床の半数以上を占めていた。効果的な薬物療法はないうえに、家族や精神科病院にとって、精神疾患患者は精神的にも、肉体的にも、経済的にも大きな負担となっていた。患者はしばしば劣悪な環境で治療を受けていた。が、その状況を救った人物がいる。酒がたんまり入った注射器を愛用する、痛風持ちのポルトガル人神経科学者だ。

一九三五年、エガス・モニスは、精神疾患患者に新しい精神外科療法を試すことにした。ルコトミーだ（ギリシャ語で「白を切除する」の意。白とは脳白質のこと）。最初に選ばれた患者は、長年のうつ病で疲弊していた女性の入院患者。モニスの手は痛風で変形していたため、別の外科医に指示して、患者の頭頂付近の脳に穴を空けさせ、純粋なエタノールを注射して前頭葉の一部を壊死させたのだ（そう、ワインに含まれるあのエタノールだ。とはいえ、赤ワインをグラス一杯飲んでも脳細胞が死ぬことはないので、ご安心を）。

後にモニスらは白質切断用メスと呼ばれる器具を使用するようになる。白質切断用メスとは便利な金属棒で、これを柔らかい脳に挿入すると、ワイヤループが飛び出して回転し、ほどよく脳をかき回してくれる。プリン液を攪拌《かくはん》する泡立て器というよりも、熟しすぎたメロンの果肉をほじくり出すくり抜き器といった感じだろうか。後にアメリカ人外科医ジェームズ・ワッツが語った話によると、脳の質感は「冷蔵庫から取り出したあとに常温で放置したバターみたい」だったという。

モニスの手術を受けた患者の多くは、術後すぐに精神科病院に送り返されたにもかかわらず、彼はノーベル生理学・医学賞を受賞した。医学界はまたしてもこの術式に恐れおののいたが、モニスはブルクハルトのように表舞台から消えたりはしなかった。それどころか、自説を広めてまわったのだ。

ロボトミー手術を生んだ二人の男

モニスの教えを聞いた医師のなかには、ウォルター・フリーマンもいた。のちにローズマリー・ケネディのロボトミー手術を執刀することになる、アメリカ人神経科医だ。フリーマンは脳神経外科医のジェームズ・ワッツと組んで、モニスの術式をアメリカで広めることにした。二人は一九三六年に最初の手術を行ったが、患者が生き延び、症状にも改善が見られたことから（患者は不安を訴えなくなり、健康そうにも見えたが「怒りっぽくて、夫に口やかましく言うようになった」）、手術を続行することにした。もっとも、多くの患者は改善していないか、改善してもごくわずかだった。多くは自発的な行動をしなくなり、幻覚症状が治らないケースも多々あった。

この楽観的な二人組は、手術に失敗してもひるむことはなかった。手術をわずか六件こなしたところで、フリーマンとワッツは、自分たちの実績を大々的に宣伝してまわった。『ワシントン・ポスト』紙や『タイム』誌にいくつもの記事が掲載された。彼らが参加する会合には、「ぶ厚い札入れを持った熱狂的な医師たち」がわんさと押し寄せたという。五件目の手術を受けた者は、改善のきざしがなく、さらには癲癇と失禁の症状が出るという悲惨な結末に終わったが、二人の人気が衰えることはなかった。

二人は間もなく有名人となり、フリーマンは自身の術式に「ロボトミー」という名前までつけた。モニスのルコトミーからイメージを刷新することで、フリーマンはこのポルトガル人医師から距離を置き、結果的にロボトミーはフリーマンの代名詞となった。すぐれた宣伝マンであり営業マンでもあった彼は、アメリカ中の精神科病院に宛てて何千通もの手紙や記事を送り、機会があれば積極的にこの手術に関する講演を行った。

一九三八年、フリーマンとワッツは術式を変更することにした。頭蓋骨のてっぺんに穴を空ける代わりに、こめかみを切開することにしたのだ。モニスが使っていた白質切断用メスは、堅さに問題があった。脳内で折れることがたびたびあったのだ。そこで彼らは細身のバターナイフのような器具を使うことにした。ローズマリー・ケネディもこの器具で執刀されている。ケイト・クリフォード・ラーソンが書いたローズマリーの伝記によると、こめかみに空けた穴から「幅六ミリの弾力性のあるへら」が差し込まれ、「ワッツはそれを脳の奥に押し込み、ぐいと回転させて脳をえぐり取った」という。手術中、ローズマリーは物語を語ったり、詩をそらんじたり、歌ったりするよう指示された。だが、脳を切りすぎてしまったところ、「彼女はろれつがまわらなくなった。そして徐々にしゃべらなくなった」。

こうしてローズマリーの人格は失われた。

術後、彼女は歩くことも話すこともできなくなり、死ぬまで障害者施設に収容されることとなる。無理矢理忘れ去ろうとしたかのように、ケネディ家の手紙にも一切出てこなくなった。だが、このような失敗をしたからといって、フリーマンは手術をやめる気はなかった。それどころか、術式を大きく変更しようとしていた。

コラム：フィネアス・ゲージ——頭に穴が空いた男

一八四八年九月一三日のこと。バーモント州のある鉄道会社では、フィネアス・ゲージという名のハンサムな若者が職長として働いていた。その日、ゲージとその部下たちは、岩盤に穴を掘って火薬を入れ、砂で穴をふさいで鉄の突き棒で土地を固める予定だった。

それが決められた作業手順だった。ゲージはそっと火薬をセットしてから砂を入れたが、ふと部下を確認しようと振り返ったときに、槍のような形をした鉄の突き棒の真上に頭を傾けてしまった。そのとき、鉄の突き棒が穴の側面の岩にぶつかって火花が散り、火薬に引火して爆発が起き、吹き飛ばされた鉄の棒が、ゲージの左頰を直撃して左目の後ろを貫通し、頭頂部から突き抜けた。

奇跡的に、ゲージはすぐに目を覚ました。何度か痙攣したが、その後にはしゃべることもできた。左目は眼窩《がんか》から飛び出していた。鉄の突き棒は、彼の脳組織を貫通して、二五メートル先まで吹き飛んでいたという。その後すぐに彼を診察した町医者によると、「ゲージ氏は起き上がって嘔吐した。嘔吐しようと力んだときに、頭頂の穴からティーカップ半杯ほどの脳が飛び出して床に落ちた」。

死なかったこと以外に、実に興味深いのは、彼の性格ががらりと変わったことだ。事故が起きる前、ゲージは「健全な精神の持ち主で……頭が良くてそつがなく……とてもエネルギッシュだった」という。だが事故後の彼はというと、「気まぐれで、礼儀知らずで、ときにはきわめて冒瀆《ぼうとく》的な言葉を口にしては喜び（こんなことは以前の彼にはなかった）、同僚にもほとんど敬意を示さず、束縛や忠告に我慢ができず……知的能力と発言は子どもっぽいが、動物的な性欲を持つ成人男性だった」。

彼は「もはやゲージではない」と人々は証言した。ゲージの例は大脳生理学を理解するうえで興味深い症例となると共に、これをきっかけに脳への科学的な関心が高まり、やがてロボトミー手術の開発につながることとなった。

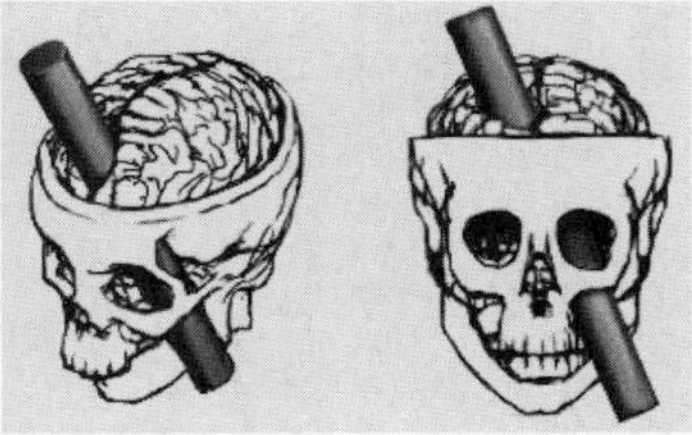

鉄の突き棒は、このようにゲージの頭蓋骨を貫通した。

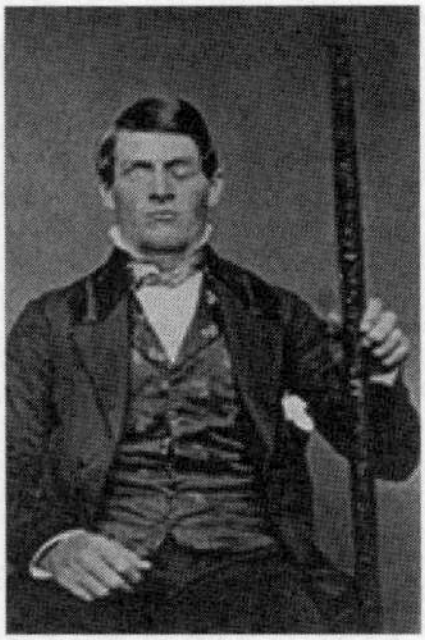

頭に穴が空いたフィネアス・ゲージ。

眼球の上部からアイスピックを突き刺す

ある日、キッチンの引き出しをかきまわしていたフリーマンは、アイスピックを見つける。完璧な器具じゃないかと彼は思った。鋭利だが鋭すぎず、強くてちょうどいい細さ。モニスの白質切断用メスは何度も折れたし、細身のバターナイフで執刀するときは、脳神経外科医という口うるさい同伴者が必要になる。フリーマンはこうした面倒ごとから解放されたかった。

こうして生まれたのが「アイスピックロボトミー（経眼窩術式）」だ。電気ショック療法を施して患者が意識を失ったのを確認したところで、フリーマンはまぶたを持ち上げて眼球の上部からアイスピックを突き刺し、ハンマーでやさしく叩いて眼窩の薄い骨に穴を空け、脳組織まで刺し貫くのだ（フリーマンはいつもここで手を止めて写真を撮らせた）。それからアイスピックを左、右、上、下へと動かしたあと、もう片方のまぶたでも同じことを繰り返す。術後、患者の目のまわりにはあざができるが、成功すればおとなしい人間に変貌した。

フリーマンの相棒ワッツは、この新しい術式には手術室も自分も不要になると腹を立てたが、フリーマンは気にもとめなかった。今や彼は、国中でこの奇跡の治療法を指導してまわりながら、好きなだけロボトミー手術ができるのだ。さらに彼は自分の車を「ロボトモバイル」と呼び、手術道具を一式詰め込んで旅先でも執刀できるようにした。おまけにロボトミー手術を行った患者を「トロフィー」と呼ぶ始末……。

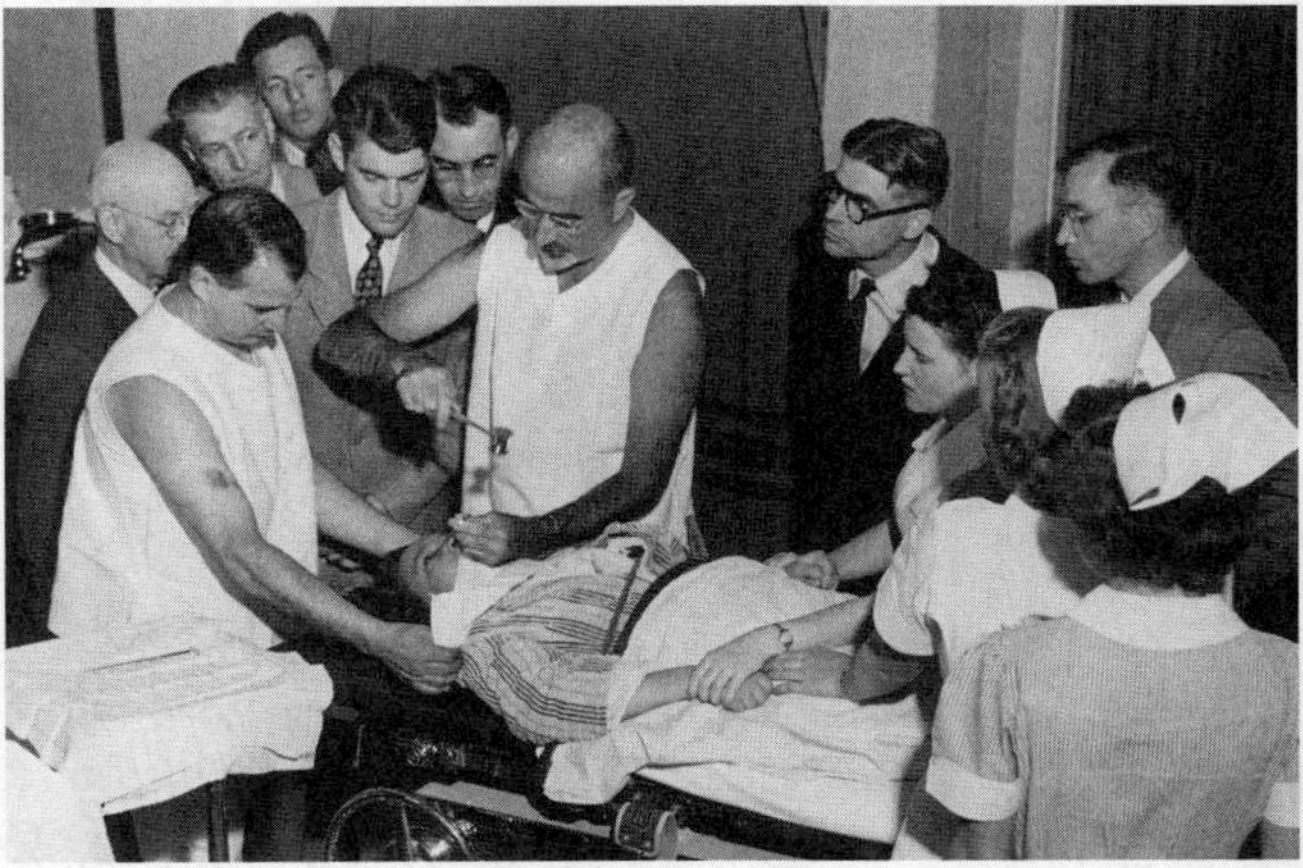

ロボトミーを行うウォルター・フリーマン。頼れる相棒アイスピックを差し込むところ。

だが、フリーマンにも反対者《アンチ》がいなかったわけではない。脳細胞を切ってかきまわしただけで、「正常な精神状態」に戻れるはずがないと考える人は多かった。米国医師会（AAA）の会合では、医師らはフリーマンを手厳しく批判した。のちにある内科医がこう嘆いたという。「この手術でゾンビにされた患者の数を見ると、胸が締め付けられる思いだ。今やロボトミー手術は世界中で行われているが、治った患者よりも、精神が破壊された人の方が多いのではないだろうか」

やり方は残酷だったものの、フリーマンは詐欺師ではなかった。精神医学界がかかえる大きな問題、すなわち患者が多すぎて家族と社会の重荷になっていることを解決するのはロボトミーだと、彼は心底から信じていたのだ。

だが、この手術によって再起不能となった患者や、出血多量で死んだ患者は少なくなかった。その多くは女性だ。ロボトミー手術は脳が発達しきっていない子どもにも行われ、一番幼い患者はわずか四歳の幼児だった。知能が低い、または手に負えない性格で「頭痛の種」となる親族や子どもは、ロボトミー手術を受けさせられた。ローズマリー・ケネディと同じように。

ハワード・ダリーは、『ぼくの脳を返して――ロボトミー手術に翻弄されたある少年の物語』（WAVE出版）と題する伝記を執筆した。この本のなかでは、精神的に問題がない一二歳の少年が、そのやんちゃな性格ゆえに継母に疎《うと》んじられる。六人の精神科医が少年は精神疾患ではないと診断したが、継母は少年にロボトミー手術を受けさせたがった。四人の精神科医が、治療が必要なのは継母の方だと診断したが、結局継母は、フリーマンを説得して少年のロボトミー手術を執刀させた。

最後の犠牲者

フリーマンは一九六七年に、彼の手術によって女性患者が脳出血で亡くなるまでロボトミー手術を続けた。だが、その時すでにロボトミー手術は寿命が尽きようとしていた。クロルプロマジンと呼ばれる化合物が誕生したからだ（製品名は〈コントミン〉）。〈コントミン〉は史上初の効果的な抗精神病薬で、完璧ではないものの、これを使えばロボトミーよりもはるかに人道的に治療ができた。

今日の脳神経外科学では、科学的根拠に則って厳密できめ細かな治療が行われている。かつての穿頭術のような処置とは比べものにならない。また、複雑な脳の仕組みや精神疾患への理解が深まったことと、複数の分野にまたがるセラピーや投薬治療が可能になったことで、精神医学も大きく変わった。外科手術は今もあるが、ごくまれにしか行われていない。

アイスピックはもう長いこと使われていない。

第14章　焼灼法

皮膚を強火であぶる医師

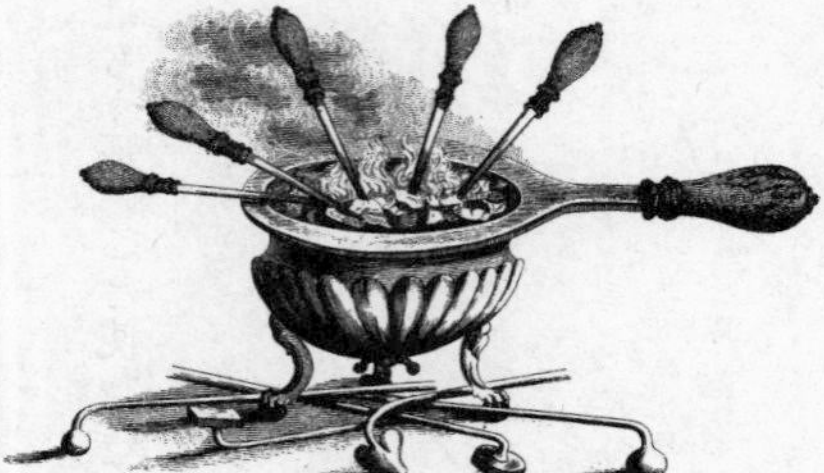

仮にあなたがしつこい頭痛に悩まされているとする。さて、次の内どの治療法を選ぶだろうか？

①真っ赤に熱した焼きごてを、皮膚が焦げるまでこめかみに押しあてる。
②ぐつぐつと熱した高温の油を額にたらし、表皮が壊死したら皮をはがす。
③スパニッシュフライをすりつぶして作った軟膏を頭皮に塗り込み、水疱ができてじくじくするまで放置する。
④鎮痛薬を飲んで、静かな部屋でうたた寝すればこの世は平和そのもの。

この中で④を選んだ人は、ぞっとする治療法を経験し損なってしまう。とはいえ、①〜③の治療法を用いる理由は理解できない。たとえば発泡療法。皮膚を傷つけたい人などそういないし、膿を大量に出したいとも、患部をじくじくにしたいとも思わない。焼灼法はどうか？　鍋の熱い取っ手に触れると反射的に手を引っ込めることからも、この療法は人間の神経系の機能に反している。有酸素運動で脂肪を燃焼させるならともかく、誰も皮膚を燃焼させたいとは思わないだろう。

だが、これらの治療法は、疲労から恋わずらいに至るまで、さまざまな症状を治すために広く行われてきた。これから皮膚がジュウジュウと焼ける話や、水疱がポツポツ現れる話をするが、心の準備はできているだろうか？　では、続きを読んでほしい。

皮膚を焼かれる拷問のような治療法

熱々の焼きごてや電気焼灼器を使って、止血したり、組織を切開したり、腫瘍を焼いて死滅させたり、病気を悪化させる要因を死滅させたりすることは、どれも科学的に理にかなっている。実際、焼灼法はこれらの目的のために今も広く手術で使われ、成果を上げている。だがこの数千年間を振り返ると、それほどきちんと施術されたわけではなかった。たとえ医師が良かれと思って施術したとしても、器具があまりにお粗末だったために、患者を悲惨な目に遭わせて終わった例もある。どれぐらい悲惨だったのか？　では、人間を焼いた歴史を簡単に振り返ろう。

熱い金属か電気器具を使って皮膚を切開することを、〈真性焼灼法〉と呼ぶ。料理番組で講師が、「肉を強火であぶって、肉汁を閉じ込めましょう」と説明するのを聞いたことがあると思う。あれを思い出した人は、だいたいそれで正しい。「肉」を「人間」

に、「肉汁を閉じ込めましょう」を「悩ましい症状を焼いてしまおう」に置き換えれば、正解だ。

次に焼き方だ。仮にあなたが台所女中で、頭がズキズキしたため前述の選択肢から①を選んだとしよう。すると医師か薬剤師が、長い鉄の棒（まれにではあるが、銅やプラチナが使われることもあった）を暖炉か火鉢に突っ込むだろう。器具が熱々の状態になったら、医師はそれをあなたのこめかみに押しあて、ジュウジュウと音を立てながら皮膚を焼く。

別の状況で、あなたは頭に傷を負って血を流していたとしよう。医師は血管の傷ついた部位に器具を押しあてて血管を閉じ、傷口はジュウと音を立てて乾き、うまくいけばあなたの頭にはブスブスと燻《くすぶ》る焦げができる。顔にできたやけどの処置に追われるうちに、頭痛など吹っ飛んでしまうだろう。

え？　選択肢の②を選んだ？　おめでとう！　あなたが選んだのは強力な焼灼法セットだ。この治療法では、酸や煮え油などの化学物質を使ってやさしく皮膚を焼く。まずあなたはあおむけに横たわり、その間医師は銅のフラスコで油を熱する。油がふつふつとしてきたら――フライドポテトを揚げるぐらいの温度だ――医師は少量の油を小さい容器に移して、あなたの額にポトリ、ポトリと少しずつたらす。

もしくは、仮にあなたが怪我をしたとしよう。医師は包帯を取り外して患部に熱々の化学物質を少量たらすだろう。真性焼灼法と違って、化学物質を使った焼灼法だと、皮膚が溶けて組織が燃えるのに時間がかかるため、じっくり苦痛を味わえる。

言うまでもなく、どちらの焼灼法も予想通りに行くとは限らなかった。焼きごてに皮膚がくっつくと、焼きごてを離すときに傷口が開いてしまう。残念ながら、当時はまだくっつきにくい油（ノンスティック・クッキング・スプレー）は開発されていなかった。かくしてあなたは、さらに大きくなった傷口から流れ出る血を見守るしかない。こんなことなら焼灼しなければ良かった……。

また、一七世紀の外科医ジェームズ・ヤングによると、焼きごての温度が適温に達していないと、処置そのものが「痛くてつらいだけ」になるそうだ。それどころか、発熱やひどいやけどの痕に苦しんだり、さらには亡くなる人もいたぐらいだ。

おまけに、焼灼法で必ずしも症状が治るわけではない。フランス人外科医アンブロワーズ・パレによると、煮え油はときに健康的な組織にたれて、「痛み、炎症、その他の悲惨な症状」を引き起こしたそうだ。

「どんな病気であれ、焼灼せずに治った例はわずかしかない」

患者にこんなひどい苦痛を与えた奴は、一体どんな極悪人なのか？　そのうちの一人は医学の父だ。紀元前四世紀、ヒポクラテスは痛い痔核に焼きごてをあてて焼き潰そうとした。「焼灼法を行うときは、患者の頭と手を動けないよう固定しておくこと。これで患者が……叫び声を上げて直腸に力が入ると、痔核がさらに露出するだろう」。ありがたいことにこの場面を描いた絵はない。ヒポクラテスによると、このあとはレンズ豆と野菜で作った湿布を肛門にあてると良いそうだ。

何世代もの医師たちに、熱々の火かき棒を使えと激励してくれたヒポクラテスに感謝しよう。『ヒポクラテス全集』に収められている有名な格言のなかで、彼は、他の治療法が効かないときは、焼灼法を試すのが一番良いと提案している。「薬で治らない病気は刃物で治る。刃物で治らない病気は火で治る。しかし火で治らない病気は、不治であるとみなしてよい」

一世紀には、古代ローマの学者ケルススが、「治る病であれば火で治る」理論を真に受けて実践した。「どんな病気であれ……長引く症状で、焼灼せずに治った例はわずかしかない」とも述べている。頭痛を治すときは、熱々の焼きごてを頭にあてて皮膚を潰瘍化させる。風邪をこじらせたら、あごの下、首、胸または肩甲骨の下に焼きごてをあてよう。癲癇や卒中発作なら、焼きごてをあてて、哀れな患者から毒を出そう。

銃の発明によって、医師たちはヒポクラテスも知らない致命傷と向き合わなければならなくなった。銃創だ。〈医学の父〉ヒポクラテスは銃創を処置したことがなかったため、一五～一六世紀の医師たちはやみくもに処置せざるを得なかった。実際、焦るあまり一か八かで煮沸油《しゃふつゆ》に頼ることもあった。そこに登場したのがアンブロワーズ・パレだ。一五三七年、カール五世の統治下にあった神聖ローマ帝国とフランスが三度目の戦争に突入したとき、正式な外科医でもなかったわずか二七歳のパレは、軍医として兵士の治療にあたることとなった。パレが銃創の処置にあたる際に参考にしたのは、著名な外科医であるヒエロニムス・ブルンシュヴィヒとジョヴァンニ・ダ・ヴィーゴが書いた医学書だった。当時、銃弾は火薬の毒に汚染されていると考えられていたため、傷口に熱

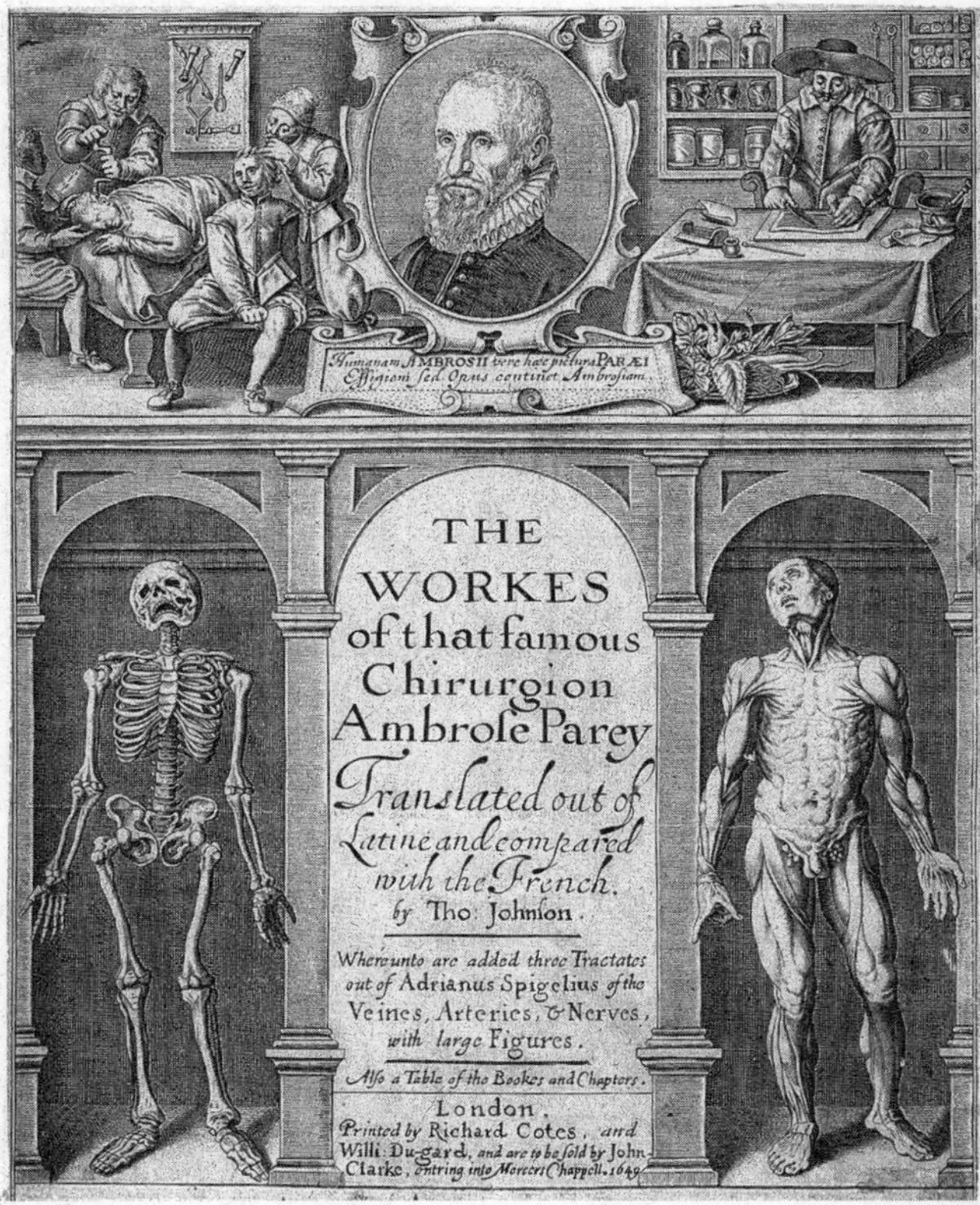

16世紀のフランス人外科医アンブロワーズ・パレは、焼灼法による「悲惨な症状」を解決した。

油をたらして消毒したのだ。

ある日、困った事態が起きた。焼灼に使うニワトコ油を切らしてしまったのだ。そこでパレは卵の黄身、ばら油、テレピン油で作った湿布を銃創に塗ってみた。その後床に就いたパレは、翌朝には傷ついた兵士たちが全員亡くなっているのではないかと不安で仕方がなかった。朝になって目覚めた彼は驚いた。焼灼療法を行った患者たちの傷はじくじくして痛みもあったが、湿布を塗った患者は痛みも少なく快方に向かっていたからだ。「銃弾は火薬の毒に冒されている説」とは何だったのか。パレは従来の治療法を疑問視し始め、焼灼法について「症状がひどい……時に死亡することもある」と書き残している。

銃創には湿布が効くというパレの発見は画期的だったが、医師たちは焼灼用の油や焼きごてを捨てられずにいた。三〇〇年以上後に起きたアメリカ南北戦争でも、銃創の治療や切断手術には焼灼法が使われた。パレが四肢を切断するよりも、血管を糸で縛って止血する方が効果的だと実践してみせたにもかかわらず、戦争時には速くて簡単で安価な方法が求められたのだ。残念ながら、痛くない治療法は優先事項に含まれなかった。

まさかと思うだろうが、焼灼法はその痛みゆえに一部の人に人気があった。ある症状への注意をそらすために、わざと痛みを与えることを反対刺激という。この何とも不可解な概念について紹介しよう。

コラム：〈聖ユベールの鍵〉で狂犬病予防

仮にあなたが狂犬病のチワワに噛まれたとしよう。これは困った。なにしろ狂犬病を発症したら、治す手立てはないのだから。だが、口から華麗に泡を吐き出す前に、熱した釘を傷口にあててみてはどうだろう？　どうせ失うものはないのだから。この発想が生まれたのは、一世紀の頃に、ケルススが真性焼灼法で狂犬病を治療したのがきっかけだ。狂犬病ウイルスを本気で焼き殺したいなら、〈聖ユベールの鍵〉の複製を探すといいだろう。

〈聖ユベールの鍵〉は頑丈な釘のような形をしている。聖ユベールとは一世紀のベルギー人司教で、狩人、数学者、めがね屋、金物細工師の守護聖人とされている。おそらくローマ教皇ペテロから鍵をもらったあと、聖ユベールがそれを狂犬病患者の治療に使ったことから、この鍵は有名になった。

その後何百年もの間、人々はこの鍵の複製を作り、犬に噛まれても、熱した聖ユベールの鍵で傷口を焼灼すれば、狂犬病の発症を防ぐことができると言われるようになった。

悪くない発想だが、焼灼ついでに患者の無傷の額を切って、聖ユベールの衣服の糸で縫合し、それから傷口を

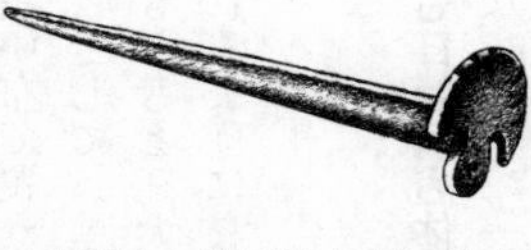

この鍵は本当に狂犬病に効くのか？

黒い布で覆うという余計な処置までついていた。
そして〈聖ユベールの鍵〉は、狂犬病予防に家に飾られるようにもなった。もともと狂犬病の治療に使われていた鍵が、迷信が広がって、予防にまで使われるようになるとは……。

頭痛も日射病も体を焼けば治る？

一八八二年、一人の悩める患者がニューヨークのA・R・カーマン医師の元を訪れた。この若き女性は何週間もベッドから起きあがれなかったという。学校の先生としての職務をこなせず、激しい頭痛と深刻な不眠症で仕事どころではなく、すべてが嫌になる状態、いわゆる「倦怠感《けんたい》」から抜け出せずにいた。

確かに、薬局に行けば役に立ちそうな薬がたくさんある。気持ちを高揚させて肝臓を元気にする強壮剤もあれば、深い眠りや午睡を促す鎮静剤もある。だが、カーマンにはもっと良いアイデアがあった。前に同じような患者が来たときに、背骨に沿って焼灼法を施したところ、患者は見違えるほど回復したのだ。

そして、今回の患者も焼灼療法を受けたあと、劇的に回復して仕事に復帰した。だが、今考えれば、他の要因もあったと思われる（熱々の焼きごてを手にした人から、『もう一日寝て過ごしたら、おまえを焼くぞ』と脅されたら、あなただって飛び起きて仕事に行くのでは？）。だが、当時の医師はこれをきっかけに、焼灼法を使うと反対刺激という不思議な効果が生じると気づいた。

反対刺激とは、ある悩ましい症状があるところに別のいらだちや刺激が加わると、そちらに注意がいき、当初の症状が治ってしまうという理論である。本のなかでは、いろんな逸話が紹介されている。たとえば、精神錯乱状態にある男性（脳がイライラした状態だと考えられていた）の「下半身を軽く火であぶった」ら、治ったという逸話もある。だが、この理論も厳然たる症例に対しては穏やかすぎて効かなかったようだ。一八七五年、シャルル・エドワール・ブラウン・セカール医師は、深昏睡状態にある患者に焼灼を行って目覚めさせようとした（実質的にこの方法はうまくいくはずがない。これで目覚めた患者は単に眠っていただけだろう）。焼灼法を使った反対刺激は、自分は狼男だと妄想する人（人狼症《じんろう》）やうつ病患者に対して、「他のどの治療法もうまくいかなかったとき」に行われた。この方法で頭痛、日射病、麻痺が治ったと主張する医師もいる。

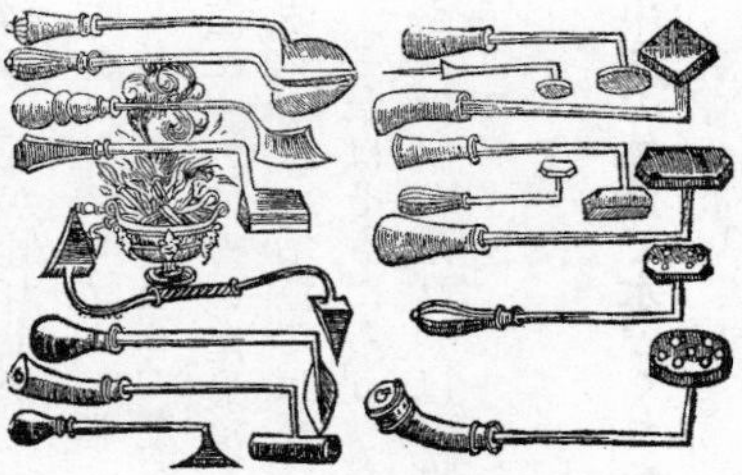

いろいろな焼灼器（拷問道具？）。

確かに焼灼法にはかなりのプラセボ効果が期待できそうだし、少なくとも問題から注意をそらせることができた。一六一〇年、フランス人医師ジャック・フェランは、恋わずらいの患者には、額に熱い焼きごてをあてることを推奨した。一二世紀のある医師は、炎症などによって体の一部が腫れ上がる症状（腫脹《しゅちょう》）には、体の二〇箇所以上に焼灼法を施すことを勧めている。こめかみ、胸、足首、あご、鎖骨、腰などだ。

言うまでもなく、反対刺激療法は患者に人気がなかった。前述のカーマン医師が焼灼法について書いた最後のコメントがすべてを物語っている。「臆病な患者に、焼灼法は耐えがたい治療ではないと説得するのは難しい場合がある」

それはそうだろう。だが、実は熱よりも悲惨な治療法がある。古い反対刺激療法のなかには肌が粟立つほど恐ろしいものがあるのだ。しかも表現だけでなく、実際に肌が粟立つのだ。

甲虫の体液で水ぶくれを作る

冒頭の問いに戻ろう。頭痛の治療オプションのなかから、あなたが③を選んだとする。ベッドから起きられない人の背中に熱い焼きごてを押しつけるだけでは、ちょっと物足りなかっただろうか？　では、〈スパニッシュフライ〉を紹介しよう。ツチハンミョウ科に分類される甲虫の一種で、スペインゲンセイとも呼ばれる。

スパニッシュフライといえば、性欲を高める催淫剤として有名だが、何百年も前から発泡薬としても使われている。外見はいたってかわいい甲虫だ。体長一・三センチほどで、玉虫色の羽を持っている。が、見るだけで済ませて、触らない方がいい。体から分泌される体液にはカンタリジンと呼ばれる有機化合物が含まれており、触れると皮膚に水疱が生じる。メスよりも、オスの方がカンタリジンの分泌量が多い。メスが卵を産むと、オスは、捕食動物から卵を守るために、カンタリジン入りの分泌物で卵を覆う役割を担うからだ。

一八〇〇年代初頭から、ロンドンの薬局では乾燥させたスパニッシュフライをすりつぶした粉、ろう、ラードをそれぞれ五〇〇グラムずつ入れて調合した薬を売っていた。この軟膏を水疱ができるまで肌に塗り込む。塗る箇所は症状による。この軟膏を患部付近に塗れば、病原が表皮まで引き寄せられると考えられていたのだ。胃腸に問題があれば水疱ができるまでお腹に塗り、痛風であれば膝から下に塗り込み、精神錯乱の患者には、頭に塗るというわけだ。不運な患者のなかには、水疱が悪化して壊疽にかかり、皮膚と組織が壊死して黒ずむ人もいた。

なぜ、水疱を生じさせようとしたのか？　一八四五年の医学参考書に、当時主流だったチャールズ・ウィリアムズ医師の理論が掲載されている。その理論によると、はしかを含めた病気の多くは、発疹が治まってから症状が落ち着くため、発疹は病の症状ではなく、治癒への第一歩だと考えられていた。かくして多くの医者は、皮膚に炎症を起こさせれば症状が治るのではないかと考えた。この理論を考え出したのは、はるか昔の古代ギリシャ時代の医師だ。

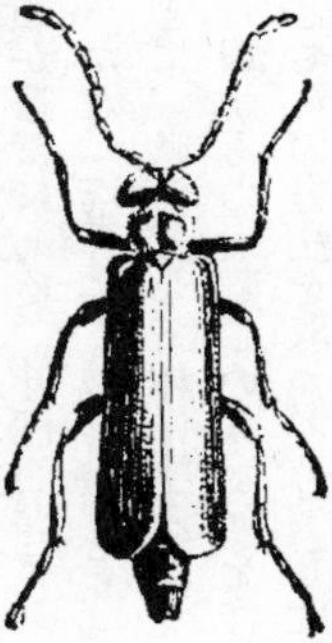

スパニッシュフライ。ご自由にお使いください。

おまけに、水疱は大きいほど良いとされ

ていた。水疱を生じさせる薬は〈発泡薬〉と呼ばれ、ジェリービーンズと同じぐらい種類が豊富にある。吐酒石（アンチモン化合物）は、催吐剤として用いられることが多かったが（「第2章　アンチモン」を参照）、天然痘のときにできる膿疱を生み出したいときに、軟膏として体に塗ることもあった。強酸も効果的だが、治療がやっかいで症状を管理するのも難しい。水疱を作るには、熱湯をかけてもいいし、煮立てた油でもできる。どちらの方法を取っても、Ⅱ度熱傷を負わせて痛々しい水疱を作ることができる。

ほとんどのインチキ療法と同じで、発泡療法は最後の手段として選ばれることが多かった。たとえばヒステリー、喉頭炎、心気症、炎症、発熱、ジフテリア、脳炎、最近では一九二九年にアヘン依存症の治療に使われたこともある。

で、水疱ができたらどうするのか？　時には、水疱を切り開いてひたすら内容物を出し続けることもあった。一八世紀に英語で書かれた薬物学の論文によると、発泡薬を使って水疱をたくさん作って、「体液を絶え間なく排出しようとした」という。また、時には水疱の内容物を集め、ごくまれにだがそれを患者の体に戻すという怪しい治療も行われていたようだ。

発泡療法なんてやりたくない？　それが賢明な選択だ。あなたは最終的に選択肢④を選ぶことになるだろう。やはり平和が一番だ。

コラム：傷口にはエンドウ豆を押し込め！

時には、発泡療法や焼灼法でも病原を十分に抽出できないときがあった。なにしろ傷口から体液がたくさん出るほど体に良いとされていた時代のことだ。そんなわけで、水疱を破るか、焼きごてで焼灼するかして、皮膚の表面に小さな傷を負わせる。それから、乾燥したエンドウ豆を一粒傷口に押し込む。エンドウ豆は炎症を悪化させ、うまくいけば大量に膿を出してくれる。場合によっては、エンドウ豆の代わりに、もしくはエンドウ豆に補足する形でシートン（皮膚の下に通す糸やひも）が使用された。頭部に問題があるときには、首の後ろに二箇所印をつけ、針でシートンを通した。二箇所の穴は排膿孔となり、ここから膿が出てくる仕組みだ。シートンに樹脂ベースの軟膏を塗って炎症を起きやすくし、毎日シートンを「フロッシング」して化膿を促す。基本的には、バイオリンの弓に精製した松やに（ロジン）を塗り、それを首に縫い込んで動かすようなものだ。傷口から聞こえるのは悲惨な音に違いない。

反対刺激は現代の医療でも

焼灼法は今日でも行われているが、以前ほど凄惨なやり方ではなくなった。一つには麻酔が開発されたおかげであり、もう一つには四体液説がすたれた今、医師が病気を前に途方に暮れてパニックにならなくなったからだ。今や外科医は、現代的な電気焼灼器を正確に使いこなす。かつての焼きごては、何年も加熱されることなく、世界中の博物館に展示されている。

反対刺激効果を利用する治療法は今も健在だ。痛みや鼻づまりの症状には、メントール、カプサイシン、樟脳、サリチル酸メチル（あの独特の冬緑樹の香りがする成分）などが入った軟膏を体に塗って、患者の注意をそらす。これらの軟膏は、症状によって少しひりひりしたり、やけどのような感覚を覚えたりするため、粘膜で覆われている気道や肩関節痛には塗りすぎないよう注意しよう。

発泡療法はすでに医療現場から姿を消したが、それには確たる理由がある。水疱を生じさせても、病原を体外に追い出すことはできないからだ。さらに、スパニッシュフライ入りの軟膏の代わりに、もっと穏やかな筋肉痛の緩和薬が利用されるが、その理由など説明するまでもないだろう。現代の湿布や軟膏は気持ちがいいが、それも体全体を覆わなければの話だ（こうしたミントの香りの軟膏を体中に塗ると、死ぬ可能性がある）。だがこれらの薬は比較的安全だし、水疱からしたたる膿を見なくて済む。

第15章　浣腸

エジプト王に仕えた「肛門の守り人」

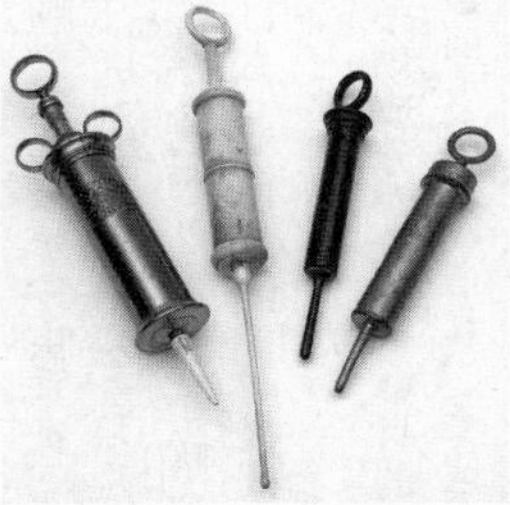

今現在地球上には、重さ三六〇キロの浣腸器が存在する。ロシアにある結腸洗浄で有名なスパリゾート、ジェレスノヴォックには、浣腸器の真鍮像が立っているのだ。あどけない三人の天使たちがかわいらしいしぐさで、高さ約一・二メートルの浣腸器像を空に向かって高く掲げている。まるで天使たちが、肛門を洗浄してあげるよと天上人のお尻を誘っているかのようだ。浣腸に対するわれわれの執着心を、黄金の記念像で表現するとは！

歴史をたどると、かなり初期の頃から人類が腸に並々ならぬ関心を抱いていたことが見て取れる。いつの時代の医者も便秘と呼ばれるけだものと戦い、その手にはしばしば浣腸器という名の剣が握られていた。確かに便秘は誰もが嫌う悩ましい問題だが、浣腸は便秘だけでなく、あらゆる病を治すと考えられていた。

「Enema（浣腸）」の語源はギリシャ語で、「投げる」または「送り込む」という意味だ。この言葉はやがてラテン語で「注入する」という意味となり、浣腸の同義語になった。一七世紀には浣腸は「クリスター」と呼ばれていたが、これはギリシャ語の「洗う」という言葉を語源とする。

これまでに、浣腸器のなかにはさまざまな物質が投入されてきた。水、薬草の調合薬、牛乳、糖蜜、テレピン油、はちみつ、ビール、石けん、ワイン、オイル類などだ。これらは、結核、浮腫、ヘルニア、虫垂炎、うつ病、栄養失調、頭痛（モーツァルトの父親はかつて「頭痛は尻から治す」と言った）、肥満、倦怠、呼吸障害、発熱が伴う症状、性機能障害、沈溺《ちんでき》［水に溺れること］、喀血《かっけつ》など、あらゆる問題に効くとされた。

初期の浣腸器はもっと原始的で、果肉を取り除いたヒョウタン、管のような形をした骨、動物の膀胱などが用いられた。

やがて誰かが薬効成分がその暗い目的地までたどり着くにはどうしたらいいかと思案した結果、「吹き口」がつけられ、そこから息を吹きかけるようになった。この何世紀もの間に、工芸品のように金属や象牙でできた直径三〇センチの浣腸器、装飾を施したポンプがついたチューブ、椅子に座ると液体が上に向かって噴射される仕組みなどが開発された。浣腸液の入ったゴム製の袋に、しなやかなチューブとラバーシリンジを組み合わせた浣腸器は、今も使われており、ほとんどの人は見たことがあるのではないだろうか。

浣腸器も浣腸液もいろんなものが使われた。名高い人も、悪名高い人も、みんながこぞって浣腸していたのだから（ヒトラーは、カモミールティーを飲むのではなく、腸の洗浄に使った。減量効果も期待していたようだ）。では、彼らはなぜそんなに浣腸したがっていたのか？

なぜそんなに人気だったのか？

人々が浣腸をやりたがったのは、「自家中毒」という概念があったからだ。糞便には毒素や有毒な物質がたくさん含まれていて、これが体に害を及ぼすと考えられていた。今となっては腸から毒がまわることはないと知られているが、それがわかるまでに数千年もの時間がかかったのだ。

古代エジプト人は糞便を「whdw」と呼んだ。「whdw」とは糞便に含まれる腐敗しやすい成分のことで、これが病を引き起こすと考えられていた。紀元前五世紀頃、歴史家のヘロドトスの記録によると、彼は一か月に三日は催吐剤や浣腸を使ってこの腐敗成分を体外に排出していたようだ。ほぼ同時期を生きたヒポクラテスも「結腸内にたまった未消化の食べ物から有毒ガスが放出され、これが病を引き起こす」と語ったという。

その後二世紀にはガレノスが、体液が腐敗した場合は、腐った体液を排便によって出すと良いと主張した。さらに、これらの腐敗した分子が空気中に漂い、病気を引き起こすという理論まで生まれた。病原となるこの「毒気」は腸内で発生するだけでなく、悪臭を放つ沼地や腐りかけの野菜からも放たれ、空気中に漂うと考えられていた。毒気は単に「悪い気」とか「夜の気」などと呼ばれることもあったが、コレラやペストなどさまざまな伝染病の原因だと見なされていた。この概念は広く信じられ、何百年も続いた。シャーロット・ブロンテの小説『ジェーン・エア』では、「霧と霧によって生み出された疫病」が蔓延《まんえん》する地域で育った孤児たちの半数が、チフスにかかって死亡する。『大草原の小さな家』では、インガルス家の母キャロラインが、夫のチャールズにスイカを食べてはいけないと注意する。というのも、「スイカは夜の気にあたって成長する」ため、瘧《おこり》にかかる恐れがあると心配したからだ（瘧とはマラリアのこと。「マラリア」という言葉は、もともとイタリア語の「悪い気」という言葉を語源とする）。すでに何人もの入植者たちが瘧で倒れていた。チャールズは結局スイカを食べたが、死ぬことはなかった。

便秘すると体内で腐敗が起きるのではないかという発想は、わからなくもない。ほとんどの人は排泄物を嫌っているし、おまけにその不快な便は体内で生み出されるのだから、便自体が危険な物質に違いないと考えたのだろう。もし糞便が長時間結腸にとどまり、便通も滞りがちになると、この有害な毒素が腸から体内へと侵入するかもしれない。この腐敗しやすい成分はやがて血液循環に吸収されて、発熱、膿、精神障害、出血を引き起こすかもしれない。それがやがて世界大戦に発展し、エイリアンの侵略をも……と妄想はふくらむ。

一七〇〇年代には、ヨハン・カンプ医師があらゆる病は宿便が原因だと声高に主張した（宿便とは、結腸に詰まったまま乾いて堅くなった便のこと）。そのため、浣腸を使ってすみやかに宿便を出せば、病気にかかる可能性も低くなる、とされた。

少なくとも、それが彼の理論だ。

一八〇〇年代には、「プトマイン」は危険だという認識が広まり、人々はますます腸内で悪が暗躍していると信じ込むようになった。プトマインとは肉類が腐敗することで生じる有毒成分のこと。そのなかに含まれるプトレシンやカダベリンが悪臭を放ち、深刻な病を引き起こすと考えられていた。そして腸内で細菌が有機物を消化する際にも、副産物としてプトマインが発生すると不安視されていたのだ。プトマインの語源は、ギリシャ語で「死んだ体」や「死骸」を意味する「ptōma」。食べ物が原因の病はほぼすべて、プトマインによるものと見なされた。それは食中毒を引き起こし、宿便にも含まれていると考えられた。

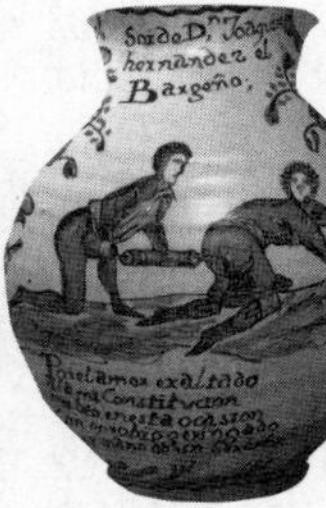
Sodo D. Joaquin
hernandez el
Baxgeño,
Porelamos exaltado
de mi Constitucion

スペイン製の花瓶（1600年代）。「ホアキン・エルナンデス氏の壺。自分の健康に心を砕くあまり、不面目にも召し使いの手で浣腸器を挿入されてしまった」と刻まれている。

このような誤った認識のせいで、便は健全な消化活動によって生み出されたものではないし、宿便そのものが病気をもたらすと危険視されるようになった。病気の根本的な原因が汚物なら、直腸を清潔にすればどんな病気も治りそうだし（確かに、その場合もよくある）、病気の予防にもなりそう、というわけだ。

だが問題が一つある。プトマイン理論は間違っていることだ。食中毒を引き起こすのは細菌とその毒素であって、プトマインではない。かくしてこの理論はやがてすたれていくことになる。手を洗うのはどうか？　――感染予防に効果的だ。では結腸を洗うのは？　――それはあまり効果がない。

自家中毒説の他に、四体液説という根強い説もあった。過去何百年もの間、「浣腸、瀉血、下痢」はあらゆる病の治療に用いられ、とりわけ黒胆汁（メランコリー気質）が過多で元気がないときは浣腸が効果的とされた。胆汁の流れを良くする鍵は肛門にある、というわけだ。体の不調は何であろうと、浣腸で治ると思われていたのだ。

浣腸の人気があまりに高かったため、一六七三年に劇作家のモリエールは『病は気から』（岩波文庫）という戯曲のなかで、浣腸を揶揄《やゆ》してみせた。「水腫を治すにはどうしたらいいか？」、「喘息は？」、「病気が長引く患者は？」などと質問されるたびに、医者は「浣腸を与え、次に血を抜き、続いて下剤をかけます。それからまた血を抜き、下剤をかけ、続いて浣腸を与えます」と答える。

この場面はおもしろおかしい一方で、近代医学と、長年万能的な治療法とされてきたこの三つの療法を辛辣に風刺している。

生涯に二〇〇〇回も浣腸をしたルイ一四世

古代エジプトでは、健康と消化機能に対する関心がきわめて高かったため、浣腸は生きていくのに不可欠なものとされた。紀元前一六〇〇～一五五〇年頃に書かれた記録には、浣腸のことや、エジプト王たちにはヘルスケア専門の召し使いがいたことが書かれている。この召し使いたちは「肛門の守り人」と呼ばれて尊重された。笑ってはいけない。現代と違って、古代エジプトでは下部消化管の健康は冗談にならないほど重要視されていたのだ。

ヒポクラテスも、マラリア患者が高熱に見舞われたときや、高熱期と無熱期を交互に繰り返したとき（間欠熱）には、浣腸が効くと言って推奨した。浣腸しても治らないときは、「沸かしたロバの乳を飲んで、下痢を促しなさい」とのことだ。二世紀の記録には、喀血した女性を看病するガレノスの記述がある。ガレノスは、女性の体をさすってアヘンを与えたあと、「シャープな浣腸器を持ってこさせた」という……。

中世に入ると、浣腸器や浣腸する場面を描いた絵画が初めて描かれるようになった。

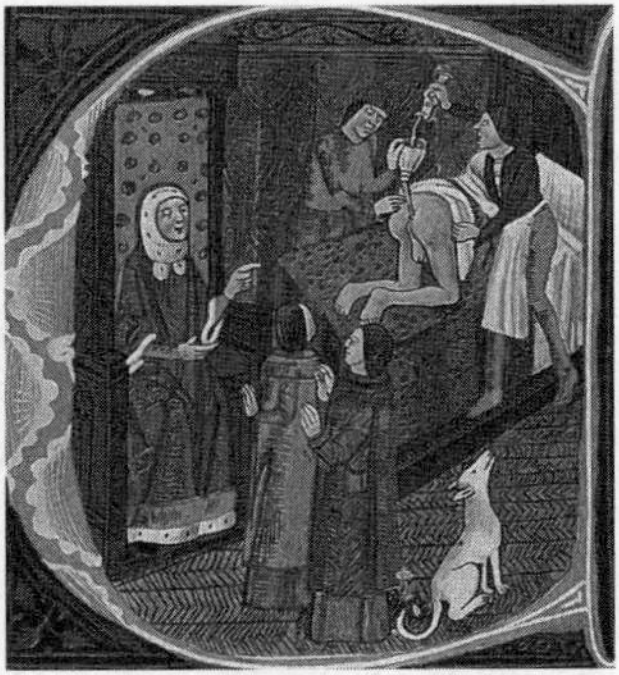

ギリシャの医師ガレノスが患者に浣腸をする場面。犬がおもしろそうに見ている。

一五世紀のある絵には、ガレノスが漏斗を使って患者の直腸に液体を流し込んでいる様子が描かれている。室内では人々がうろうろし、近くでは一匹の犬が吠えているか、もしくは笑っている——どちらなのかはわからない。

浣腸器は一五〜一六世紀のフランスで流行し、必需品となった。王族たちが浣腸器を愛用したことが人気を後押ししたようだ。噂によると、フランス国王ルイ一四世は生涯に二〇〇〇回も浣腸を楽しんだらしい。二〇〇〇回とは！　フランスで浣腸が大ブームだった頃には、人々は「健康を維持するために」一日三回も浣腸していたという。浣腸がいかに日常的に行われていたかは、マーガレット・オブ・ヨークの有名なエピソードからも読み取れる。夫人は召し使いをドレスのなかに入れて、浣腸をさせたのだ、それも国王の前で。もちろん、浣腸はドレスの下で慎ましやかに行われたが。いずれにせよ、あなたは自分がルイ一四世時代の貴族でも、浣腸を担当する召し使いでもなくて良かったと、ホッとしたのではないだろうか。

コーヒーを直腸に注入して肝臓を洗おう！

一八〇〇年代後半になると、あやしい業者らが自家中毒を心配する人々につけ込んで、いろんな商品を売り込もうとした。オルシヌス・バートン・ジェイミソンは、顧客に対して腸内には「毒素が集まる病原菌の巣がある」と恐怖心をあおっては、〈本格的結腸クレンザー〉だの、馬蹄型の〈体内噴水洗浄器〉だのを売りつけた。熱心な患者は、〈ウエスト・グラビタイザー〉などの傾斜台に縛り付けられ、浣腸剤が奥まで浸透するよう頭を下に傾けて浣腸を受けた。

また、ヤングという医師は、便秘対策を別方向から考えた。ヤングが開発した留置型の直腸拡張器（「第22章　セックス」を参照）は、ペニスのような形をした短い棒であり、これを肛門に入れて穴を拡張させる仕組みだった。挿入する器具のサイズを大きくしていけば、肛門が拡張して便秘も痔も治る、という理屈だ。

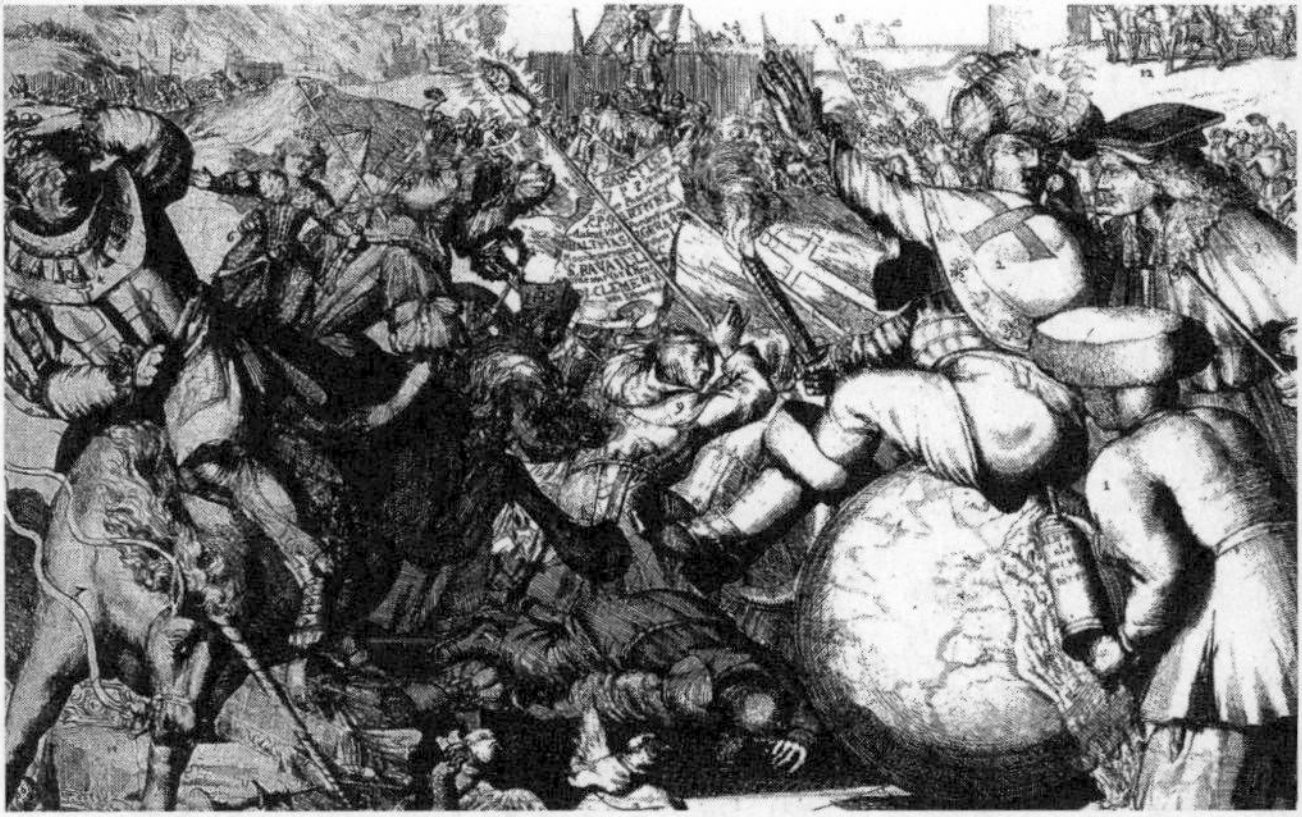

17世紀のフランスは、ユグノー（プロテスタント）が反乱を起こして混乱状態にあった。そのさなか、ルイ14世は世界の中心に居座りつつ浣腸を受けていた。

さて、ここでちょっとチャールズ・A・タイレル医師（一八四三〜一九一八年）の話を紹介しよう。あやしい便秘対策商法で名をはせた王様的存在だ。まずは彼の体験談を聞いてほしい。医師になる前、彼はニュージーランドや南アフリカ、極東を始めとする異国情緒漂う国を旅してまわったという。旅先では現地の人たちと食事を共にし、ジャングル熱（マラリアの一種）、腸チフス、赤痢などにもかかった。さらに、インドでは銃で撃たれて麻痺も患った。

だが、一八八〇年に二度目の発作で麻痺が起きたとき、ふと浣腸で治るのではないかとひらめいた。そしてある内科医が書いた論文を読み、浣腸があらゆる病に効く万能薬だと知る。そして何年も自己治療を行って麻痺が完治すると、肛門学的なひらめきを得る。ニューヨーク市に〈ハイジェニック・インスティテュート〉を設立して、「あらゆる病気の原因は一つしかない」、それは便秘だと宣言したのだ。

さあ、浣腸の出番だ。

タイレルは、手垢のついた自家中毒説を引き合いに出して、癲癇発作、関節痛、コレラ、赤痢などの疾病は、消化器官から発生する毒気が原因であり、究極的にはこの毒気を体外に排出するしかないと主張した。当時の浣腸は、ゴム製の袋に薬液を入れ、患者を傾斜台に乗せて頭を下に傾け、肛門にチューブかノズルを挿入して重力を使って薬液を体内に注ぎ込む、というのが一般的だった。

だが、タイレルの〈J・B・L・カスケード〉は一線を画していた。ちなみに、J・B・Lは「ジョイ、ビューティ、ライフ」の頭文字から取った表現だ。それは五リットルもの液体が入ったゴム製の大きなタンクで、これを使えば「体内洗浄」が可能になるという。容器の真ん中にはノズルがついていて、健康になりたい人はこのノズルを肛門に挿入しながら容器の上に腰を下ろす。すると体の重みでタンクに圧力がかかり、内部の液体が肛門に向かって噴射される仕組みだ。何度でも好きなだけ噴射できる。

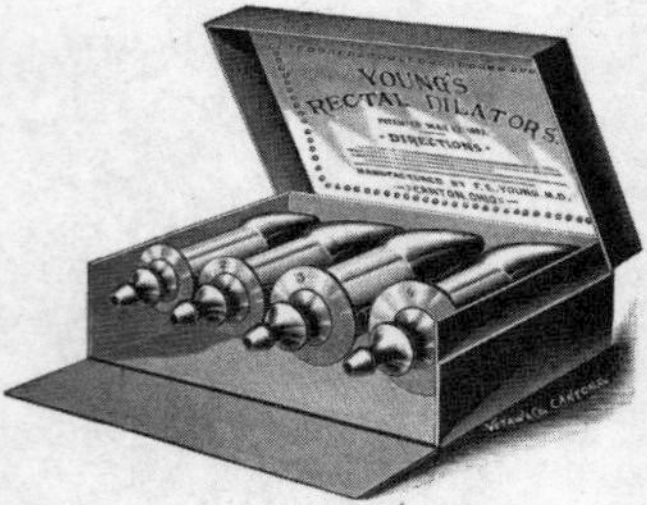

留置型の直腸拡張器。これで痔を治す？　無理です。

タイレルはこの器具を週四回以下の頻度で使うことを推奨すると共に、満足した顧客の感想を引用してこの商品を宣伝した。たとえばある男性の妻は、家が火事になったときに、この座式浣腸器を——しかもこれだけを——持って外へ逃げたという。……この家に子どもがいなかったことを願うばかりだ。別の男性は、娘の結婚祝いにこの座式浣腸器を贈ったそうだ。なんと美しく、生々しい話だろうか。まことに残念ながら、今となっては小売店の結婚祝いのギフトコーナーに行っても、この商品は販売されていない。

二〇世紀になると、ドイツ生まれの内科医マックス・ゲルソンが、デトックスキャンペーンを牽引《けんいん》して大儲けした。医師になったばかりの頃、ゲルソンが野菜・果物中心の食事を実践したところ、偏頭痛がなくなり、皮膚結核のやっかいな症状も治まったという。そして、病気の原因は体内にたまっている環境汚染物質だと主張したのだ。一九二〇年代には、この食事療法（ゲルソン療法）はがんにも効くと言い出し、患者に野菜ジュース、ビタミン類、膵酵素《すいこうそ》サプリメントの摂取、コーヒーとひまし油の浣腸、オゾンガスを直腸に注入する療法を勧めた。なぜコーヒー浣腸なのか？　コーヒー浣腸をやると肝臓の毒素を排出できるからだ（もちろん事実ではない）。

最終的にゲルソンは不可解な死を遂げた

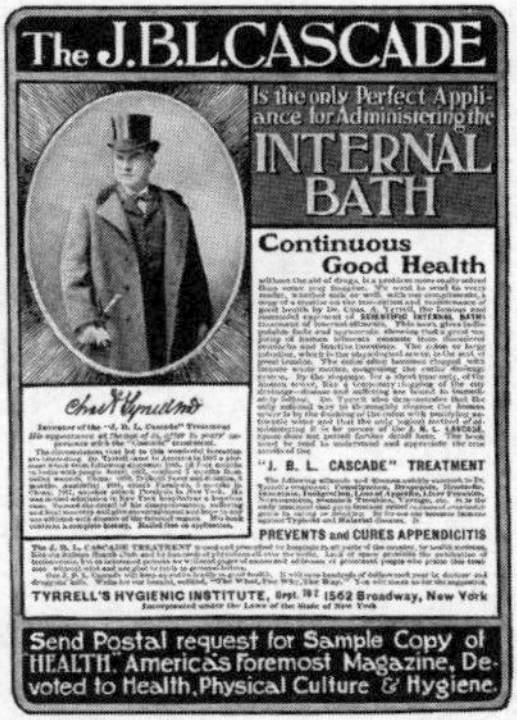

浣腸噴射で「ジョイ、ビューティ、ライフ」を実現。

が、彼の娘は死因はヒ素中毒だと主張した。にもかかわらず〈ゲルソン・インスティテュート〉は、今もゲルソン療法を宣伝してまわり、大勢の人々にコーヒー浣腸の効果を信じ込ませようとしている。

浣腸には本当に効果があるのか？

自家中毒の概念は今も根強く残っている。人々は今も、科学的根拠もないまま、「デトックス」という名目で結腸洗浄療法を受け続けている。確かに浣腸で便秘が改善するため（治るとは限らないが）、医学界では今も便秘と言えば浣腸という有様で、浣腸器はどこでも手に入る。直腸とS状結腸は液体や薬剤を吸収できるため、座薬も開発された。変わったのは、浣腸を合法的に行う理由だ。

病気の原因がより正確に解明された今、四体液説に基づく治療法と「瀉血、下剤、浣腸」療法は、非科学的だと見なされるようになった。プトマインによる自家中毒という説もすたれ、今やほとんどの人が、食中毒を引き起こすのはサルモネラ菌や大腸菌などの病原菌だと知っている。

一九一二年、アーサー・J・クランプ医師は、『JAMA（米国医師会雑誌）』に投稿した記事のなかで、タイレルとその座式浣腸器を厳しく批判した。広告文には、医師ではなく、特許医薬品メーカーや故人の言葉が掲載されていたからだ。〈ハイジェニック・インスティテュート〉を設立したとき、タイレルは医師を名乗っていたが、彼が実際に医学の学位を取得したのは何年も後の五〇代のときで、しかもエクレクティック・

メディカル・カレッジという怪しげな大学から授与された。そこがハーバード大学ではないことは確かだ。

さらに一九一九年には、ウォルター・C・アルバレス医師が『JAMA』の論文のなかで、自家中毒は間違いだと証明した。アルバレスは、一部の医師たちが高血圧、子宮がん、腎臓病などへの影響を無視して、万病の元として便秘対策だけに注力していると激しく非難。さらに腸壁は毒素がどんどん侵入するほど穴だらけではないし、結腸細菌叢はメリットこそあれ、害はないと付け加えた。医師は「患者の恐怖心をあおる」前に道理に耳を傾けるべきであり、「プロセスを省きたがる外科医」の主張は無視するべきだと訴えた。

にもかかわらず、口コミと巧みなマーケティングのおかげで、腸内の毒素を排出して浄化するというコンセプトの下、浣腸は今も業界のドル箱のままだ。結腸神話は、人類の意識に残り続けると言っても過言ではないだろう。コーヒー浣腸でがん治療を行うというゲルソンのアイデアは今も健在で、代替療法のセラピストは、コーヒー浣腸を積極的に治療計画に盛り込んでいる。米国立衛生研究所が、従来型の化学療法を受けた膵臓がん患者の方が長生きすることをデータで証明したにもかかわらず、コーヒー浣腸の愛好家はいなくならない。

だが、ここはヒポクラテスに敬意を表すにとどめて、熱々のコーヒーで浣腸するのだけはやめておこう。

第16章　水治療法

それは拷問か、矯正か

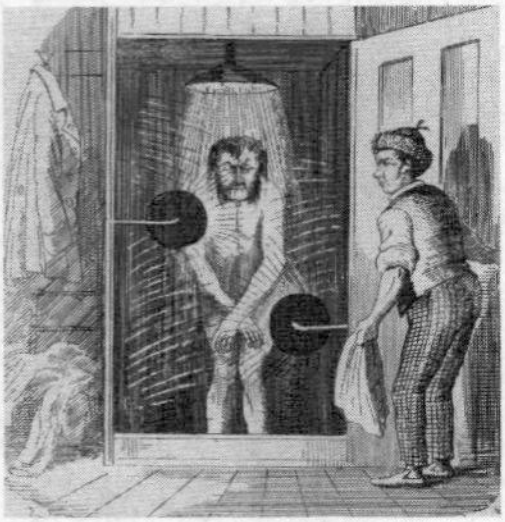

一八〇七年に父親が失明したとき、ヴィンチェンツ・プリースニッツはまだ八歳の少年だった。四年後に兄が死亡するという二度目の悲劇に見舞われると、彼は家族の面倒を見るために、オーストリアの高山地帯で農業を手伝わなければならなくなった。

ある日、一七歳になったプリースニッツが荷馬車にオーツ麦を積んで近所の農場に運んでいると、突然馬が何かに驚いた。彼が荷馬車から下りて馬をなだめようとすると、馬は後ろ足でプリースニッツを蹴った。彼は前歯を何本か折られたうえに道に投げ出され、ごろりと動いた荷馬車の下敷きになった。肋骨が何本か折れ、内臓も圧迫されて重傷を負った少年は、あまりの痛みに意識を失った。

プリースニッツが目を覚ますと、外科医の治療を受けているところだった。医師は彼に瀕死の状態だと宣告する。運が良ければ生き延びられるとしても、後遺症が残るだろうと。

だが、ヴィンチェンツ・プリースニッツはオーストリア生まれの生粋《きっすい》の荒くれ男だった。そう簡単にあきらめるわけにはいかない。折れた肋骨には温湿布が巻かれていたが、それは痛みを悪化させているだけだった。プリースニッツは温湿布を剝ぎ取ってベッドから起き上がると、木製の椅子に腹を乗せ、深呼吸してから、全力で椅子に腹を押しつけた。

この方法はうまくいった。少年は自分で肋骨を元の位置に戻し、内臓にかかっていた圧力から解放された。

ベッドに横たわって乱暴な自己治療からの回復を待つ間、プリースニッツはある日の午後に森で見かけた光景を思い出した。怪我をした鹿が、冷たい湧き水のところに何度も戻ってきては傷口を水につけていた光景だ。自分も同じような状況にあると考えた彼は、冷たい水に浸けたタオルで患部を冷やしたあと、医師の勧めに従って熱い湯につけたタオルで患部を温めた。この温冷を何度も繰り返す一方で、冷水をたくさん飲み、包帯をこまめに取り替えた。

現代の私たちは驚かないだろうが、プリースニッツは感染症にかかることも、発熱が長引くこともなく、事故から数日後には怪我の状態も落ち着き、農場の管理をしに行けるほどにまで回復した。

本人は意識していなかったが、プリースニッツが発見したのは「冷水の治癒力」だった。こうしてできた「水治療法」は一九世紀前半の医学界に急速に広まり、さらにプリースニッツに富と名声をもたらすこととなった。

どんな病も冷水で治してしまう少年

現代の私たちは、プリースニッツの治療法は理にかなったものとして受け入れるだろう。水をたくさん飲む？　包帯をこまめに取り替える？　傷口を清潔にする？　もちろんだ。だが彼が若かった頃には、どれも当たり前ではなかった。

一八二二年、プリースニッツは家を建て直して療養所を開設し、〈グレーフェンベルク水療法所〉と名づけた。瀕死の状態でありながら自分を治療し、どんな病も冷水で治してしまう少年の噂は、オーストリアのアルプス山脈を越えてまたたく間に広まった。

プリースニッツの元には大勢の患者が押し寄せ、療養所は大繁盛した。このことからも、一九世紀初頭のヨーロッパの衛生状態がいかにひどかったか予想できる。「水浴びの回数を増やしましょう」と患者にアドバイスするだけで、医師として成功できるなんて、一体どんな時代だったのか。プリースニッツの療養所には、間もなくヨーロッパの王族も治療を受けにやってくるようになった。

ヨーロッパでは水療法を模倣する者が続出した。イングランドでは、営利目的の水療法の専門施設、「水治療施設」が次々と開設されて、ビクトリア朝時代のさまざまな知識人の注目を集め、絶賛された。歴史家のトーマス・カーライル、作家のチャールズ・ディケンズ、詩人のアルフレッド・テニスンなど、そうそうたる顔ぶれだ。

多少の違いはあるものの、どの水治療施設も基本的に「水浴びの回数を増やして、水をたくさん飲む」ことを重要視していた。だが、具体的な治療法は各施設によって違いがあった。水浴びと水分補給は、それ自体は体に良いことだったが、インチキ療法士の手にかかると、水治療法も本来あるべき形からそれて、危険な荒療治となることもしばしばだった。一九世紀の水治療施設で行われていた治療法をいくつか紹介しよう。

・**冷たいシーツ**：これは、高熱性疾患の症状を見てひらめいた治療法と思われる。冷水に浸けたシーツをしっかりと患者の体に巻き付けた後、患者を寝かせる。シーツが乾いてきたら、今度は体にしっかりと巻き付けられた布で体が温まり、汗がどんどん出てくる。最後にシーツを取って患者を冷水プールに放り投げ、引き上げたら今度はごしごしと水気を拭きとる。この冷→温→冷療法は目を覚ますのにはうってつけだが、風邪を引いているときや熱があるとき、要するに体調が悪いときはあまりお勧めできない。

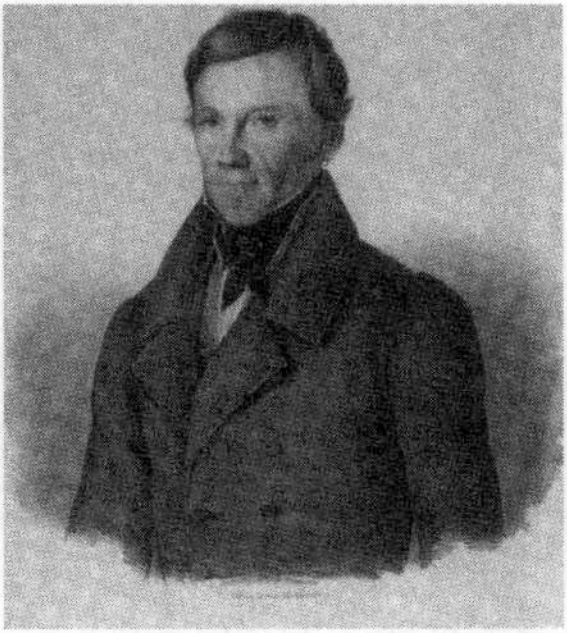

荒くれ男風のヴィンチェンツ・プリースニッツ。

・**ウエットドレス**：施設によっては、患者たちは冷たい水に浸けたゆったりしたガウンを身につけて、施設内を歩きまわることができた。こうして誕生したのが「ぬれたTシャツ」という長年人気のファッションだ（もっとも、ビクトリア朝時代の風紀基準に従って、男性の棟と女性の棟は別々に分かれていた）。患者はときにはぬれたドレスのまま眠ることもあったという。

コルセットで腰を締め付けてペチコートをはく時代にあって、このゆったりしたドレスは人気を博し、やがて新しい女性のファッションアイテム、「ブルマー」が誕生することになる（女性解放運動家のエリザベス・スミス・ミラーとエリザベス・キャディ・スタントンが、ウエットドレスを外出着にもなる衣服に仕上げた。それをジャーナリストのアメリア・ブルーマーが雑誌で頻繁に取り上げて絶賛したため、彼女の名前にちなんでブルマーと名づけられた）。ウエットドレスを着ることで得られる唯一の利点は、体を締め付けるコルセットから解放されてくつろげることだった。温冷療法は、このゆったりしたドレスを楽しむための我慢大会だと思うしかないだろう。

・**冷水シャワー**：現代の読者は、冷水シャワーと聞いても驚かないかもしれないが、一九世紀の患者にとっては衝撃でしかなかった。なにしろ当時は「一月に入浴したから、しばらく体を洗わなくても大丈夫！」と堂々と言えた時代だ。シャワー文化などない。水治療施設によっては、冷たい川の水をパイプで汲み上げて、患者の頭上よりもさらに三メートル高い場所からドバドバと流した。床に倒れてぺちゃんこになったかわいそうな患者もいたそうだ。冬になると（ちなみに、水治療施設には冬休みはなかった）、患者は落ちてくるつららをよけなければならなかった。水治療施設での冷水シャワーは、生き延びるだけで大変だったのだ。

・**冷水浣腸**：お察しください。

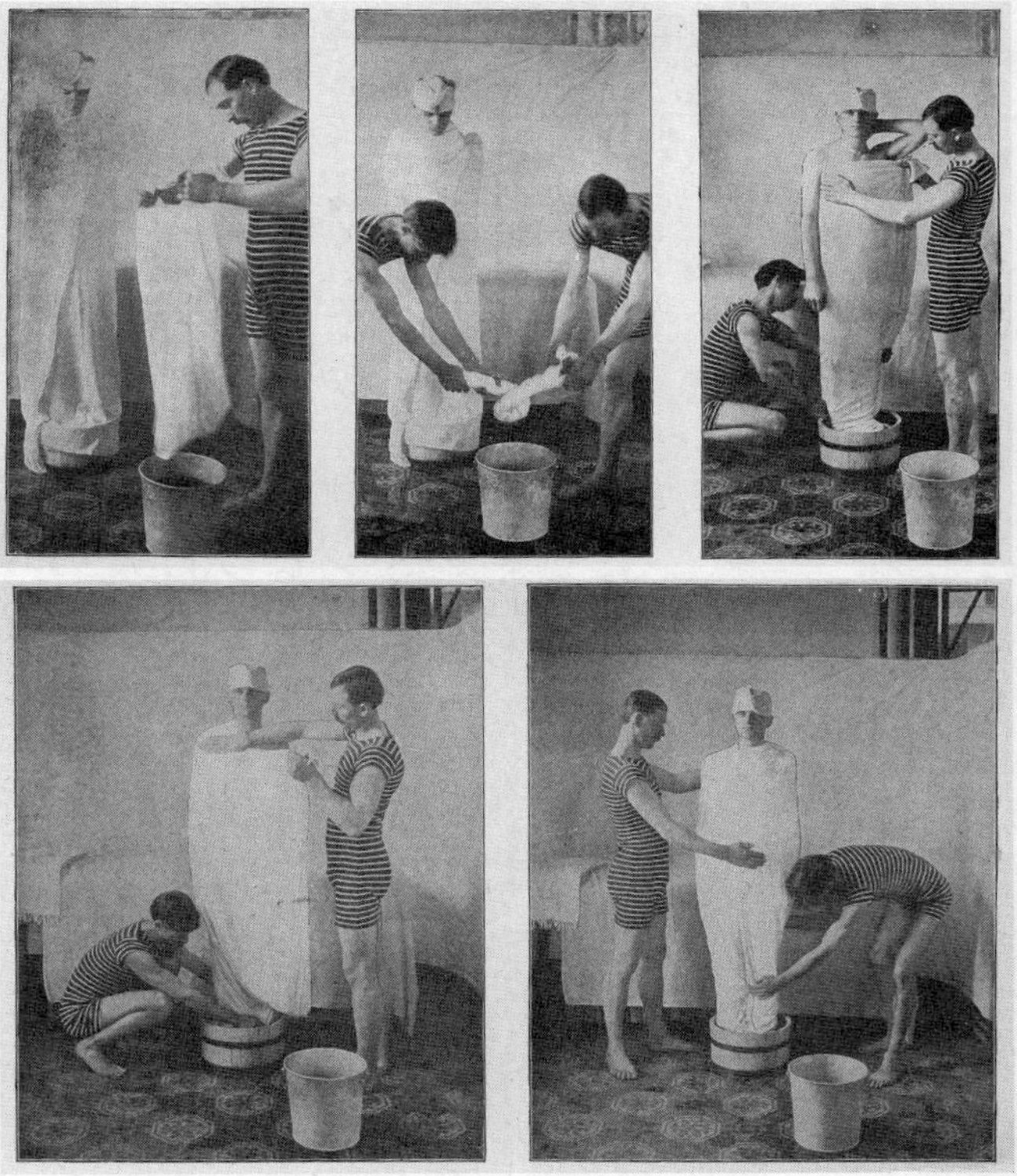

このように冷水に浸けたシーツを患者に巻き付けた。

コラム：クローン病を患っていたチャールズ・ダーウィン

チャールズ・ダーウィンは水治療法を積極的に受けたことで知られる。この科学者は診断未確定の謎の病により、生涯不可解な症状に悩まされ続けた。何とかしようと、ダーウィンは多くの時間をさいて、水治療法を含めた新しい治療法を試した（ダーウィンの病名は、長い間医史学者たちにとって謎だったが、今では多くの専門家がクローン病だったと結論づけている）。

ダーウィンは水治療施設で受けた治療について次のように書いている。「水治療法は確かに私に作用しているが、その仕組みはまったくわからない。水治療法には脳の働きをおそろしく鈍くする効果があり、私などは自宅を出て以来何一つ考えられない状況だ」

種の起源を解き明かすことに生涯を捧げた学者から、絶賛の言葉が寄せられたようだ。

食事も排泄も数週間お風呂の中で

水治療施設での施術の多くは心地よいものではなかったが、少なくとも患者は自ら進んでこの治療を受けた。自らの意志で入所し、退所することもできた。だが、一八～一九世紀に精神科病院に入院していた患者たちには、治療法を選ぶ自由などなかった。精神科病院の患者たちは、恐怖心を植え付けるだの、行動を「矯正」するだのといった目的で、繰り返し冷水を浴びせられ、浴槽で溺れそうになることもあった。

一九世紀に入ると、精神科病院の医師たちにも比較的文明的な考え方が浸透し、処罰的でないやり方で水治療法を行うようになった。少なくとも彼らは人道的なつもりだったようだ。彼らはさまざまな水治療法の技術を駆使して、患者を落ち着かせたり、脳にショックを与えて狂気を追い出そうとしたり、異常な興奮状態を抑えようとした。たとえば次のような水治療法が行われたが、患者の方は処罰だと感じていたかもしれない。

・**冷水かけ**：「アメリカ精神医学の父」と呼ばれたベンジャミン・ラッシュが推奨した治療法。「精神錯乱状態に陥った患者をコントロールする」には、上着の袖に冷水を流し込むと良いそうだ。

・**長湯療法**：あたたかい浴槽に浸かったまま、出られなくなった状況をイメージしてみよう。患者を浴槽に入れたあと、三五～四三度程度のお湯を絶え間なく注ぎ込む。その後、一つの穴が空いたシートで浴槽を覆い、その穴から患者の顔を外に出させる。患者は数時間から数週間浴槽に浸かり続ける。

スウェーデン人の看護師がこの療法について次のように語っている。「一度の入浴で、患者は数週間ほど浴槽のなかで生活します。眠るときもです。私たちが彼らに食事と飲み物を介助します。……もちろん、排尿と排便も水に浸かったまま行います。……一部の患者はこれでおとなしくなりますよ。嘘じゃありません。長湯療法でくたくたに疲れてしまいますから」

・**灌水浴**《ドゥーシュ》：「ドゥーシュ」と言っても、あなたの頭をよぎったものとは違う［ドゥーシュは英語で膣洗浄の意味］。こちらのドゥーシュは灌水浴と言って、患者を拘束して、頭上から冷水を流し続ける療法だ。患者が心の底から恐れた治療法で、失神する者、嘔吐する者、ぐったり疲れてしまう者、ショックを受ける者などが続出した。

・**下腹部灌水浴**《ドゥーシュ》：生殖器に向けて高圧水を放水する治療法で、先ほど紹介した「ドゥーシュ」よりもずっと心地良い。一九世紀にはヒステリーなどの「女性特有の病気」と診断される人が大勢いたが、このような女性患者の治療にしばしば下腹部灌水浴が用いられた。患者にオーガズムを与えておとなしくさせる目的で行われたが、当時の施術者たちはそのような表現を用いることはなかっただろう。

一八四三年にあるフランス人医師が、この治療法が女性患者の間で人気だったと書き残している。「組織に冷水を噴射すると、皮膚がほてり、精神的に落ち着きを取り戻すなどして（オーガズムをかくも上品に表現するとは！）、多くの患者はその感覚を気持ちよいと感じる。通常の噴射時間は四～五分程度だが、それ以上噴射しないよう注意する必要がある」

・水浸し療法：二〇一四年のアイス・バケツ・チャレンジを憶えているだろうか？　筋萎縮性側索硬化症（ALS）の研究を支援しようと、著名人らがバケツに入った氷水を頭からかぶって寄付を募った。水浸し療法はアイス・バケツ・チャレンジの強制版で、正当な理由がないのに、患者がうんざりするほど繰り返された。

・水責め：患者の頭上にバケツをセットし、そこから患者の額の特定の部位にゆっくり水をポタポタと落とす仕組み。そう、拷問の「水責め」とまったく同じやり方だ（英語では「中国式水拷問」と表現されるが、正しくは、一五〜一六世紀のイタリア人がこの拷問装置を作ったと言われている）。

朝食前に水を三〇杯

水治療施設での典型的な治療法として、患者は大量の冷水を飲まされた。現代人の私たちは、医師から「一日に水を八杯飲みなさい」と勧められるが、これは元々水治療法の発想だったものを、ほどほどに飲む量を抑えたに過ぎない。ある施設では、患者はグラス三〇杯もの水を飲まされていたという――それも朝食前に（！）。

言うまでもなく、どこかのインチキ療法士が、この飲水療法を名案だ、これをさらに発展させようと考えるのは自然なことだった。たとえばフェレイドン・バトマンゲリジ医師は、一九九二年に『病気を治す飲水法』（中央アート出版社）を出版してベストセラーとなった。バトマンゲリジは常々、「痛みを伴う多くの変性疾患、喘息、アレルギー、高血圧、肥満、さらにはうつ病を含めた心の問題」が起きるのは脱水症状が原因だと主張していた。どうすれば治るのかって？　水を飲みなさい、それもたくさん。

バトマンゲリジは、飲水法を生み出した経緯を力強い言葉で語った。イラン出身の彼は、一時期イランの政治犯収容所に収容されていたときに、看守たちから他の受刑者たちを診察するよう命令されたという。きちんとした医療器具も薬もなかったため、唯一手元にあった水を使うことにした。その結果彼は、体が痛むのは体がもっと水がほしいと訴えているからだとの結論に至った。かくして水はバトマンゲリジにとってあらゆる疾患を治す万能薬となった。

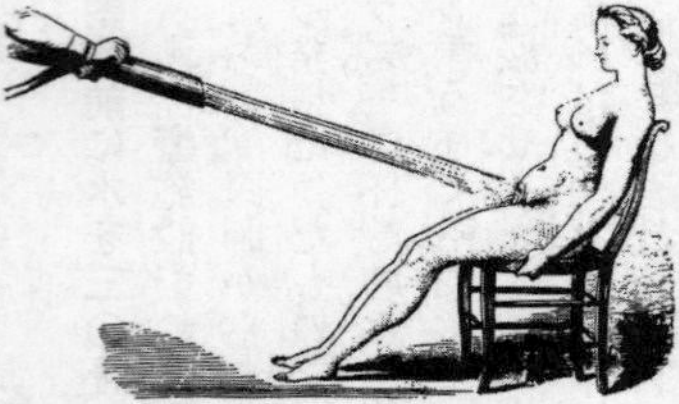

下腹部灌水浴は女性の間で人気だった。

しかし、この医師の科学的見解はやや的外れだった。著書のなかで彼は、摂取した水は体内で「水力エネルギー」を発生させ、これが脳や体にとって重要なエネルギー源となるという、まったく根拠のない主張を展開しているのだ。さらに彼は幅広く医学を研究してきたと主張しているが、他の医師が彼の実績を調べたところ、確認できない実績がいくつもあったという。おまけにこの著書には、水を飲めば重病が治ると書いてあるが、その因果関係にはまったく科学的根拠がない。

にもかかわらず、バトマンゲリジの著書は一九九〇年代にベストセラーとなり、その人気は今も衰えることなく、増刷を重ねている。

バトマンゲリジに続いて登場したのが、〈ミレニアム・オキシジェン・クーラー〉だ。二〇〇〇年初頭に発売されたこの装置は、水道水に酸素を溶かして高濃度酸素水を生成できると大々的に宣伝された。この冷却装置で作る水の溶存酸素量は、通常の水道水の六倍も高いと豪語している。水の溶存酸素量が高くなると、血液細胞により多くの酸素が行き渡るため、「病毒を持つ細菌、病原菌、ウイルスに対する体の抵抗力が高まる」という。さらに高濃度酸素水は「体内に蓄積された老廃物や毒素を排出してくれる」。おまけにこの装置のメーカーは、「大気中に占める酸素の割合は、大昔の頃よりもはるかに低くなっている（一万年前は三八％だったが、今や二一％まで下がった）」という不可解な説も主張している。

落ち着こう。そもそも、地球の大気に含まれる酸素量は一万年前とほぼ変わっていない。おまけに人間の体は、水から酸素を抽出することはできない。抽出できる方が都合はいいのだろうが、人間は魚ではない。

酸素をもっと取り込みたい人のために簡単な方法を紹介しよう――深呼吸するのだ。

コラム：ミネラルウォーターは体に良い？

二一世紀には誰もがペットボトル入りの水を飲むようになり、二〇一五年には飲料水の市場規模は一五〇億ドルにまで拡大した。この傾向も一九世紀の医学に端を発している。一八〇〇年代後半、アメリカ人は国内五〇〇箇所以上の水源から湧き出る水を何リットルも飲んでいた。彼らは病の治療のために飲んでいたのだが、水はとりわけ「神経の消耗」、今で言う「ストレス」に効くと言われていた。

ミネラルウォーターの人気が高まったのは、自然から湧き出る水には薬効があるとか、粗悪な水道水よりはるかに体に良いという考え方が広まったからだ（一九世紀後半の都市部の衛生状況を考えると、この意見はあながち間違ってはいない）。医師は患者に、比較的体調の良い日にはミネラルウォーターを一日にグラス二〜四杯ほど飲むよう勧めた。

だが、ミネラルウォーターに薬効があるという説は、実際には科学的根拠がない。一八一八年、米国医師会が「いなかの政治家や夢見がちな老婦人がミネラルウォーターには薬効があると主張しているが、医療現場ではどんなミネラルウォーターも薬として受け入れることはない」という批判的な記事を発表。飲料水メーカーは猛反発したが、この打撃は痛かった。

その結果、瓶入りのミネラルウォーターはすたれていったが、一九八〇年代に人気が復活することとなる。一九七〇〜八〇年代にアルコール飲料をがぶ飲みしていたアメリカ人たちは、一〇年間の二日酔い生活にうんざりしたらしい。就寝前に強いアルコール飲料を飲む代わりに、ペットボトル入りのミネラルウォーターを飲むようになったのだ。就寝前に水を飲む習慣は今も続いている。

現代のスパ施設はここから生まれた

水治療法の理論の多くは今も健在だ。私たちが頻繁に入浴するのも、もともとは水治療法がきっかけだった。二一世紀を生きるアメリカ人なら、シャワーもお風呂も入らずに一日を過ごすのには抵抗があるだろう（昔と比べてどれだけ意識が変わったかを知っていただくために、一八三五年に『ボストン・モラル・リフォーマー』誌宛に書かれた読者からの手紙を引用しよう。「この冬は三週間おきに温かいお風呂に浸かりました。一年を通してこの頻度だと入浴しすぎでしょうか？」とある）。そして今や誰もがゆったりした服を着るようになった。現代のスパ施設はもとより、ジムやスポーツクラブにあるジャグジーやサウナなども、一九世紀の水治療施設の名残なのである。現代医療では毎日たくさん水を飲むよう勧められるのも名残の一つに数えられるが、一日に飲む水の量はどれぐらいがいいのかは今も議論の的となっている。

インチキ療法の参入によって混乱が生じたものの、治療に水を用いようという発想は大いに意義があった。人々の衛生環境は改善する必要があったが、水治療法は歴史的にもちょうどいいタイミングでもたらされたのだ。水を飲み、たくさん運動し、日常的に入浴すれば、病気の予防になるし、より健康的な生活を送れるだろう。

次回あなたが「今日は何杯水を飲んだっけ？」と数えることがあれば、一九世紀の医療現場と同じ目線で物事を考えていることになる。とはいえ、「脳の炎症を冷ましてあげる」などと言って、バケツに入った冷水を友だちに浴びせかけるのはやめておこう。

第17章　外科手術

1度の手術で3人殺した名医

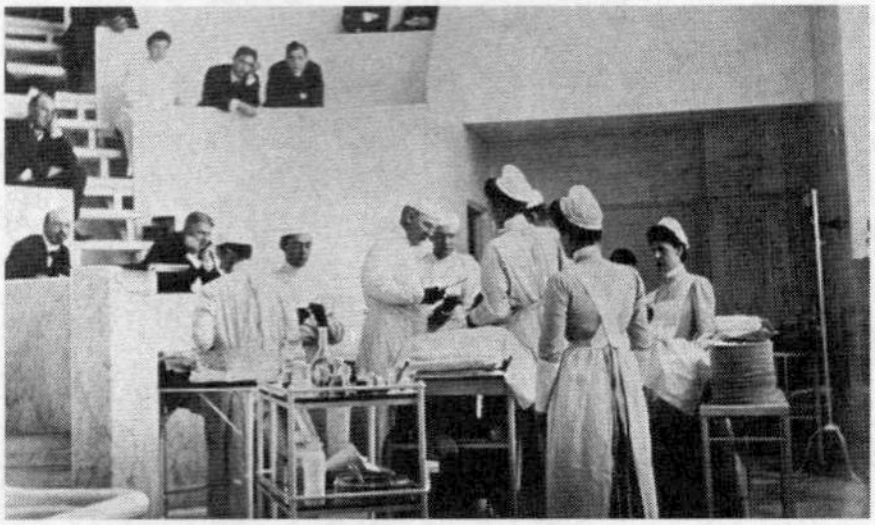

あなたは手術を受けたことがあるだろうか？　まだの人も、そのうちに手術を体験する日が来るだろう。かつては極端な病状の患者を救う最後の手段だった手術だが、今ではごく一般的なものになってきた。手術を受けるか否かを選択できる場合も多い。手術は痛くないし、医療器具は滅菌処理されていて、担当する外科医には技術があるものと誰もが思い込んでいる（なにしろ医師なのだから）。だが、かつての手術はそれほど清潔でも厳密でもなかった。

手術とは、命を守るための究極の障壁である体を切って体内に侵入することだ。皮膚を切開したり、眼球に器具を挿入したり、骨を切ったり、血管を縛って血流を止めたりすること（結紮《けっさつ》）は、自然現象にも病気や外傷にまつわる自然史にも反する行為だ。

太古の昔から、医師は骨折の治療や、外傷の手当てや、病んだ四肢の切断に迫られたときに手術という手段を取った。頭痛や癲癇の治療には頭蓋骨に穴を空け、切断手術は焼きごてで焼灼しながら行い、体に刺さった矢は弓を使って抜き取ろうとした。そう、有史以前から銃が開発されるまで、医師たちは体に刺さった矢をどう処置するかで頭を悩ませてきたのだ。矢を引き抜くことは簡単ではなかったため、医師たちはときに頭をひねった末に、クロスボウ（ボウガン）しかないとの結論に達することがあった。中世に描かれた絵を見ると、悲壮感の漂う患者が柱にしがみつき、その首に刺さった矢がクロスボウにセットされているのがわかる。こうやって矢を逆方向に飛ばして体から引き抜こうとしたのだ。

本章では一六世紀初頭の手術の黎明期を中心に、手術にまつわる発見、絶望、創意工夫（時にうぬぼれも）がぶつかり合った出来事を紹介する。手術室における血なまぐさくて壮大な歴史においては、こちらが啞然とするような出来事が何度も起きた。現代の私たちの目から見ると、手術の歴史は非科学的な慣習とにせ医者であふれているのがわかる。では、歴史を紐解いてみよう。

一日で二〇〇件の切断手術を執刀した超速軍医

四肢の切断手術は、何千年もの長い歴史があり、もっとも一般的な手術と言えそうだ。ひどい怪我で壊疽に蝕まれた脚を目にしたとき、医師は患者の命を救うには切断するしかないと判断したのだ。たとえ切断手術を受けた患者の死亡率が六〇％以上だったとしても（一八七〇年の普仏戦争時は、切断手術を受けた兵士の死亡率は七六％に上った）。

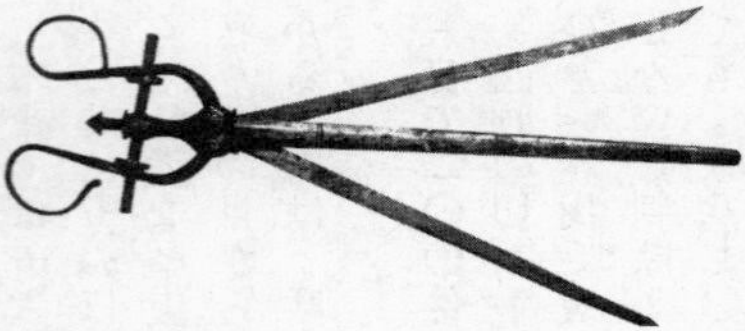
17世紀のドイツ人医師が使っていた手術用器具。残酷ばさみとも呼べそうだ。

一九世紀に信頼できる麻酔が開発されるまで、患者の悪夢のような苦しみを最小限に抑える方法は、素早く切断することだった。スピードを重視するあまり、すべての組織が一気に切断されるケースが多々あり、「ぶった切り」とか「ギロチン手術」などと呼ばれた。この呼び方では怖さが足りないと思ったのか、第一次世界大戦中にフランス人外科医が切断手術を「ソーセージ切り」と呼んだ。切断手術を、ソーセージを半分に切る動作にたとえたのだ。

残酷に聞こえるかもしれないが、仮にあなたが重傷を負った兵士だったら、やはり怪我をした箇所をソーセージみたいにバッサリ切ってほしいと思っただろう。一六世紀から一九世紀にかけて、一般的に切断手術は次の手順で行われた。まず、患者が動けないように強引に押さえつけて（患者が心変わりして、起き上がろうとするのを阻止するためでもある）、多量出血を防ぐために脚の主要な動脈に止血帯を巻きつける。外科医はカーブした刃物を片手に皮膚と筋肉を切断し（できれば一度にスパッと）、それからのこぎりで骨を切断する。傷ついた血管は（熱々の鉄か煮えたぎる油、または硫酸を使って化学的に）焼灼するなどして止血し、肉はそのまま放置するか、縫合する。

しかもこの手順が、ＹｏｕＴｕｂｅの音楽動画を一本見終えるまでに終了してしまう

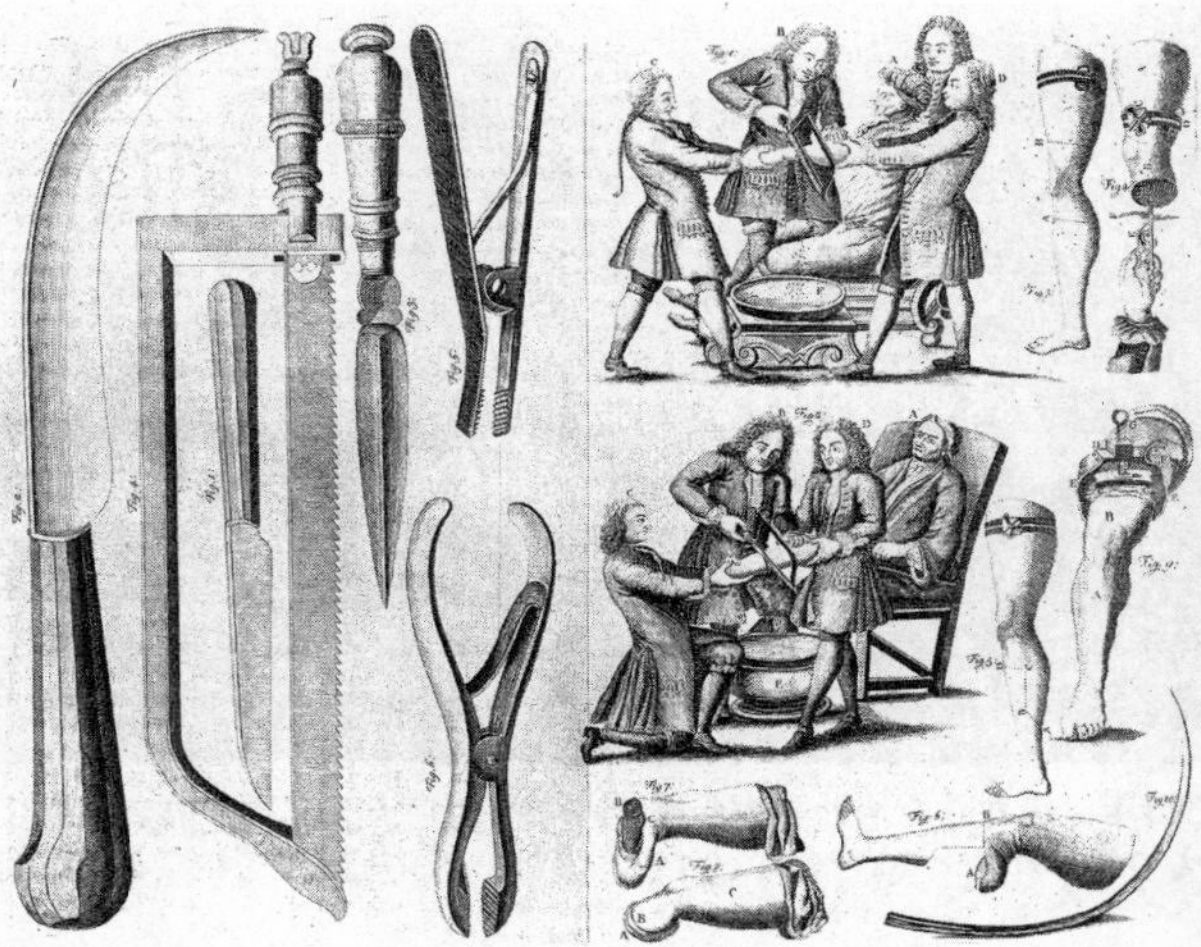

切断手術用の器具と、いざというときのための切断マニュアル。

のだ。一八世紀のスコットランド人外科医、ベンジャミン・ベルは太ももをわずか六秒で切断した。フランス人外科医のドミニク・ジャン・ラレーはもう少し時間がかかった。だが、彼のために弁護するならば、ナポレオン戦争中に、ラレーは二四時間で二〇〇件の切断手術を執刀した。実に七分に一人のペースで切断手術をこなしたことになる。

確かに、早く処置すれば、患者が激痛に耐える時間も短くなる。だが、急ぐと処置がずさんになる。切断した後は肉が縮むため、骨はしばしば肉から突き出たまま放置された。肉の切断面が荒削りだと、治りも遅かった。動きまわりながら急いで四肢を切断すると、メス

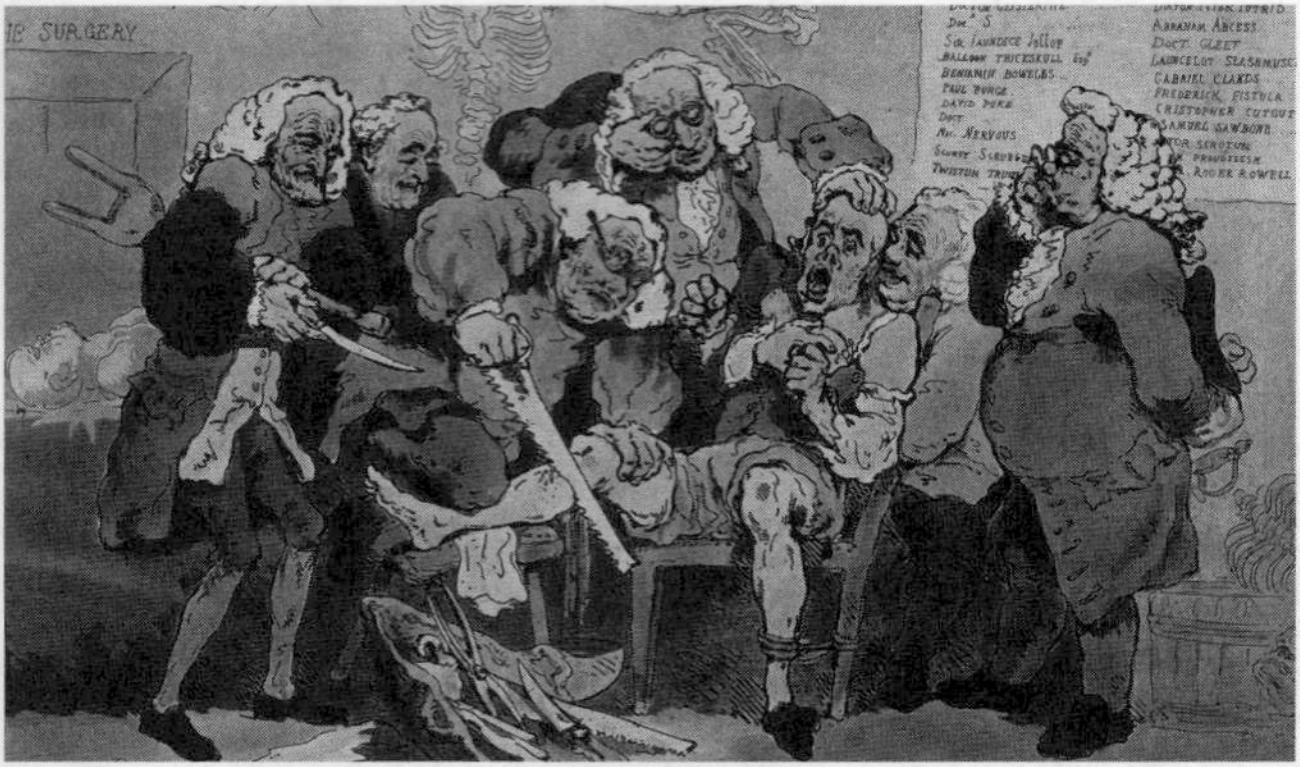

1793年に描かれた切断手術の様子。患者がロープで縛られ、人々に押さえつけられている。

が誤って別のものを切ってしまうこともある。おまけに外科医の処置がどんなに速かろうが、手術中には身の毛のよだつような患者の悲鳴が響き渡る。

スター外科医の人間解体ショー

悲鳴と言えば、時に患者ではない別の人から発せられることもあった。「ウエストエンドで一番速い執刀医」と呼ばれた、ロバート・リストンを紹介しよう。

リストンは伝説的な人物で、一八四〇年代のスコットランドにおいて、手術室では外科医兼エンターテイナーでもあった。彼が切断手術を行うときは、大勢の学生たちが見学に集まったほどだ。リストンはたまに上下の歯でメスを噛んだり、見物人に向かって「みなさん、時間を計ってくれ。さあ」などと大声を上げたり

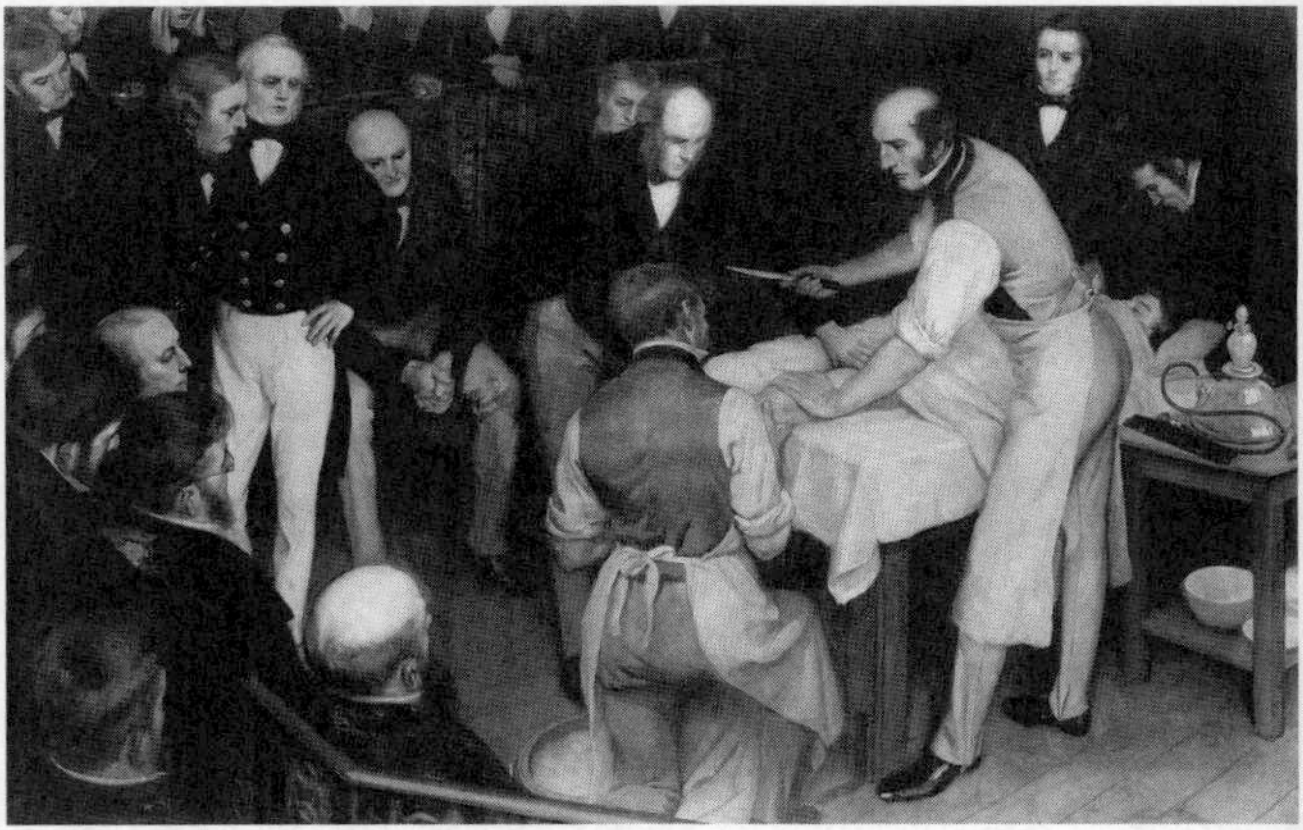

手術を実演中のロバート・リストン。

した。

見物人たちは時間を計った。リストンの手術は速かった（彼の切断手術は、メスを入れてから傷口の縫合まで三分とかからなかった）。手さばきがあまりに速すぎて、誤って患者の睾丸を切り落としたこともあったという。

またある時には、手術中に誤ってアシスタントの指を数本切り落としたこともある（アシスタントは患者の脚を押さえていた）。さらに見物人の一人は、リストンのメスでコートを切られ、あまりの恐ろしさにショック死した。不運にも、手術を受けた患者も亡くなった。指を切断されたアシスタントも、後に指に壊疽が生じて結局は亡くなったという。かくしてリストンは、一度の手術で三人の死者を出したと自慢できるほどの輝かしい外科医へと成長した。

リストンは異様な環境で派手に手術を行ったが、そんなことをしたのは彼だけではなかった。現代的な手術の到来と共に、スター外科医のメスさばきを見ようと、人々が押し寄せたからだ。ロンドンとパリでも、手術はまるでブロードウェーのミュージカルのような扱いだった。見学チケットが販売されたが、おもしろいパフォーマンスをする外科医の見物料は高かった。

数十〜数百人の見物人を前に、有名外科医はちょっとしたパフォーマンスをしてから手術を執刀した。外科医は拍手で迎えられながら入場し、手術中も見物人から拍手喝采を浴びた。小説家のオノレ・ド・バルザックは当時、「外科医の名声ぶりときたら、まるで俳優なみだ」とコメントしている。今の私たちには、派手な手術パフォーマンスは想像しにくいが、有名外科医といえば、何人か思いつくのではないだろうか。

医師が手も洗わない不衛生さ

誰でも、実体験なりテレビなりで、現代の手術室を見たことがあるだろう。徹底した無菌状態、明るい照明、鋭利な手術用器具、一度使っただけで焼却処分されるマスクと手術用手袋。一九世紀の〈手術劇場〉は不愉快きわまりなかったが、それはまさに観衆が望んだことでもあった。

一八〇〇年代前半から半ばにかけては、数え切れないほど行われた手術によって手術台は血と膿で黒ずんでいたという。手術用手袋はまだ開発されていなかったため、手袋を着用する医師はいなかった。器具は、洗ったとしても水を流す程度で、外科医は手も洗わずに執刀することがしばしばだった。手術着には何層もの血がこびりついて固まっていたが、こびりついた血は「優れた外科医」の印でもあった。

病院や医科大学には危険が潜んでいたが、外科医も安全ではなかった。一八四七年、ヤコブ・コレチカ教授は検視解剖中に誤って自分の指をメスで切創《せっそう》し、その結果敗血症で亡くなった。一八四〇年のウィーン総合病院では、学生たちが検視解剖を行った後に手を洗わずに産科病棟に出向いていたため、妊婦の三人に一人が産褥《さんじょく》熱で死亡した。一方、産科学科の学生たちが担当する病棟は、わずか三％の死亡率にとどまっていた。ある日、医学部の学生たちと産科学科の学生たちが担当病棟を切り替えたとき、医学部の学生が細菌まみれの手で病棟に入ってきたため、その病棟の患者の死亡率が跳ね上がった。

この現象に気づいたイグナーツ・ゼンメルワイス医師は、スタッフに石けんと塩素水で手を洗うよう指導。この方法はシンプルながらも驚くほど効果があり、死亡率は激減した。だが悲しいことに、当時は誰も彼の主張に耳を傾けようとはしなかった。

一九世紀には、細菌学者のルイ・パスツールが、微生物が病気を引き起こすと主張し、その仮説を基にジョゼフ・リスター医師が消毒法という概念を唱え、やがて手術に革命をもたらすこととなった。だが、多くの人は細菌という概念をあざ笑った。エディンバラのある教授は「微細な動物とやらはどこにいるんだ？　……見た人はいるのか？」とばかにした。他にも、「リスターはパスツール氏の理論を基に治療を行っているが、そもそもパスツールの理論には根拠がないのは明らかだ」と訴える外科医もいた。

だが実際にフェノールや一般的な消毒薬を使うと死亡率が下がったこともあり、リスターの理論は二〇世紀の始まりと共に徐々に人々の信頼を勝ち取っていった。のちにリスターへの敬意を表して、口内洗浄液に〈リステリン〉という名前がつけられた。

第二〇代アメリカ大統領ジェームズ・ガーフィールドの場合、不運にも担当の医師たちが、リスターの消毒法を肝に銘じていなかったらしい。一八八一年、ガーフィールドは銃撃されて致命傷とまではいかない銃創を負ったが、担当の医師たちが弾丸を取りだそうとして、洗浄しないまま手と器具を患部に挿入したのだ。ガーフィールドは回復しつつあったが、傷口が化膿し始めたため、医師たちはまたしても滅菌しない手で患部を探った。ガーフィールドは感染症で病状が悪化したのが原因で数か月後に亡くなった。

その後間もなく、一般公開される手術劇場も、不衛生な手術台も消えていった。清潔さ、手洗い、手術用手袋は必須となった。今では手術は最後の手段ではなく、病を克服するための強力で巧妙な処置となっている。

コラム：史上初の医療過誤訴訟

著名な名医だった外科医アストリー・クーパー卿には、ブランズビー・クーパーという甥がいた。この甥は優秀な外科医ではなかったが、クーパー卿の強い推薦のおかげで、ロンドンのガイズ病院で働くことになった。

ある日、ブランズビーは膀胱の結石を除去する手術を任されることになった。「切石術《せっせき》」と呼ばれる、五分で済むほどの簡単な手術だ。通常、患者は股を広げた状態で横たわり、看護師がその両膝を紐で縛って首の後ろで紐を結わえる（この姿勢は現代にも受け継がれ、今では病院で妊婦はこの姿勢で分娩する）。通常、外科医は肛門と陰嚢の間（会《え》陰《いん》部と呼ばれる部位）にメスを入れて膀胱方向に切開し、結石を取り出し、大声で叫ぶ患者に動じることなく縫合して終える。

だが、ブランズビー・クーパーが執刀したときには、そうはならなかった。膀胱が見つからなかったのだ。おまけに結石も見つからないときた。クーパーはあらゆる器具で試したあげくに、結石を取りだそうとして今度は自分の指を挿入した。

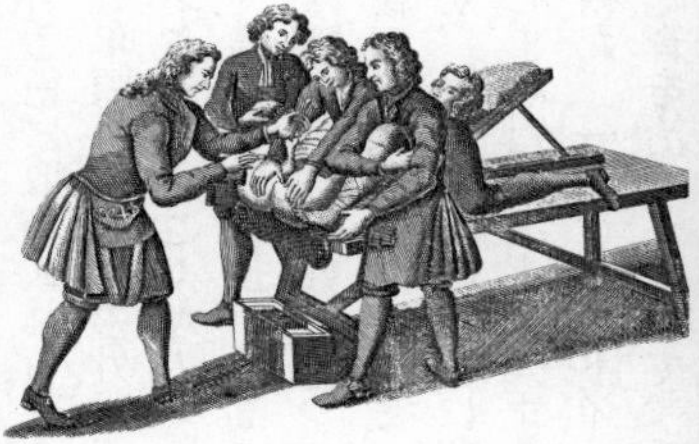
切石術の様子（1768年）。

患者は「おい！　やめろ！　お願いだから何もしないでくれ！」と叫んだが、聞き入れてもらえなかった。クーパーは会陰部が深すぎるせいだと患者を非難したあと、「ドッド、きみの指は長いか？」とアシスタントに助けを求めた。何とか結石を見つけ出したものの、すでに五五分（！）もの時間が経過していた。翌日に患者は死亡したが、死因はもちろん下半身にできたクレーターなみの大きな穴が原因だった。

後に外科医のトーマス・ウエイクリーが、自身が創刊した医学誌『ランセット』に、切石術を行ったときのクーパーの無能ぶりを綴った記事を発表。これに対してクーパーは、ウエイクリーを名誉毀損で訴えて二〇〇〇ポンドの慰謝料を請求した。最終的にクーパーは勝訴したが、慰謝料は一〇〇ポンドしか認められなかった。
　この事件は史上初の医療過誤訴訟となったが、ご存じのように最初で最後の訴訟とはならなかった。

そこは絶対にいじっちゃいけないのに……

　外科手術に取り入れられる発想のなかには、むしずが走りそうな名案がある。紀元前五〇〇年頃にインドの外科医スシュルタが書いた『スシュルタ・サンヒター』には、傷口をふさぐのにこんな方法を勧めている。「大きめの黒蟻を傷口をまたぐようにして置くと、蟻はその力強いあごで患部にかみつく。蟻がしっかりかみついているのを確認したら、蟻の頭部を残して、体をねじり取る」。これで蟻のあごが天然のホチキスとなって、傷口をふさいでくれる。天才的なアイデアではないだろうか?
　だが、外科手術の歴史に関する本を読むと、いじってはいけないところを手術でいじってしまった、あまり天才的とは言えない発想がたくさん見つかる。その典型例が吃音《きつおん》の手術だ。一九世紀にドイツ人外科医のヨハン・フリードリッヒ・ディーフェンバッハは、吃音を治そうとして、舌の根付近に三角形の切り込みを入れた。他にも、舌を小さくしようとした医師や、舌の裏側にある繊細なひだ（舌小帯《ぜつしょうたい》）を切る医師もいたが、どの試みもうまくいかなかった。

一八三一年、プレストンなる人物が脳卒中を起こした患者を前に、二本ある総頸動脈のうちの一本を結紮して血流を止めてはどうかと思いつく。だが問題が一つあった。脳卒中は、脳の血管が詰まって起きる場合が多いことだ。患者を救おうと血流を止めることは、干ばつを何とかしようと別の場所に雨を降らせるようなものだ。患者は何とか生き延びたという。プレストンはさらに、脳卒中、癲癇、精神障害の治療として両方の総頸動脈を結紮することを勧めている。幸いにも、彼のアドバイスに耳を傾ける者はいなかった。

二〇世紀に入ると、自家中毒（消化管のなかの消化物には毒素が含まれているとの説。「第15章　浣腸」を参照）に対する恐怖心が高まった結果、人々はさまざまな道具や下剤を使って便秘を治そうとした。イギリス人外科医のウィリアム・アーバスノット・レーン卿は、もう一歩踏み込んだ治療法を編み出した。結腸をまるまる切除してしまおうというのだ。レーン卿は一〇〇〇回以上結腸切除術を行ったが、そのほとんどは女性だった。当時は、愚かな考え方、頭痛、かんしゃくなどといった「女性特有」の精神的欠陥は、結腸の活動が不活発だから起きると考えられていたからだ。幸い結腸を切除されても死ぬことはないが、副作用として下痢が頻繁に起きるだろう。体のあらゆる臓器と同様に、結腸も触らない方が良いのだ。

さらにレーンは、ずれた臓器を正しい場所に戻す手術を提案したパイオニアでもあった。いやいや、本当のことだ。二〇世紀の初頭、人々は腹部や体全体に何ともいえない違和感を覚えると、臓器が「下がった」か「ずれた」せいだと考えた。いつの時代も、もっともずれやすいのは腎臓だろう。レーンは、腎臓が下降すると（腎下垂）、自殺、他殺、うつ病、腹痛、頭痛、わかりやすい体の症状として泌尿器系の問題も生じやすくなると主張。しかし、二つある腎臓のうちの一つを切除したところ、多くの患者が命を落としたため、外科医たちは「腎固定術」を試みた。縫合するか、時に輪ゴムやガーゼの塊を使うなどして腎臓を元の位置に戻すのである。だが、一九二〇年頃には、腎固定術は徐々に行われなくなった。一部の外科医が、「腎固定術のせいで、腎下垂がひどく悪化してしまった」と批判したことと、泌尿器科医たちが「腎固定術をやりすぎた」からだ（公平を期すために言うと、腎臓を固定するのは泌尿器科医の仕事ではあるが、やりすぎるほどではなかった）。

外科医たちによって乱暴にいじくりまわされた臓器は腎臓だけではない。口蓋扁桃と呼ばれる喉の奥にあるリンパ組織も、小児感染症を防ぐためという目的で、数え切れないほど切除されてきた。良かれと思ってやったのだろうが、方向性が間違っていた。もちろん、扁桃摘出術は今も消えてはおらず、睡眠時無呼吸症候群や習慣性扁桃炎の治療に扁桃を摘出する場合があるが、あくまでも最後の手段としてだ。一九三四年のニューヨークの調査で、一〇〇〇人の子どもたちのうちの六〇〇人以上が扁桃摘出術を受けていたことが判明し、人々を驚かせた。扁桃摘出術は一〇〇％安全な手術というわけではなく、毎年多くの子どもたちが命を落としている。「手術が済んだらアイスクリームを食べよう」と約束してまで受けさせる手術ではない。

無意味な手術をいくつか紹介したが、このテーマの最後に男性のマスターベーションにまつわるエピソードを紹介しておこう。医師であり、シリアルの開発者でもあるジョン・ハーヴェイ・ケロッグは、マスターベーションを禁忌とし、この邪悪な衝動を抑えられないときは——たとえば生殖器に布を巻き付けたり、かごで覆ったり、両手を縛ったりしてもだめなとき——包茎手術を受けることを勧めた。包茎手術を受けるときは、「麻酔を打たない方がいい。手術中に感じるちょっとした痛みが、精神に良い影響を与えるからだ。この手術は自慰行為に対する罰だと思えば効果はさらに高まる」。だが、包茎手術を受けた人に聞けばわかるが、この手術を受けてもマスターベーションは防止できない。

麻酔の誕生に感謝を

私たちはいつも「さっと切るだけです」とか「切れば治りますよ」といった手術の誘惑にさらされてきた。なかには、患者になりたいあまりに、嘘の症状を訴えて手術を受ける人もいれば、あり得ないほどの完璧な容姿を手に入れようと何度も整形手術を受ける人もいる。だが、これまでの何百年間と違って、現在の外科医と病院は清潔さ、質の高い研修、低い死亡率を維持しているか厳密に精査されるうえに、手術後も術後の経過と科学的な検証に耐えなければならない。麻酔が開発されたおかげで、二分間で切って縫合するという慌ただしい手術もなくなった。麻酔には感謝しないといけない。

第18章　麻酔

一か八か吸ってみた

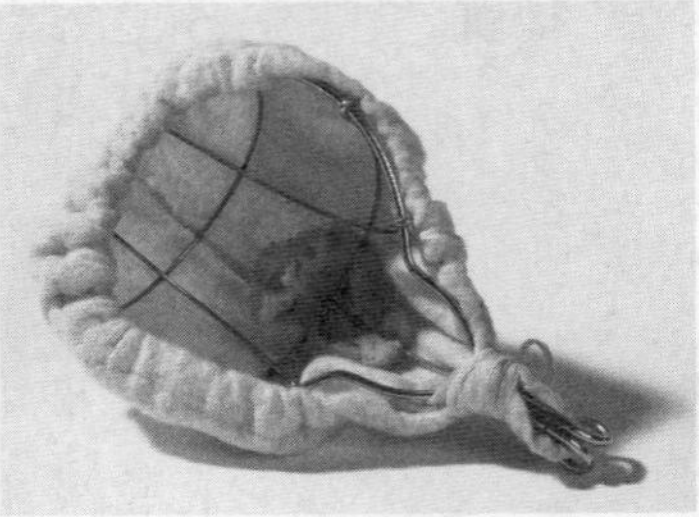

痛みを克服することは簡単なものではない。「Anesthesia（麻酔）」の語源は、ギリシャ語の「an + aesthesia」で「感覚がない」という意味だ。人類は頭蓋骨に穴を空ける手術を行って以来、感覚を麻痺させる方法を模索してきた。古代中国では大麻が使われた。古代エジプト人はアヘンに頼った。古代ギリシャの医師ディオスコリデスは、マンドラゴラという毒性の強い植物をワインに入れて飲むことを勧めた。中世になると「海綿睡眠剤」の作り方なるものができた。マンドラゴラ、ヒヨス、ドクニンジン、アヘンを海綿に浸けたあと、日光に干す。それから海綿をお湯でゆすいで、水分を残して絞ったあと、患者の鼻の上にのせて吸い込ませるのだという。

アルコールなどの物質を麻酔として使う場合、手術中に患者が目覚めないよう、大量に使わなければならない——それも有害になるほどの量を。そのため、別の方法が考案された。古代中国の言い伝えによると、去勢手術を受ける男性たちは、手術の前に頭を殴られて脳震盪《のうしんとう》で意識を失わされたという。言うまでもなく、現代的な麻酔までの道のりは遠かった。

現在私たちが痛みを感じることなく手術を受けられるのは、数々の試行錯誤と、薬物を投与された無数の動物たちのおかげだ。麻酔の歴史を一冊の本にたとえるなら、うち何章かはパーティ好きな社会病質者《ソシオパス》寄りの人々によって占められている。次回あなたが手術を受けたあとに無事に目覚めたら、麻酔の発展に貢献した人々（子どもの首を絞めて窒息させた人、海綿に浸された睡眠剤を吸い込んだ人、エーテルを吸ってハイになった人）に感謝しよう。では、そのうちの何人かを紹介していこう。

二酸化炭素中毒で意識を失わせる荒業

ヘンリー・ヒル・ヒックマンは何匹もの子犬を殺した。現代的な麻酔の生みの親の一人であるこのイギリス人医師は、一九世紀初めに自身の「仮死状態理論」を証明するために動物実験を行った。彼は炭酸ガス（今で言う二酸化炭素）を次のように子犬に吸い込ませたのだ。

私は生後一か月の子犬を選んだ……そして酸欠状態に陥らせるために、ガラスのふたで密閉した。一〇分後に子犬はおびえて暴れ出し、一二分後に呼吸困難に陥り、一七分後にはピクリとも動かなくなった。一八分が経過したところで子犬の片耳を切り取った……だが、この動物はまったく痛みを感じていないらしかった。

このようにして、ヒックマンは子犬が意識を失うまで窒息させたが、死んでしまう犬もいた。だが、麻酔効果を得ようとして窒息させたのはヒックマンが最初ではなかった。アッシリア人は、子どもに割礼を行う前に首を絞めて意識を消失させたと言われている。イタリアでも一七世紀まで同じ方法で気を失わせていた。しかもこの方法はうまくいったという（！）。酸欠状態で意識を失うと、人間は耳や包皮を切り落とされても痛みを感じないのだ。

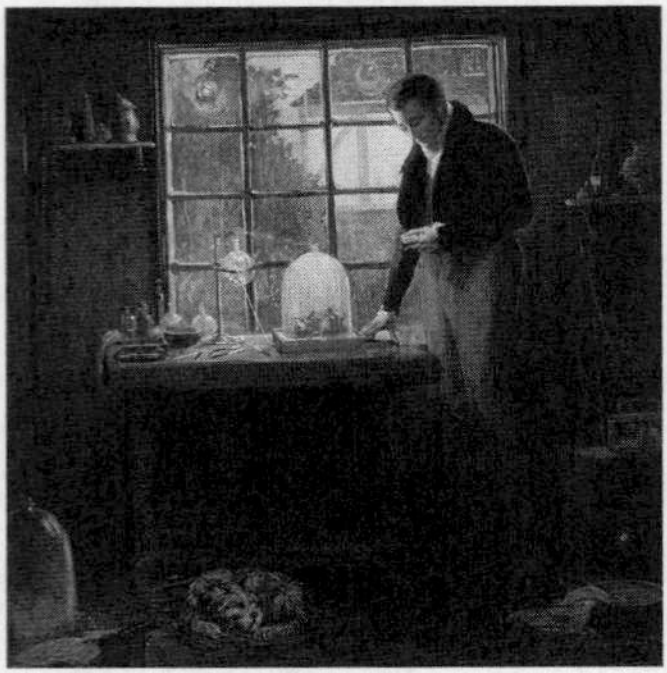

ヘンリー・ヒル・ヒックマン。ガラス容器のなかに意識を失った（死んでいる？）子犬がいる。

問題は、窒息は死と隣り合わせだということだ。如才ないヒックマンは、実験の成功例だけを取り上げて論文にまとめた。だが医学界にはごまかしは通用しなかった。ヒックマンは無視され、容赦なく批判を浴びせられた。

『ランセット』誌に掲載された「外科手術にまつわるでたらめ」という論文には、「彼がこれから抜歯をする患者に対して、首をつるか、溺れるか、数分間窒息すれば、抜歯の痛みを感じずに済みますよなどと言ったら、世間の人々はあざ笑うだろう」と書かれている。この論文の執筆者はさらに、ヒックマンの麻酔方法を「インチキ療法そのもの」だとか「いかさま」などと批判すると共に、最後に「敬具。いかさま医者の敵より」と締めくくった。

いずれにせよ、ヒックマンの発案が広まらなくて良かった。結局のところ、二酸化炭素で麻酔効果を生み出すことは絞首台を使うようなものだ。副作用で患者が窒息死してしまっては元も子もない。

突然死する患者が続出したクロロホルム

エディンバラの医師、ジェームズ・ヤング・シンプソンも一九世紀における麻酔術のパイオニアだ。パイオニアといっても、同僚にいろんな物質を吸い込ませては、その反応を観察したということなのだが。がらくたの山のなかからクロロホルムの瓶が見つかったとき（彼はクロロホルムには試す価値などないと思っていたらしい）、彼と友人たちはそれを深く吸い込んでみた。鼻につんとくるようなあまったるいにおいがしたかと思うと、めまいと耳鳴りが起きて、手足が重くなった。やがて彼らはゲラゲラと笑い出し（シンプソンはこれを「興奮前の準備段階」と呼んだ）、とめどなくおしゃべりしたと思いきや、ドサリと倒れて意識を失った。その間に、暴れてダイニングルームをぐちゃぐちゃにしたらしい。

目覚めたあと、彼らはクロロホルムにはすごい力があるとの結論に至る。クロロホルムには頭を混乱させて意識を失わせる力があるのか確認するために、何度も吸っては効

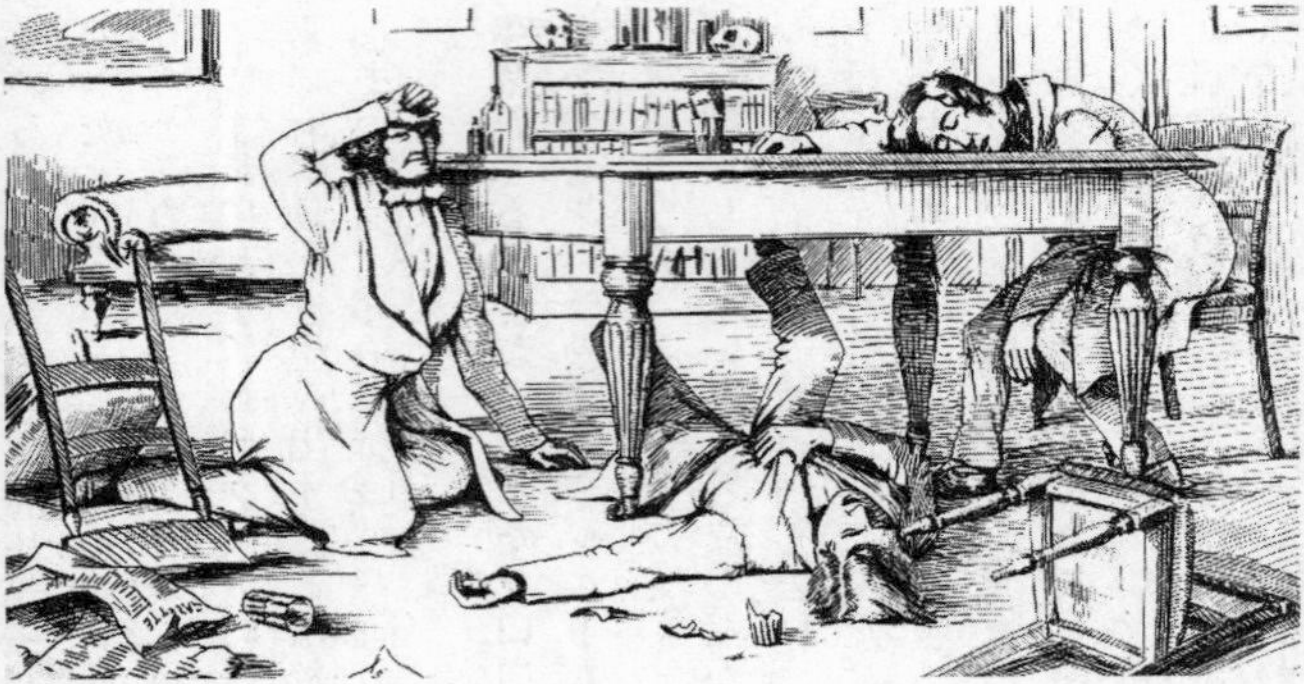
クロロホルムにノックアウトされたジェームズ・ヤング・シンプソンと友人たち。

力を試した。シンプソン夫人の姪が試したところ、彼女は「あたしは天使よ！　そうよ、あたしは天使！」と大声で叫んで意識を失ったという。

クロロホルムの分子構造はシンプルだ。メタン（天然ガスの主成分）の分子構造から、三つの水素原子を抜いて、代わりに三つの塩素原子を当てはめればクロロホルムになる。シンプソンはすぐに手術でクロロホルムを麻酔薬として使うようにと主張したが、一九世紀半ばには、クロロホルムは別の意味で人気となる。パーティでハイになりたい人々がクロロホルムに手を出し、のちにエーテルも吸入するようになったのだ（この話については後述する）。

痛みを麻痺させる多くの麻薬と同様に、間もなくクロロホルムがもたらす心地よさは癒やしと混同されるようになった。「頭がぼんやりして無感覚になるのだから、体に良いに違いない」と人々は考えたらしい。クロロホルムはさまざまな薬に調合されるようになり、〈ギブソンの亜麻仁《あまに》・甘草・クロロホルム入り咳止めドロップ〉や〈蜂印のストロ－ブマツとタール入り咳止め薬〉などが発売された。これらの薬は、喉や肺に関するあらゆる病気に効くとか（実際には、クロロホルムはかなり刺激が強いのだが）、結核を治すなどとうたわれた（嘘である）。他にも、吐き気、下痢、不眠症、痛みなどの症状を緩和すると宣伝するインチキ薬もあった。痛みを和らげる鎮痛剤として用いるのは理解できるものの、クロロホルムは何にでも効く万能薬とは到底呼べない物質だ。命に関わる猛毒でもあるからだ。

クロロホルムを吸って突然死する患者は後を絶たなかった。健康な患者ですら、不整脈、呼吸不全、心不全などにより不可解な死を遂げる場合もあった。さらにクロロホルムは肝臓や腎臓にとって有害であり、発がん性物質との疑いもある。二〇世紀に入る頃には、クロロホルムはその危険性から麻酔として使われなくなり、今となってはミステリー小説でしばしば毒薬として登場するぐらいだ（毒薬としては不完全なのだが）。

気体研究所の体当たり実験

一八世紀のイギリスでは、人々はこぞって薬効のある新しい気体を探しまわったようだ。一七〇〇年代後半に、ブリストルで〈薬効気体で病気を治療する気体研究所〉（通称「気体研究所」）が開設され、創設者たちはあやしげな気体をいくつも試した。一七九八年に同研究所に入所したハンフリー・デービーは、呼吸生理学と麻酔法の前進に大いに貢献したものの、恐ろしい方法で気体の安全性を確認していた。自分で吸入するのだ（麻酔術のパイオニアたちの行動パターンがわかっただろうか？）。

彼は一酸化炭素でも実験しており、「無へと落ち込んでいくような気分だった」ようだが、幸運にも生き延びた。水素ガスを試したときは、「見物人から、ぼくの頰が紫色に変色したと指摘された」。実に勇敢な男だ。そして一八〇〇年、彼は亜酸化窒素（通称「笑気《しょうき》ガス」）を吸うと、歯痛を感じなくなることに気づく。さらに、ワインを八分かけてゆっくり飲んだあとに、笑気ガスを五リットルほど吸い込むと、すぐに吐き気を催すことにも気づいた。

気体研究所はどうなったのか？　この研究所では、結核を始めとした肺疾患の治療にさまざまな気体を試したが、成果を上げられないまま閉鎖された。気体研究所が治療実績を上げられずに失敗に終わったことと、デービーがこの退屈なテーマからもっとわくわくする研究分野――電気生理学――に関心を移したこともあり、デービーの麻酔研究は忘れ去られていった。

しばらくの間、笑気ガスは医療目的で使用されることはなかった。だが、一九世紀のうち数十年間に亘って、快楽目的《レクリエーショナル》のドラッグとしてパーティで重宝されるようになった。一八四四年になってようやく、アメリカ人歯科医のホーレス・ウェルズが、歴史に埋もれていたデービーによる気体の麻酔研究を推し進めようと立ち上がった。ウェルズは笑気ガスを吸入してから自分の歯を一本抜いたが、痛みを感じなかったと発表した。その後彼は吸入装置を作り、外科医のジョン・コリンズ・ウォーレン（マサチューセッツ総

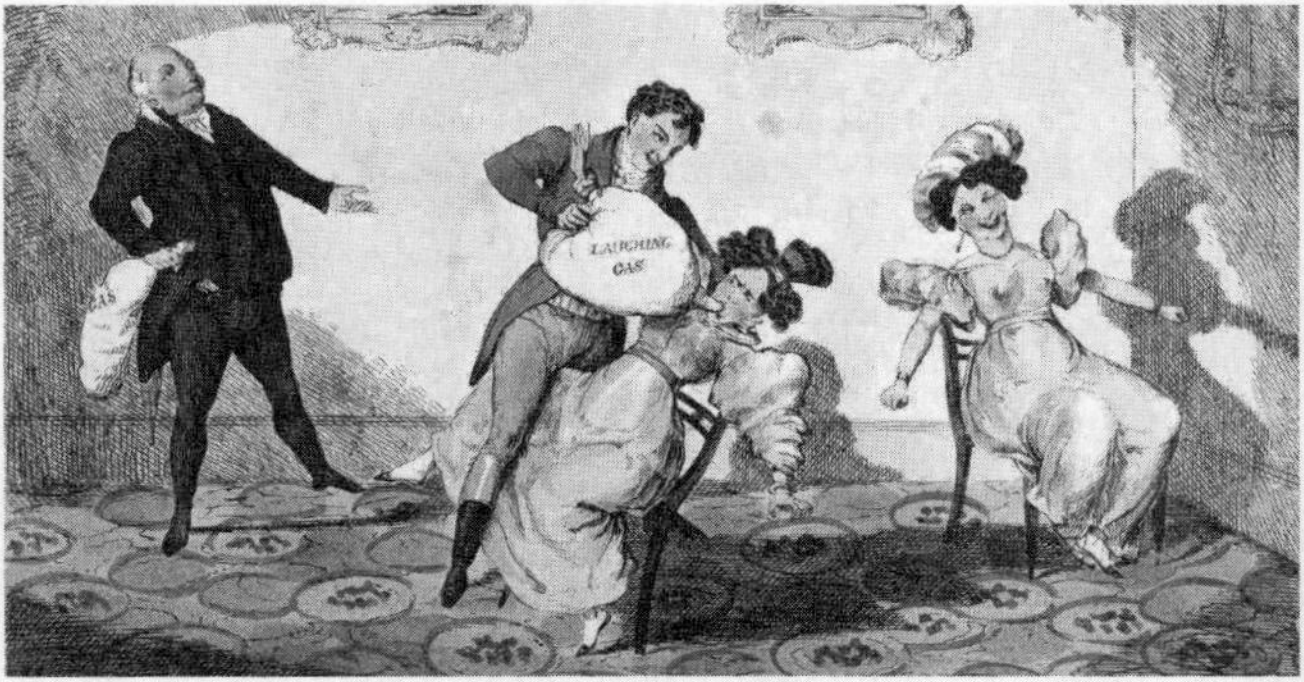

この絵のタイトルは「口うるさい妻の対処法」。男が女に笑気ガスを吸わせている。女性が権利を獲得するまで、道のりははるか遠い。

合病院の設立者にして『ニューイングランド・ジャーナル・オブ・メディシン・アンド・サージェリー』の創刊者）に笑気ガスで麻酔をかけて切断手術を行ってほしいと頼む。ところが患者が拒否したため、群衆のなかから一人の医学生が、歯を一本抜いてもいいと申し出た。ウェルズの装置に問題があったのか、笑気ガスを使っても麻酔の効果は現れず、医学生は全身で抜歯の痛みに耐えなければならなかった。

ウェルズは、麻酔の失敗でさんざん恥をかいたあとに、実験を繰り返すうちにクロロホルムの依存症になった。精神的に不安定になった彼は、娼婦たちに硫酸をかけたあげくに、「墓場《トゥーム》」と呼ばれるニューヨークで悪名高い留置場に収容され、そこで自殺した。

一八六〇年代になると、歯科医たちがもう一度笑気ガスで麻酔実験を行った。他の医学者も、ジエチルエーテルとクロロホルムの代わりに笑気ガスを試したが、どれもうまくいかなかった。今や笑気ガスは鎮痛剤として使われていると知ったら、ウェルズも安心して墓場のなかでぐっすり眠れるだろう。

……いや、そうでもないか。

「諸君、これはまやかしではありませんよ！」

ウィリアム・モートンはボストンに住む歯科医で、失敗に終わったホーレス・ウェルズの麻酔実験にも同席していた。だが、モートンはウェルズと同じ過ちを繰り返さなかった。彼は笑気ガスの代わりに、エーテルの吸入を試したのだ。「甘い硫酸」との異名を持つジエチルエーテルは、「エチルエーテル」とか単に「エーテル」とも呼ばれる。一六世紀にエタノールに硫酸を加えて、初めてエーテルが生成された。一八世紀には呼吸器感染症、膀胱結石、壊血病の治療に用いられたが、効果は上げられなかった。ところが一八四〇年代に、ようやく麻酔薬として使えることが判明する。

抜歯を行う前に、モートンが患者の歯茎にエーテルを数滴たらしたところ、その箇所の感覚が麻痺したのだ。彼は次に、自宅の金魚の水槽にエーテルをたらして実験するようになった。妻のエリザベスは反対したが、モートンはやめなかった。そしてペットのスパニエル犬、ニグでも実験する始末。エリザベスは断固反対したが、モートンは結局ニグに麻酔をかけた。このエピソードから想像するに、モートンと結婚すると幸せな家庭を築くのは難しそうだ。

一八四六年一〇月一六日、モートンは実験の成果を公開した。公開手術では、ウェル

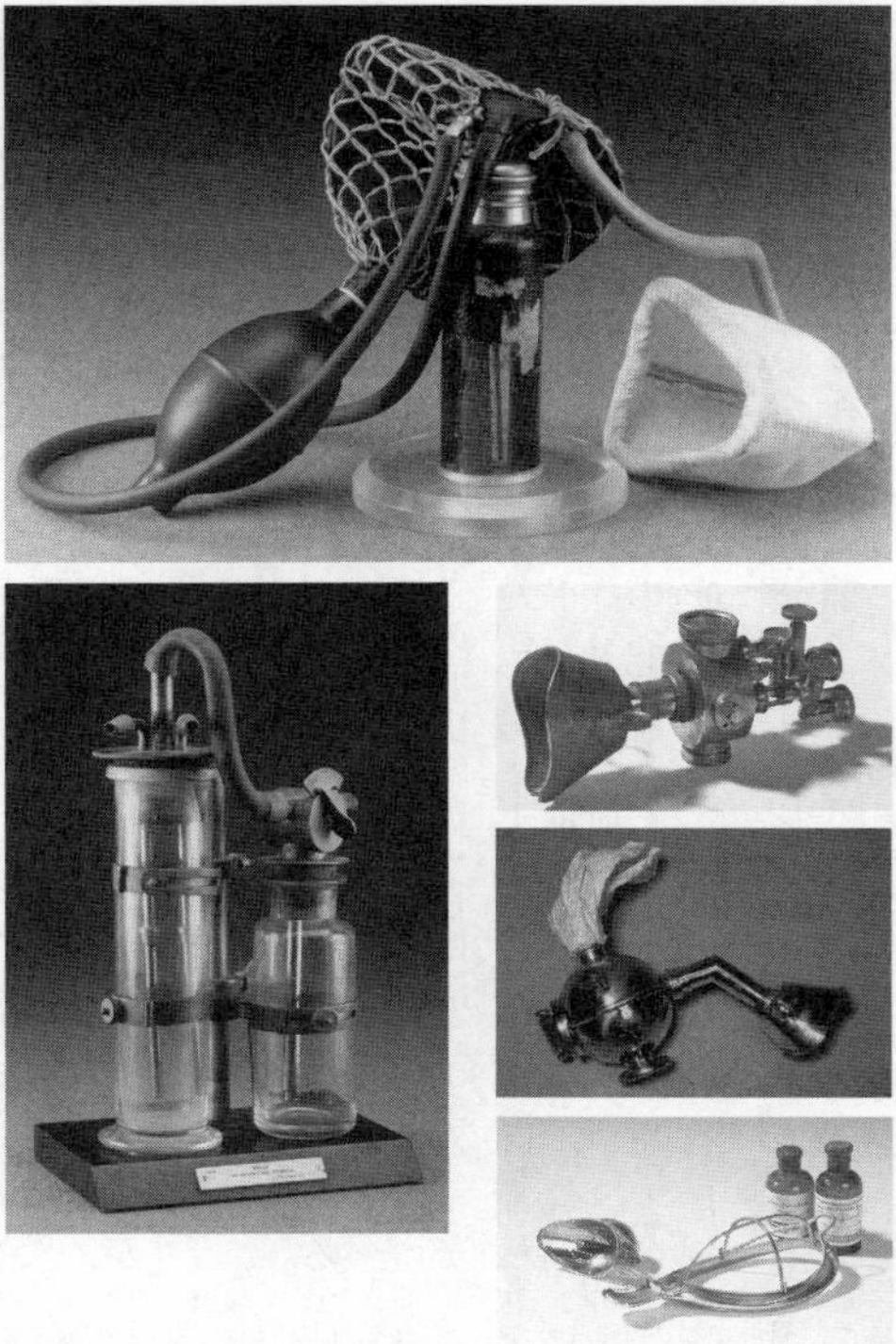

左下から時計回りに。①ボイルの装置。この装置のおかげで、麻酔薬の吸入量が大幅に調節しやすくなった（1917年）。②ユンカーの吸入器。最初にゴム製のふいごを使って空気を送り込み、薬品を気化して吸入させる仕組み（1867年）。③麻酔用フェイスマスク（1900年代初期）。④オンブルダンの吸入器。金属製の丸い容器のなかにフェルト地が入っており、そこに液体のエーテルを染み込ませて吸入する（1907年）。⑤フェイスマスクとクロロホルム入りの瓶。

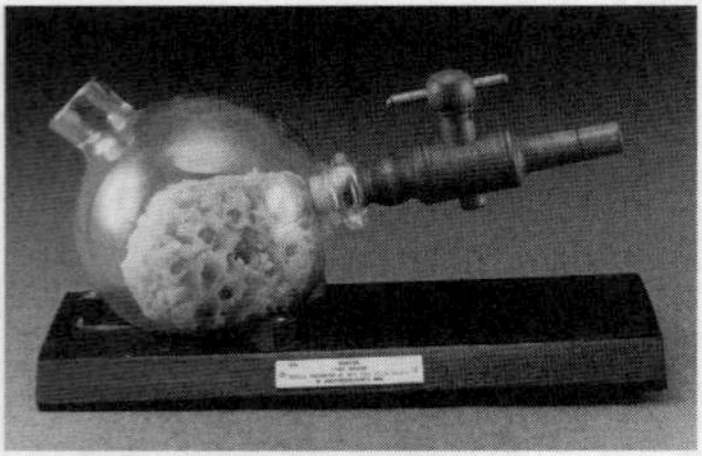

モートンのエーテル吸入器（複製）。

ズとの笑気ガスの麻酔実験で失敗したウォーレン医師が執刀した。マサチューセッツ総合病院にある公開手術用の階段教室で、モートンが患者に麻酔をかけたあとに、ウォーレンが患者の頸部腫瘍を切除した。手術が終わったあと、目を覚ました患者が痛みを感じなかったと述べると、ウォーレン医師は「諸君、これはまやかしではありませんよ！」と声高に叫んだ。

マサチューセッツ総合病院にある公開手術用の階段教室は、間もなく〈エーテルドーム〉と呼ばれるようになり、この歴史的な一日は〈エーテル・デイ〉と名づけられた。だが、モートンはこの成果で私利私欲を満足させようともくろむ。エーテルに色をつけ、添加物を加えてにおいをごまかしたうえで、ギリシャ神話に登場するレーテという川の名前をもじって〈レセオン〉と名づけたのだ。レーテの水を飲んだ者は、一切の過去を忘れると言われている。モートンは、エーテル麻酔を世間に初公開した日から一か月後に、レセオンの特許を申請したが、すぐにその正体がエーテルだとばれてしまった。簡単に合成できる物質で人々を救えるのに、その事実を隠そうとしたモートンは、アメリカと海外の医学界から嘲笑された。彼は結局その汚名を返上することができなかった。

一方で、エーテルの評判は着実に広まっていった。モートンが行った最初の公開実験

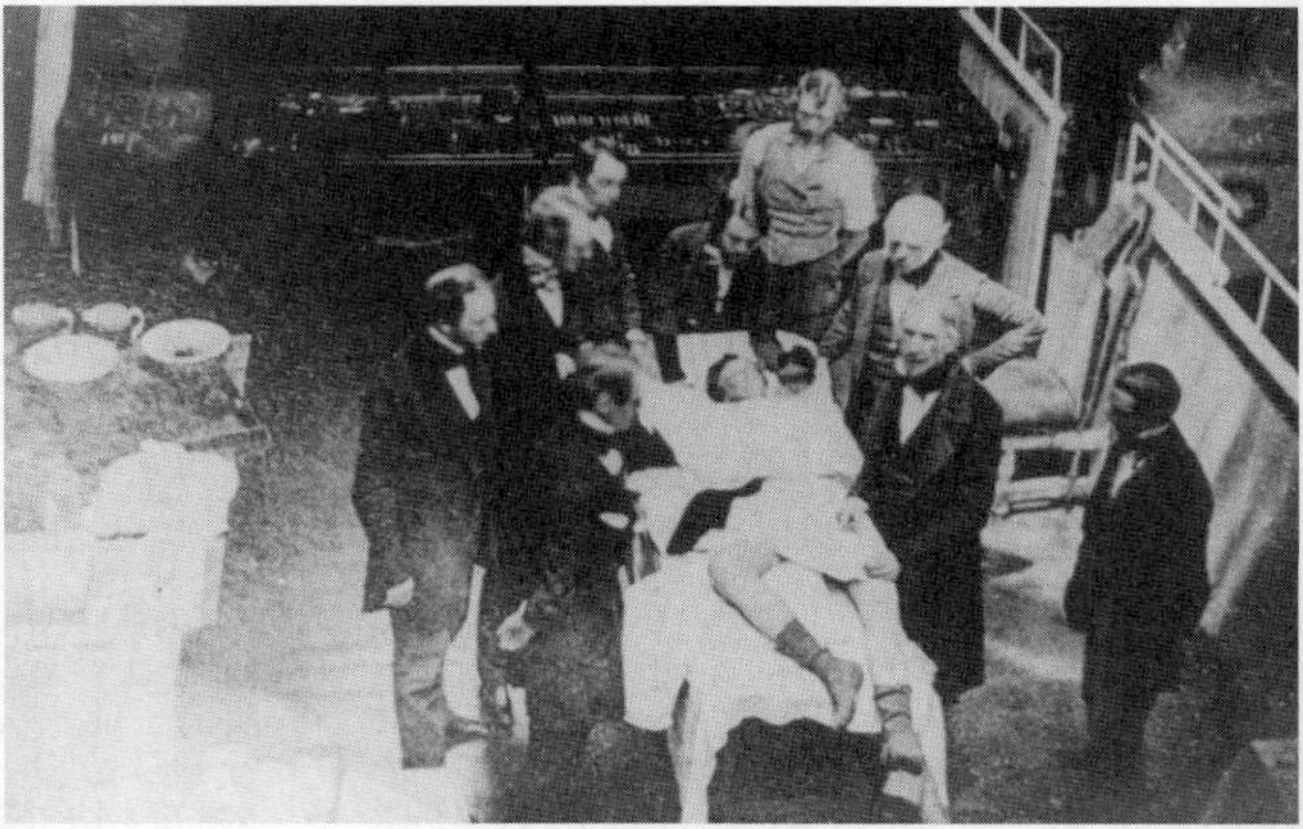

モートンとウォーレンが手がけた最初の麻酔手術を再現した写真。

が成功したのを受けて、オリバー・ウェンデル・ホームズは、モートン宛の手紙のなかで、この知覚脱失法を「麻酔」と名づけた。エーテルは間もなく外科手術用の麻酔薬として広く使用されるようになったが、問題が三つあった。引火しやすいこと、吐き気や嘔吐を引き起こすこと、肺が炎症を起こしやすいことだ（これは興味深い。なにしろ、ほんの一〇〇年前まで、肺炎症の治療にエーテルが使われていたのだから）。おまけに患者は、鼻につんと来るにおいを我慢しなければならない。

ドラッグと化したエーテル

エーテルは別の使い方でも有名になった。レクリエーショナル・ドラッグとして悪用されたり、インチキ薬として広まったりしたのだ。

エーテルは疝痛や下痢の治療薬として用いられるようになった。たとえば〈ホフマンの内服液薬〉には、エーテルとアルコールが一対三の割合で含まれており、生理痛などの女性に特有の疾患に効くとうたわれたものの、依存症に陥りやすい薬でもあった。

さらに悪いことに、エーテルは社交の場で堂々と濫用されるようになった。一九世紀半ばには、「エーテル遊び」だの「ばか騒ぎ」だのと呼ばれるパーティがあちこちで行われたのだ。参加者はエーテルを吸っては興奮して浮かれ騒ぎ、時に意識を失うこともあった。パーティに参加した医師の一人、クロウフォード・ロングはエーテルをまんまと悪用した。エーテルを手に入れた彼は、「ジェファーソンの女の子たちが、エーテルを吸入するところを見てみたいって言うんだよ。彼女たちの前でエーテルを吸えば、あまいキスをする絶好のチャンスだ」と言った。

だが、エーテルは下品な男たちのおふざけで終わらなかった。娯楽目的でエーテルを吸った人たちは、目が覚めると怪我とあざだらけだったこともしばしばだった。亡くなった人もいる。不運にもエーテルを吸っている最中にタバコに火を点けてしまった男性もおり、その現場を目撃した人は次のように綴っている。「ある日、彼がエーテルを吸入したあとにパイプに火を点けたところ、吸気が引火して喉と気管を火傷《やけど》した」

アイルランド在住のケリーという医師は、エーテルをアルコール依存症の治療に用いることにした。なるほど。アルコール依存症から別の物質の依存症へと切り替える作戦だ。こうしてできた〈ドクター・ケリーの治療薬〉は、アルコールを含まない代替物として患者に処方された。「この液体なら、意識を正常に保ちながら酔っぱらうことができる」とのふれこみだった。確かにそうだ。だが、多くの街でエーテルの嫌なにおいが漂うようになり（エーテルの鼻につんと来るあまいにおいに、溶媒の嫌なにおいが加わった感じだ）、一八九一年、ついにイギリス政府はエーテルを毒物に分類して販売の規制に乗り出した。

これは人々にとっても幸いだった。エーテルは依存性と引火性があり、時に有害であるだけでなく、げっぷ、しゃっくり、嫌なにおいのおならも引き起こしたからだ。

先人たちの試行錯誤こそ進化の源

今やほとんどの人が、抜歯や手術などの際に、麻酔薬を使ったことがあるのではないだろうか。ぞっとするような実験や、時に不幸な結末もあったものの、麻酔薬が完成したのはこうした試行錯誤のおかげだ。クロロホルムとエーテルは麻酔薬の棚から撤収され、その代わりに〈プロポフォール〉（色が乳白色のため、「記憶を消すミルク」との異名を取る）などの催眠鎮静薬、〈フェンタニル〉などの合成オピオイド、〈ミダゾラム〉などのベンゾジアゼピンを始めとした安全な薬剤が使われるようになった。

さらに今では、麻酔薬の使い方も具体的になっている。たとえば〈ノボカイン〉などの局所麻酔薬は、歯の治療に使われる。全身麻酔には呼吸障害や心臓への負担などのリスクが伴うが、脊髄麻酔や硬膜外麻酔を使えば、これらの副作用を最小限に抑えられる。今日ではかなり安全になったとはいえ、全身麻酔には各麻酔薬に特有のリスクがつきものだ。そこには「死」も含まれ、手術前の体の状態が悪い人ほど、手術中に麻酔が原因で死亡する確率が高くなる。

ずさんな方法やでたらめな薬では、人間の体を一時的な昏睡状態に陥らせて手術を成功させることなどできない。実のところ、笑気ガスだのクロロホルムだのエーテルだのを使ったあやしいパーティがなくなって良かった。今ではばか騒ぎしたくなったら、他の合法的な（または違法な）方法を見つけなければならなくなった。

トンデモ医療3　男性の健康編

「男らしさ」の意味をオックスフォード英語辞典で調べると、「強さ、エネルギー、強い生殖能力を備えていること」と定義されている。メリアム・ウェブスター辞典は簡潔に要点をまとめ、「男であること」とだけ定義している。古代ギリシャと古代ローマでは、たくましさは自制心、自信、政治力、生殖力、男らしい理想を実現できるエネルギッシュさ（個人差はあれど）と関連づけられていたが、その価値観は何世代も経て私たちにも受け継がれているようだ。

もちろん、男らしい理想を実現するには、やっかいな問題がたくさんあるし、不安に駆られることもあるだろう。男性は得てして、あれこれと自問して自信を失いそうになるものだ。この競争に負けたらどうしよう？　この仕事を勝ち取れなかったら？　ひげが伸びなかったら？　髪の毛が薄くなったら？　勃起しなかったら？

西洋文明の歴史を通して、男性たちはそんなことを延々と考えては眠れない夜を過ごしてきた。そして、そのような不安につけ込んで金儲けをたくらむ、あやしい医師や企業は後を絶たない。たとえば、〈力強い男性機能回復装置〉（勃起障害《ED》のために開発された初期の陰圧式勃起補助具〉なる器具は、「性的に弱い男性は結婚に向いていません。弱い男性は、自己嫌悪に陥りがちだからです」と明言して男性の不安をあおる。そしてその後は、弱い男性たちが少しでも自分を好きになれるようなあやしい方法をいくつか紹介している。

・ローマ教皇も薦めた〈マチン化鉄〉

名野球選手のタイ・カッブ、ボクシング王者のジャック・デンプシー、ローマ教皇のベネディクトゥス一五世に共通するものは何だと思うだろうか？　三人とも〈マチン化鉄〉を宣伝した著名人だったことだ。

バイタリティや男らしさを求めてやまない男性心理につけ込もうと、メーカーは、このサプリメントを飲めば血中の鉄分濃度が上がり、「心や体の活力」が回復すると宣伝した。この製品には、硫酸鉄（鉄分）と風味づけのシナモンオイルが含まれていたが、同時にマチン（ストリキニーネ）も入っていた。ストリキニーネは神経に有害な物質で、適切な用量を超えて服用すると中毒症状が起きる（「第7章　ストリキニーネ」を参照）。

・釘入りの生殖器固定ベルト

〈スティーヴンソン式生殖器固定ベルト〉が発売されたのは一八七六年。ベルトでペニスを脚に固定する仕組みだが、邪魔で扱いも面倒なので、男性たちがマスターベーションを自制したいときに役立つ。とはいえこの器具はあまり効果的ではなかったらしく、後に改良されたときにはベルトに小さな釘が埋め込まれた。運悪く勃起しようものなら、釘がペニスに突き刺さる仕組みだ。

・〈ストリンガー式自己治療装置〉の実力

〈ストリンガー式自己治療装置〉はあやしげな名前だが、これ一台に勃起を維持するための機能がすべて備わっている。メーカーは「陰圧機能、しっとり保温、バイブ機能、電気刺激と、四つの機能が一つになりました」と宣伝。この装置は温水、誘導コイル、電流、陰圧（真空状態）を組み合わせたスグレモノで、電極にワセリンを塗って肛門から数センチほど挿入すれば「前立腺マッサージ」までできてしまう。メーカーも「歴史を揺るがす大発見だ」と大絶賛する逸品だ。

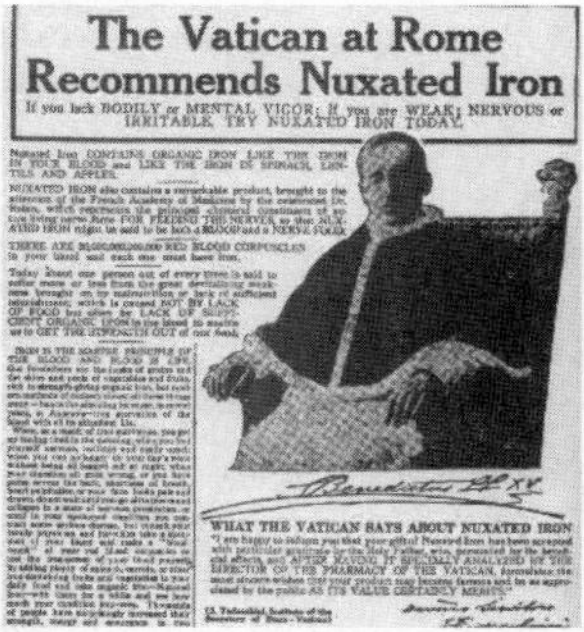
The Vatican at Rome
Recommends Nuxated Iron
If you lack BODILY or MENTAL VIGOR; if you are WEAK; NERVOUS or IRRITABLE, TRY NUXATED IRON TODAY.
WHAT THE VATICAN SAYS ABOUT NUXATED IRON
〈マチン化鉄〉はローマ教皇のお墨付き！

・鎖で陰毛を引っ張ると……

〈ボーエン式器具〉はマスターベーションの防止を目的とする道具だが、ＳＭプレイの女王様の大人のおもちゃ箱に入れてもしっくりきそうだ。キャップをペニスにかぶせて、細い鎖を陰毛に留めれば装着完了。勃起すると、鎖が伸びて陰毛が引っ張られる仕組みだ。痛そう……。

・ヤギのまぶたで作った史上初のペニスリング

最初のペニスリングは、一二〇〇年頃に中国で作られた。実に独創的なことに、まつげがついたヤギのまぶたを、くるくると巻いて輪にしたものだ。性交の際には、まつげがチクチク刺さって快感度がアップしたという。ちょっとこのリングをイメージしてみてほしい。数百年後、中国人はペニスに象牙のリングをつけるようになったが、思えばこれは男性にとってもヤギにとっても大いなる進化だったと言えよう。

・気まずい前立腺保温器

オハイオ州にあるエレクトロ・サーマル・カンパニーは、〈サーマルエイド〉と呼ばれる前立腺保温器を開発。電源を入れると電球が点き、電源コードを通ってゴム製のプローブに電流が流れ、「お腹のなかの脳を刺激」できるという。「直腸拡張器《アナルプラグ》を取り付ければ、直腸をあたたかく保って毛細血管をやさしく刺激し、末梢神経が活性化します」とのことだ。この保温器を使うたびに電球が点くため、誰かに目撃されたときには気まずい思いをするかもしれない。

・R15のアナルローター

卑猥な形をした〈レクトローター〉を肛門から挿入すると、装置からローションが流れ出て、前立腺と結腸を潤しつつ「直腸まわりの筋肉をマッサージ」してくれる。広告文によると、この装置は「自宅のプライベートな空間で」一人で使用できるため、恥ずかしい思いをしながら他人にやってもらう必要はないとのことだ。〈レクトローター〉のサイズだが、広告文には「効果を高めるためにある程度の太さはありますが、一五歳以上の人なら誰でも使えるコンパクトサイズです」とある。いろんな疑問が頭をよぎらないだろうか？

・ヘアカラースプレーで「ギャルたちが戻ってきた」

一九九〇年代に夜更かししたことがある人は、深夜の通販番組で放送された、はげや薄毛を隠せるヘアカラースプレーの宣伝を見たことがあるのではないだろうか。〈GLH〉（グレート・ルッキング・ヘア）は、名前に引けを取らないくだらない商品だ（しかもたったの三九ドル九二セント！）。だが、この商品をYouTubeで検索するとおもしろい動画が見つかる。後ろの髪はふさふさしているのに頭頂部が薄い哀愁漂う青年が、GLHを使ったところ「ギャルたちが戻ってきたんだよ」とドヤ顔で豪語しているのだ。ちなみに、ヘアカラースプレーは今も売れている。……この青年のおかげだ。

・心不整脈を引き起こす筋肉刺激装置

何もしなくても筋肉を鍛える方法はないかって？　EMSマシン（電気刺激を使った筋肉増強装置）を使えば、電気振動で筋肉を収縮させて「鍛えて」くれる。だが、エグゼクティブ・フィットネス・プロダクツ社が開発した〈エグゼクティブ・ブリーフケース・モデル〉は、筋肉以外の部位にも働きかけて、心不整脈を引き起こした。一九九六

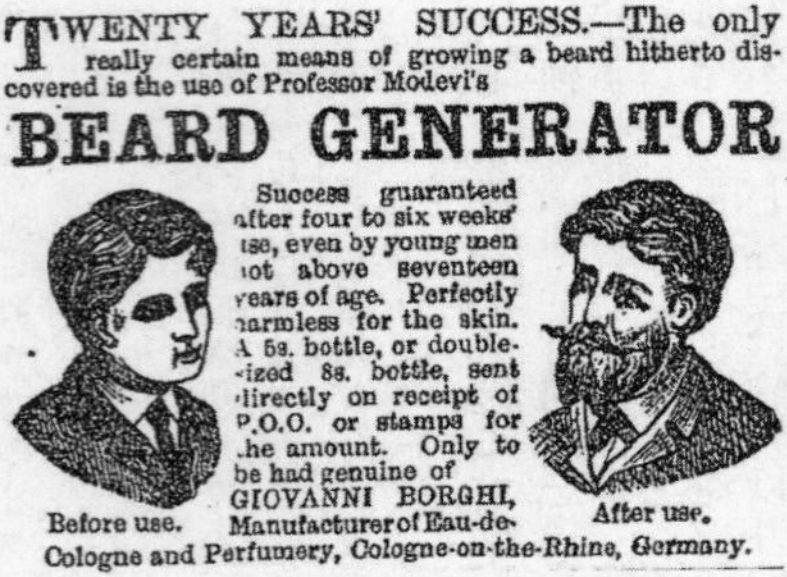
TWENTY YEARS' SUCCESS.—The only really certain means of growing a beard hitherto discovered is the use of Professor Modevi's
BEARD GENERATOR
Success guaranteed after four to six weeks' use, even by young men not above seventeen years of age. Perfectly harmless for the skin. A 5s. bottle, or double-sized 8s. bottle, sent directly on receipt of P.O.O. or stamps for the amount. Only to be had genuine of GIOVANNI BORGHI, Manufacturer of Eau-de-Cologne and Perfumery, Cologne-on-the-Rhine, Germany.
Before use.
After use.

〈モデヴィ教授のあごひげ育毛剤〉。見よ、この少年の変貌ぶりを！

年、アメリカ食品医薬品局（ＦＤＡ）はこの商品の廃棄を命じた。

・成分不明のあごひげ育毛剤

ひげが伸びない男性がもっとも肩身の狭い思いをした時代は、ビクトリア朝時代のイングランドだろう（または二〇〇〇年代のオレゴン州ポートランドか）。当時は長いあごひげ、ふさふさのもみあげ、きちんと整った口ひげが大流行したからだ。ひげに悩む男性たちを救おうと、〈モデヴィ教授のあごひげ育毛剤〉という外用薬が発売され、ロンドンの新聞紙に広告が掲載された。広告によると、この薬品を使えばわずか四～六週間で丈夫なあごひげが生えてくるうえに、「一七歳にも満たない少年にも効果があった」という（成分は表示されていない）。

第四部
動物
ANIMALS

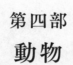

第19章　ヒル

300本の歯で臓器をガブリ

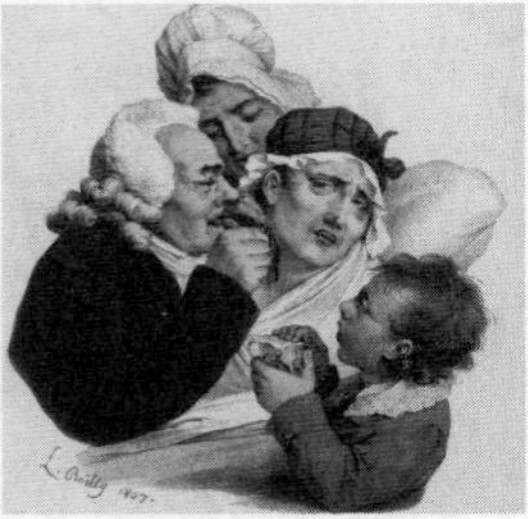

一八五〇年のロンドン。一人の医師が、咽喉炎に苦しむ女性の自宅に往診に訪れた。痛みの原因は扁桃腺の腫れにあると判明したが、症状を緩和するには、扁桃腺にたまった血を抜き取って腫れを引かせるしかない。そのためにどうしたらいいか――ヒルを使うのだ。

医師は、持ってきた陶器の壺のなかから、体長八センチほどのねばねばしたヒルを一匹取り出した。黒っぽい色をしたヒルは、お腹をすかせているのか、身をよじってもがいている。医師がヒルの尾に絹糸を通し、透明なガラス管を炎症を起こしている扁桃腺に押しあて、そのなかにくねくねと動くヒルをペンダントのようにたらすと、お腹をすかせたヒルの口が患部に吸い付いた。ヒルは小さな歯が並んだあごを動かして腫れた組織に嚙みつくが、患者が嚙まれたと感じることはめったにない。結局のところ、相手に気づかれずに血を吸えるのがヒルの最大の武器だからだ。こっそり噛める能力は役に立つ。

ヒルがもぞもぞと身をくねらせると、喉がこそばゆく感じる。ヒルの体はどんどん膨れ上がり、やがて吸い取った血で体内がいっぱいになる。ヒルが満足そうに患部から離れると、医師が糸を引っ張り上げてヒルを回収する。血はすぐには止まらないため、口の奥にあるしょっぱい血の味は一時間ぐらい残るだろう。

実に気持ち悪い場面だが、このような光景は歴史を通して何度も繰り返されてきた。そもそもヒルは、人類の許可を得ることなく、長い間われわれの血を吸って生きながらえてきたのだから。

起源は古代エジプト

ヒルと瀉血は、同じ医療目的で使われていた。体内のうっ血と炎症を緩和するためだ。「瘀血《おけつ》」を取り除けば、やっかいな症状も消えると考えられていた。どんな症状も、だ。性病、脳炎、癲癇、ヒステリー、内臓疾患、結核など、さまざまな病気の治療にヒルが用いられた。

では、誰がわれわれの生活のなかにヒルを持ち込んだのか？　最初は古代エジプトだろうか。墓に刻まれた文字から、紀元前一五〇〇年頃には高熱を伴う病気や腹の張り（鼓腸）の治療にヒル療法が用いられたことがわかった。ホメロスの叙事詩『イリアス』では、名医アスクレピオスの息子で治療者のポダレイリオスは、「医師《ヒル》」と呼ばれている。さらに古代中国の物語によると、中国でヒル療法が始まったのは、楚《そ》王朝の頃に恵王《けいおう》（紀元前四三二年没）がサラダに紛れ込んでいたヒルを誤って飲み込んだところ、胃腸疾患が改善したのがきっかけだという。

ヒル療法が正式に認知されるようになったのは、紀元前四世紀にヒポクラテスが、さらに二世紀にもガレノスがヒルを使った治療を唱えたのがきっかけだ。これら二人の医師は、血を抜くと四体液のバランスが整うという理論を確立した。血液、粘液、黄胆汁、黒胆汁という四種類の体液が健康や病気の原因になるという四体液説は、約二〇〇〇年に亘って西洋医学の理念を支えることとなる。

ヒポクラテスとガレノスの後も、ヒルがいろいろな治療に使われたことを示す証拠がたくさん見つかっている。ヒルで悪霊を追い払った人もいれば（シリア、ラオディケアのテミソン）、ヒルで難聴を治そうとした人もいる（トラレスのアレクサンドロス）。中世のある医師などは、ヒルに血を吸わせると、「聴覚が鋭くなり、泣かなくなり……心地よい声が出せるようになる」と絶賛している。確かにくねくねと動く吸血動物に血を吸わせるだけで、誰でもビヨンセみたいになれるといいのだが……。

では、ヒルでもメスでもどちらでも血を抜けるのであれば、メスの代わりに、このネバネバした生き物で瀉血するのはなぜだろうか？

一〇の胃と三〇〇本の歯を持つ

まずはヒルについて詳しく説明しよう。ラテン語で「ヒルド・メディシナリス」という物々しい名前で呼ばれるが、医療用ヒルは吸血性の生き物だ。ヒルの唾液腺には血液凝固阻止物質（ヒルジン）が含まれており、この物質のおかげで血は凝固することなく、ヒルの体内をどくどくと流れていく。では、どうやって血を消化するのか？

世の中には二つも三つも胃を持つ哺乳類がいるが、医療用ヒルは何と胃が一〇もある。歯だって並大抵ではない。医療用ヒルはあごを三つ持ち、一つのあごに約一〇〇本もの歯が生えているのだ。つまり三〇〇本の歯で嚙みついてくるのだから、ヒルに血を吸われると、メルセデスベンツのエンブレムのような跡が残ることになる。

メスや瀉血針《フリーム》や刃を使う乱切器と違って、ヒルに嚙まれてもあまり痛みは感じない。唾液のおかげだ。化学の妙とでも言おうか、嚙んだことを宿主に気づかれないよう、ヒルは麻酔効果のある物質を吐き出すのだ。万が一嚙まれた所がヒリヒリして宿主がひっかいたら、ヒルは血を吸うこともままならなくなるため、この物質はヒルが自然界で生きていくのに役立つ。サンスクリット語で書かれた古代の医学書『スシュルタ・サンヒター』は、ヒル療法の方が「人にやさしい」と称賛し、「痴愚者」や「極端に臆病な人」には、通常の瀉血ではなくヒルに血を吸わせるのがよいと提案している。

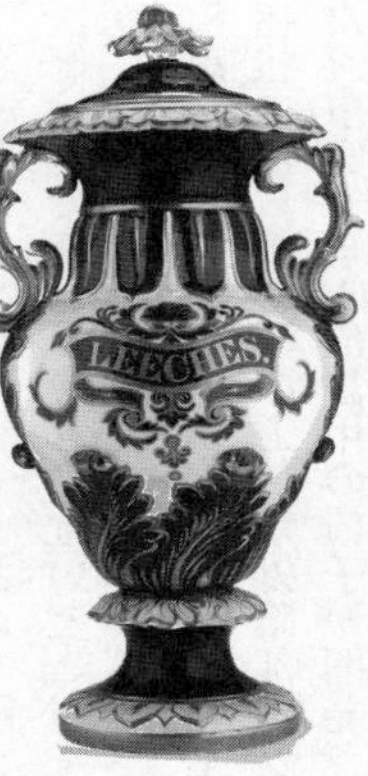

ヒルを入れる壺（19世紀）。

ヒルを使えば、より正確にターゲットを

絞って血を抜くことができる。通常の瀉血は上腕を切開して行う。だが、狭い範囲の部位を瀉血するときには、小さくて後始末がしやすい道具が必要になる。ヒル療法を使う医師は、できれば患部に近いところを瀉血したいと考えるため、頭痛を治すときは患者のこめかみに、めまいのときは耳の後ろに、倦怠感を取り除くときは頭の後ろに、胃腸疾患には腹の上に、癲癇には脾臓《ひぞう》の上にこの吸血動物を置いた。また、月経にまつわる症状には、太ももの上部か外陰部、ときには子宮頸部に直接ヒルをあてがうこともあった。事実、ヒル療法用の椅子が開発されて、座面に空いた穴を通してヒルに肛門の血を吸わせることもあったという。

体内に取り込んで瀉血

居心地が悪くなった人は、ここで脚を組み替えよう。

心配するのはまだ早い。もっとぞっとする話を紹介しながら、ヒル療法の次の要点を説明しよう。ヒルはメスでは到達できないところに入り込むことができる。つまり体内だ。時には、肛門を瀉血するだけでは治療が十分でないこともあった。とりわけ腸炎や前立腺疾患の治療では、体内に働きかける必要があった。だが問題が一つある。体内に入れたヒルを……ええと……何らかの方法で取り出さなければならなかったことだ。

そこである明晰な医師が、溝のついた金属製の細い棒を開発した。ヒルの尾に糸を通してこの器具の溝に乗せれば、肛門の奥に押し込むことができる。革製の取っ手がついた、おしゃれな器具だったという。一八三三年にオズボーン医師が書き残した記録から、

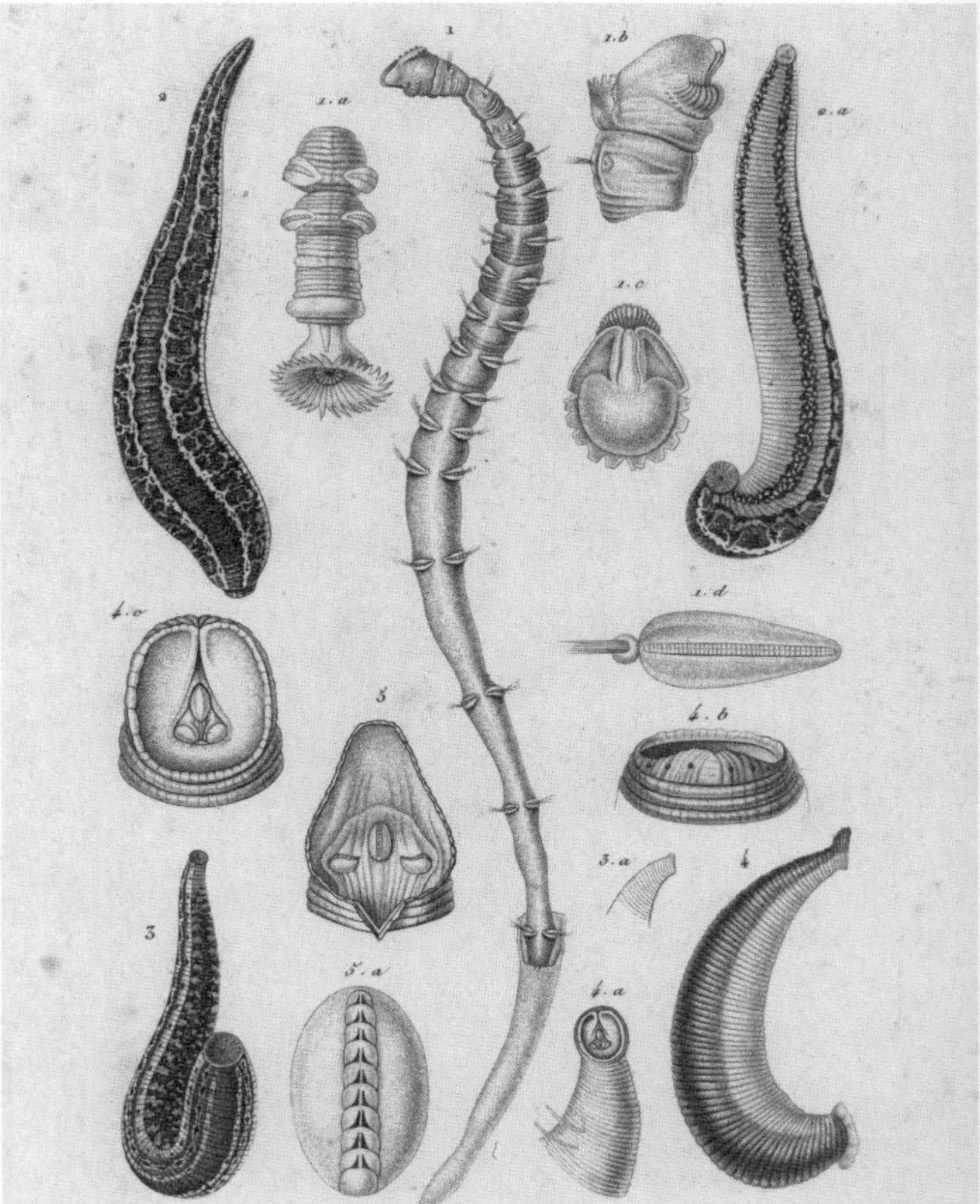

ヒルの構造。ヒルの３つのあごには合計300本の歯が生えていて、メルセデスベンツのエンブレムみたいな噛み跡を残す。また、ヒルの唾液には麻酔成分が含まれており、噛まれてもあまり痛みを感じない。

その処置方法がうかがえる。何匹かのヒルを肛門の奥に押し込んだあと、「器具が肛門から取り出された。腹一杯血を吸うまで、ヒルは体内で耐え続けなければならない」。「耐える」とは、実に絶妙な言葉を使ったものだ。生き物もかわいそうだが、人間もかわいそうだ。

月経不順の患者の月経を促したり、生理痛を緩和させたりするときにも、ヒル療法が用いられた。だがおもしろいことに、婦人科系の施術では、ヒル療法は「既婚女性に限られた」うえに、「優秀な看護師にヒルの使い方を教えること」とされた。……この処置を行った看護師が、手厚い報酬をもらったことを祈るばかりだ。

飲み込んだらヤギの尿でうがいする

では、ヒルにとって最適な条件は何か？　ヒルは剃りたての滑らかな肌を好む。無精ひげはNGだ。「散髪したてで毛先が鋭く尖っていると、ヒルは噛みつきにくいようだ」と主張するのは、一八〇四年にロンドンでヒル療法を行っていたウィルキンソン氏だ。濁った池のなかを歩く時は、脚のすね毛をとがらせておくといいだろう。だが、この好みにうるさい動物は、滑らかな肌だけでは満足しないらしい。一八四八年に『ランセット』誌に掲載された論文によると、肌を黒ビールや薄めたワインに浸すと、ヒルは喜んで吸い付いてきたという。牛乳や砂糖水に浸けてもいいし、少し出血があるとさらに効果的だ。ナイフの先端でちょっと傷をつけるだけでいい。今でもヒルに瀉血させるときは、ナイフで切り傷を作ってからヒルに吸わせる。

吸い付いてから一五分ほど経過すると、腹一杯血を吸ったヒルは患者から剝がれ落ちるが、時には医師がヒルを取り除かなければならない場合もある。ここでヒルを強引に引っ張ると皮膚が傷つく恐れがあるので、ヒルの頭に塩を振りかけて落とそう。満腹になったヒルが眠ってしまった場合は、指ではじくか、水をかければ、すぐに目を覚ますだろう。

大抵の場合、ヒルを取り去った後に追加の瀉血が行われた。嚙み跡にあたたかいリネンを巻いて血管を膨張させれば、さらに血を流すことができる。流血を促すために、患者をあたたかい浴槽に浸からせることを勧める医師もいた。

一八一六年、医師のジェームズ・ローリンズ・ジョンソンは『医療用ヒルに関する医書』を出版。彼は本書で紹介したヒルの使用法を試すだけにとどまらず、ヒルという生き物を綿密に研究している。彼はまずヒルが共食いをするかを確認（共食いした）。次に、ヒルを凍らせたり、塩を振りかけて凍らせたりして、ヒルの生命力を試した（雪＋塩の方が無残な死に方をした）。さらに彼は、がっしりしたウマビルと医療用ヒルとを闘わせた（ウマビルの勝ち）。それだけでなく、炭酸、水銀、ガソリン、オリーブオイルにも浸けたが、その結果ヒルは「実に生命力が強い」と驚嘆している（筆者らはこの本を最後まで読むことができなかった。というのも、途中で「ヒルは雌雄同体なので、一匹だけで自家受精ができるのではないか」という文章を目にしたからだ。想像するだけで……）。

前述したように、ヒルは体の外側だけでなく、内側にもあてがわれた。と来れば、この寄生虫をどうやって取り出したのか？　と疑問に思う人もいるだろう。ヒル療法を積極的に行ったフィリップ・クラプトンは、一八二二年にこんな解決策を思いついた。この小さな生き物に糸を通そう、と。彼が、患者の腫れた扁桃腺に直接ヒルをたらしたところ、糸を通したことで「ヒルは我勝ちに扁桃腺に吸い付いた。実際、これで無気力なヒルを刺激できそうだ」と書き残している。

実際には、そんな心配をする必要はなかった。万が一ヒルを飲み込んでも、胃酸で消化されるだろうから。だが、消化されると知らなかった近世の医師たちは、患者にヤギの尿でうがいをさせたり、焼きごてでヒルを追い出したり、患者に何も飲ませないようにして、ヒルが水を求めて出てくるのを待った。ヒルを追い出したかったとはいえ、効果がない以上、どの方法も正当化できるものではない。医師が何と言い訳しようが、ヤギの尿を口に含んだ患者が納得できるはずがない。

ヒルの再利用という問題もあった。ヒルは血を吸うたびに捨てるわけではなかった。吸った血を吐き出させれば、ヒルは五〇回ぐらい再利用できた。それも口元に塩を少し塗りつけるだけで済む（たとえるなら、人間に塩酸を一塗りするようなものか）。するとヒルは、絶頂期のオジー・オズボーンみたいに血を吐き出す。これでかなりの経費が抑えられる。医師によっては、血をたらふく飲んだヒルを酢のなかに落として（酸の風呂だ）、ヒルに血を吐き出させたという。想像してみてほしい。ヒルはこのような方法で週に二回瀉血に駆り出され、それを三年ぐらい続けるのだ。

ヒルをケアしながら飼育するのも簡単ではなかった。ウィルキンソン氏によると、

「手短に言うと、この気まぐれというか、とても怒りっぽい生き物を飼育するには、かなりの忍耐と手腕が必要だ」。

一三〇匹も睾丸にあてがわれた淋病患者

ヒル療法にはデメリットがあった。メルセデスベンツの由緒あるマーク（嚙み跡）は、名誉の印とはならなかった。ヒルは一時的に大流行したものの（一九世紀にはドレスにヒルの形の刺繡が施されたほどだ）、人々はヒルの嚙み跡を覆い隠すことが多かった。

先ほどの「再利用」の話を思い出してほしい。今でこそヒルは使い捨てられ、ヒルに代わる医療器具も開発されたが、それ以前には、ヒルの再利用は益よりも害をもたらすことが多かった。一八二七年のある報告によると、梅毒患者をヒルで瀉血したあとで、そのヒルを再利用して子どもを瀉血したところ、子どもは梅毒に感染したという。

問題は他にもあった。ヒルは大さじ三杯程度の血しか吸えない。絶え間なく血を吸わせるために、ヒルの尾を切って吸った血をたれ流させることもあった。ヒルにとっては果てしなき徒労だ。血を吸っても吸っても腹を満たせないうえに、尻を完全に失って、やがて死んでいく。なんという生涯だろう。

ヒルによる瀉血量が多すぎて亡くなった人もいる。たとえば一八一九年に二歳の少女に一匹のヒルで瀉血したところ、出血多量で亡くなった。ヒルの唾液に含まれる血液凝固阻止物質は効果が長続きするため、ヒルを取り除いたあともしばらく出血が続く。その反対に、一匹では不十分な場合もしばしばで、度肝を抜かれるほど大量のヒルを使うこともあった。一九世紀の医師のなかでも飛び抜けて瀉血好きだったフランシス＝ジョゼフ＝ヴィクター・ブルセは、最高で一度に五〇匹ものヒルを使ったことがある。別の医師は、淋病患者の睾丸に一三〇匹ものヒルをあてがった。

一方、噛み傷が命に関わる危険な病原菌に汚染されたらどうなるだろうか？　一九世紀の医学文献には、噛み傷から感染した症例がたくさん紹介されている。

メスと違って、ヒルは飼育に手がかかる。ヒルは好みがうるさいうえに、いくぶん気まぐれな一面もあるからだ。望みどおりの箇所の血を吸わせるのは簡単ではないため、ヒル専用のガラス管を使って、適切な箇所を噛ませたほどだ。街なかでは携帯用の壺に入れて持ち歩いたという。まったく手がかかる生き物だ。

一九世紀半ばになる頃には、生理学、病理学、統計学などの学問への理解が深まったおかげで、医師たちは徐々に「英雄的医療《ヒロイック・メディシン》」を公然と批判するようになった。エビデンス重視の医学を提唱した人物でもあるピエール・ルイは、あいまいな理論よりも断固として事実を支持した。というのも、彼は瀉血の効果を裏付ける確たる根拠を見つけられなかったからだ。ジョン・ヒューズ・ベネットなどの他の医師たちも彼の後に続いた。瀉血とヒル療法はあらゆる症状の治療に用いられてきたが、二〇世紀初頭になる頃にはすたれていった。

コラム：ヒルの養殖事情

人々はどこからヒルを採って来たのか？　一九世紀の初め、イギリスの貧しい子どもたちは濁った沼や川のなかを歩いて、脚に吸い付いたヒルを売ってお小遣いにしていた。だが、間もなくヒルは減り、釣り糸にレバーの塊をつけても、かからなくなった。

一八三〇年代にはイギリスでのヒルの需要がピークを迎え、トルコ、インド、エジプト、オーストラリアから輸入された。わずか一年間で、イングランドは四二〇〇万匹ものヒルをフランスから輸入したほどだ。アメリカでもヒル療法は人気が高かったが、北米産のヒルは顎が小さくて瀉血量も少ないため、医療用ヒルは輸入に頼っていた。

高まる需要に応えようと、間もなくヒルの養殖が始まった。「ヒルの養殖場」は濁った池や沼地で、牛、ロバ、老いた馬などが水浴びをしたり、これらの動物の体を傷つけてヒルに吸い付かせたりした。一八六三年に『ブリティッシュ・メディカル・ジャーナル』は、その事実を明らかにすると共に、「ヒルの養殖事業ははなはだしく不潔だ」と批判した。現在のヒルの養殖場は、清潔に保たれ、水を濾過するシステムが完備され、飼育も科学的に管理されている。貧しい少年も老いた馬も見あたらない。

今もヒルは活躍している

今も正当な理由があってヒルは活躍していると言ったら、多くの人が驚くかもしれない（それから抗生物質に感謝しなくては。連鎖球菌性咽頭炎にかかっても、ヒルに喉を吸われずに済む）。

まず、一八八四年にジョン・ベリー・ヘイクラフトがヒルジンを発見した。ヒルジンとはヒルの唾液腺から分泌されるポリペプチドで、血液の凝固を阻止する働きがある。といっても、ガラガラヘビの毒を採取するように、ヒルの唾液を採取するのはほぼ不可能だ。そのため科学者たちはヒルジンの合成バージョンを開発し、血液の凝固を予防または阻止する抗凝血剤として今も活用している。

人間の体の狭い部位に嚙みついて、凝血を防ぎながら不必要な血を取り除くことができるという、このヒルの能力が役に立つことがある。指や耳や鼻先などの繊細で小さな部位の再建手術を行ったあとにヒルに瀉血させると、組織の緊張が徐々に和らぎ、血流が良くなり、組織が生き延びる確率が上がる。頭頸部の腫瘍を切除したあとに、皮弁手術といって、組織や皮膚を血管や神経ごと別の部位に移植する手術を行うことがある。このような再建手術を行うと、組織が腫れ上がって血管が塞がりやすくなるが、ヒルに瀉血させることで血流を良くすることができる。

そんなわけで、場合によってはヒルも役に立つのだ。

第20章　食人

剣闘士の生レバー

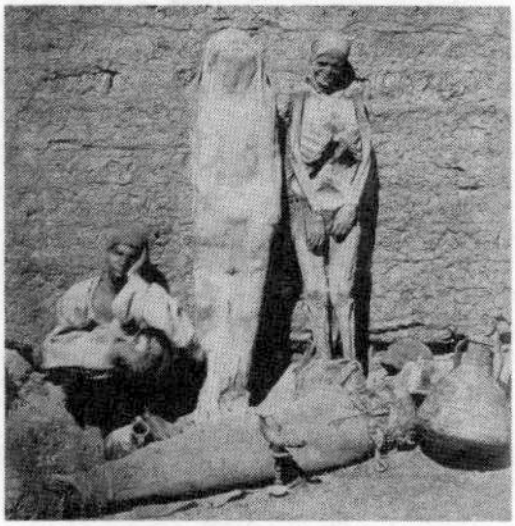

時は一七五八年。二三歳のジェームズ・ホワイトと二一歳のウォルター・ホワイトは、ロンドンのケニントン・コモンで処刑されることになった。絞首刑は犯罪防止に役立つだけでなく、貴重な娯楽でもあった。当時の処刑は、犯罪者を台車に乗せて処刑場まで運び、首に太い縄を巻いて、群衆によく見えるよう高々とつり上げるのが常だった。台車はすぐに処刑場を離れ、かつて犯罪者だった者たちは風に揺られるがまま、息絶えるまで放置された。

二人の死体が絞首台にぶら下がっていたのと同じ一七五八年、『ザ・ジェントルマンズ・マガジン』誌の四月号にこんな記事が掲載された。「生後約九か月の幼児が死刑執行人の手に預けられると、死刑執行人は全ての死刑囚の遺体の片手を持ち上げては、それで幼児の顔を九回ずつなでた」。幼児は類表皮嚢胞《るいひょうひのうほう》と呼ばれる、皮膚にできる良性の腫瘍（おそらくおでき）に苦しんでいた。死者に触れれば病が治るのではないかと期待してのことだ。

グロテスクな話に聞こえるかもしれないが、古代ギリシャと古代ローマの時代から、人々はしばしば人間の体の一部を医療目的で使うようになり、その風潮は中世の時代も続いたが、二〇世紀を迎える前に消滅した。人々は死体を探し求め、死体に触れるだけでなく、食べたり、飲んだりなど、さまざまな用途に使った。それらはカニバリズムとか、食人とか、死体薬などと呼ばれている。

なぜ若い死刑囚の遺体が大人気だったのか？

歴史を通して人間は、若さ、バイタリティ、たくましさを手に入れるために、いろいろなものを口にしてきた。そして医学界をリードした偉大な医師たちの多くは、健康を取り戻す原理を模索した結果、人間の死体の一部を食べようとの結論に至ったのだ。四体液説を唱えたガレノスの理論でも、血液が多すぎると体に良くないが、血液が少なすぎる場合は血を飲んで調整することを勧めている。ヒポクラテスは、病気や病原となる「汚れ」を克服するには汚染されたもの――「死体」または「暴力で汚れた血」（犯罪者の血液など）――が効くと述べている。

そして後にパラケルススは、人体の一部が含まれた治療薬には、その人体の魂やエッセンスが含まれており、その薬効で病が治ると考えた。死者の手に触れるだけでも効果的だと考えていたようだ。一七世紀には、ロバート・フラッドが「死者の手にいぼを触れさせると、いぼは消えるだろう」と書き記している。

同じ頃にフランドルに住む科学者にして医師でもあったヤン・ファン・ヘルモントは、人間の死体には「目に見えないバイタリティ」が宿っていると考えていた。死体の血と体には何らかの形で生命力が残るが、暴力によって死に至った遺体ほど強い生命力が備わっているという。長く病気を患った人や、徐々に衰弱して死んだ人は、それだけエネルギーを消費してしまっているからだ。そのため、若くして死刑に処された犯罪者の遺体は引っ張りだこだった。

本章では、本人の同意を得ずに体や血を採取されて薬として使われた例を主に取り上げる。世の中には尿を使ったレシピ、母乳を飲む大人、大便で作った湿布薬、汗入りの霊薬、胎盤から作られるプラセンタカプセルなど、物議を醸した例はたくさんある。とはいえ、これらに含まれる「人体の抽出物」は、提供者を傷つけることなく入手できる。

血にも同じことが言える。前世紀には、人々は大勢の命を救うために積極的に献血を行った。だが、過去における血液の扱いは、それほど衛生的でも利他的でもなかった。おまけにずさんこの上なかった。

血液でジャムを作るレシピ

ヴァンパイアと言うと、キラリと光る犬歯を持ち、抗いがたい魅力を備えた吸血鬼を思い浮かべがちだが、実際には、血液を飲んだ人間は総じて魅力的な人物からはほど遠かった。一世紀の頃、ガイウス・プリニウス・セクンドゥスは、「癲癇の患者たちは、剣闘士の血を命の一杯のように飲み干した」と書き残しているが、まさにこのような感じで、病人は元気でたくましさの権化《ごんげ》のような人の血を飲んで健康を手に入れようとした。

では、なぜ血なのか？ 理由ははっきりしないが、学者が次から次へと「血が効くと聞きましたから、血を飲みましょう」などと提案するうちに、人々が信じるようになったようだ。まったく、噂の影響力は侮れない。また、癲癇の発作は定期的に起きるわけではない。そのため、血を飲んだあとに発作が数か月起きないと、血が効いたのだと思い込みやすくなる。

血液は四体液のなかでもっとも重要な体液と見なされていたため、不老不死の霊薬を作る材料としても使われた。一五世紀のイタリアの哲学者マルシリオ・フィチーノは、老人が若者の血液を飲めば、活気を取り戻せると考えていた。そして老人たちに、「左腕の静脈を少し切って、三〇～六〇ミリリットルぐらいの血をヒルのように吸い取る」よう勧めた。では、気持ち悪くて飲めなかったら？ フィチーノによると「(血に) 砂糖を入れて加熱するか、砂糖と血を混ぜたものを湯煎にかけて軽く蒸留してから飲むと良い」そうだ。

剣闘士の遺体が手に入らない人は、知恵を働かせなければならなかった。エドワード・ブラウンというイギリス人は、一六六八年の冬にウィーンで罪人の絞首刑を何度か見に行ったという。ある罪人が斬首されたあと、「一人の男が壺を片手に急いで死人に駆け寄ると、壺に血を注ぎ始めたが、(死人の) 首から血が吹き出ると、彼はすぐさまそれをごくごくと飲んだ」。また、死体から流れる血をハンカチに吸わせていた見物人もいたそうだ。その血で癲癇（当時は「倒れ病」と呼ばれていた）を治そうとしたのだろう。

このような例は枚挙にいとまがない。

「事実は小説よりも奇なり」という古いことわざがあるが、事実とは思えないほどむごい話もある（事実であると裏づける証拠はないが）。一四九二年、ローマ教皇インノケンティウス八世は死の床にあった。聖人とはほど遠く、悪辣な政治家だった彼は、カトリック教会の財源を使ってイタリアにあった複数の国家に攻め入ったり、一六人もの非嫡出子を産ませたり、魔女狩りと奴隷売買も積極的に行ったりした。とうてい立派な人とは言えない人物だ。

噂によると、インノケンティウス八世の侍医は、彼を救う最後の手段として、三人の少年に金貨を一枚ずつ与え、彼らから大量の血を抜いたという。そしてその血を病気で弱ったローマ教皇に飲ませたのだ。少年たちは亡くなり、ローマ教皇も息絶えた。その後、侍医は批判にさらされることとなった（侍医がユダヤ人だったため、彼の悪い評判は後に反ユダヤ主義へと発展したと

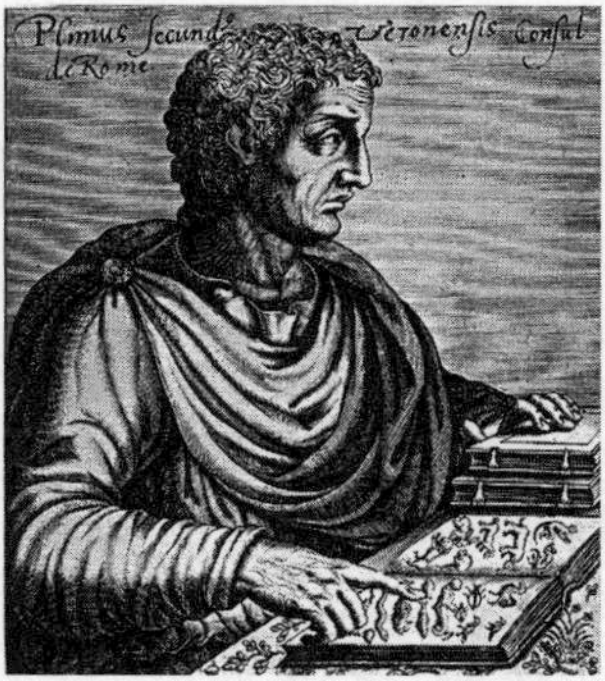

ガイウス・プリニウス・セクンドゥスは、剣闘士の血を飲んで様子を見ろと言っている。

の説もある)。強大な権力を持った反道徳的な人物だったとはいえ、ローマ教皇インノケンティウス八世が生き延びたいがために、三人の若者の殺害を許可するだろうか?
——あり得なくもない。

人間の血は飲むためだけにあるのではない。乾燥させた血を粉末にして、料理や軟膏に加えることもあれば、鼻から吸引することもあった。イタリア人医師のレオナルド・フィオラヴァンティは、血液製剤は「死者をよみがえらせるぐらいの絶大な効果がある」と考えていた。もっとも彼は一五八八年に亡くなったので、どうやら彼には血液製剤は効かなかったらしい。

プリニウスの著作によると、古代エジプトの王たちは、原虫感染症にかかって皮膚と組織が著しく腫れ上がると(象皮症《ぞうひしょう》)、人間の血を浴びたという。血液は皮膚感染症や発熱の治療薬、さらには育毛目的にも使われた。ヨーロッパのある地域では、血液を粘り気が出るまで煮詰めてジャムにした。そう、血液ジャムだ。ぜひ作り方を知りたい?では、一六七九年にフランシスコ会の薬剤師が書いたレシピを紹介しよう。

一、血を乾かして粘り気のある塊にする。
二、塊状の血を薄くスライスして、水分を取り除く。
三、火にかけて、ナイフでかき混ぜる。
四、きめ細かい絹のこし器でこして、ガラス瓶に入れて密封する。

このジャムをトーストやスコーンにつけて食べるのかどうかは、レシピには書かれていない。だがどんな人の血液がいいのかは書いてある。「そばかすのある赤ら顔」の人だそうだ。実際、赤毛の死者の血液は需要が高かったようだ。と言うと、『ハリー・ポッター』シリーズのロン・ウィーズリーファンが怒り出しそうだ。

はちみつ漬けのミイラ

赤毛の人たちには同情するしかない。ドイツの医師も、一六〇〇年代前半に赤毛の死体の調理方法を書き残している。「赤毛の男の死体を選ぶこと。絞首刑か、車裂《くるまざ》きの刑か、串刺しの刑で殺された、しみのないきれいな肌をした二四歳の男の死体で、体の部位がすべてそろっていること」。肉はぶつ切りにして没薬やアロエなどのハーブを振りかけ、ワインに浸けて叩く。それから塩を振って陰干しすれば、「生臭くない」燻製肉のできあがりだ。ビーフジャーキーみたいな肉をイメージすれば、だいたいそれで合っているだろう。だが、乾燥肉は食べるだけでは終わらない。乾燥肉から赤いチンキ剤（赤チン）を作り、それで傷口を治すだけでなく、その他さまざまな病気の治療にも使われた。

と、人肉の話になったところで、そろそろ食人のテーマに移ろう。そう、人間の肉を食べることだ。闘技会で剣闘士が倒れて死ぬと、人々は剣闘士の血を五〇〇ミリリットルぐらい飲んだだけでなく、剣闘士の新鮮な肝臓も生のまま食べた。理由はまたしても癲癇を治すためだ。肝臓は勇気が宿る場所だと言われていたうえに、血が豊富に含まれていた。

清教徒のエドワード・テイラー（一七二九年没）はハーバード大学出身の著名な詩人だが、あまり知られていないものの医薬品の解説書のようなものを書き残している。彼は著書のなかで、人体のなかには薬効のある部位がたくさんあると説いている。たとえば骨髄は痙攣に効く、胆嚢《たんのう》は難聴の症状を軽減する、干した心臓は癲癇を治してくれるなど……。リストはもっと続く。

蜜漬けにされた人間がいるという言い伝えもある。一六世紀に中国の李時珍《りじちん》という本草学者が著した本のなかに、「蜜人」、すなわちはちみつ漬けのミイラの伝説が紹介されている。その本によると、アラブ人は人間をはちみつに浸けてミイラ化する習慣がある、との噂があったという。しかもミイラ化されるのは、自ら志願した老人の体でなければならなかったようだ。自己犠牲を払ったミイラでなければ薬効がないと考えられていたからだ。

志願者が来る日も来る日もはちみつだけを食べ続けると、やがて彼らの排泄物や汗や尿がはちみつになったという（むちゃくちゃな話だが……）。そして彼らが死ぬと（つまり自然死すると）、遺体ははちみつで満たされた棺に入れられた。そしてきっかり一〇〇年後、人々はそのはちみつ漬けのミイラを少しずつ摂取したという。

抗菌作用のあるすぐれた防腐剤であるはちみつは、過去何百年もの間さまざまな文化圏で医療目的で使用されてきた。そのため、はちみつと死体薬を組み合わせれば、不気味なお菓子のような薬ができると思いついたのだろう。もちろん、「蜜人」が実在したことを裏付ける証拠はないが、食人医療の歴史を振り返ってみるに、あり得る気がする。

コラム：人間の脂肪で作った軟膏

死体の使い途は、血液ドリンクにして飲んだり、癒やしの力を期待して触ったりするだけにとどまらない。死刑執行人は、罪人の死体から皮膚や脂肪を手に入れて荒稼ぎしていた。こうした「人間の脂肪油」（「人間脂」とか「罪人の脂肪」とか「死刑執行人の軟膏」などとも呼ばれた）を特にほしがったのは、薬剤師だ。人間の脂肪は、傷口につける軟膏、痛み止め、惚れ薬、がんや痛風やリウマチの治療薬にも使用されたからだ。

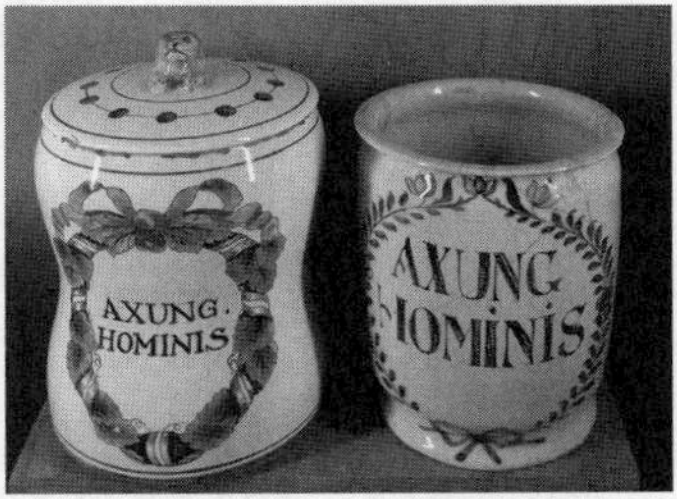

薬剤師はこの壺に人間の脂肪を入れて保管していた（17世紀か18世紀）。

ドイツの古い詩を引用すれば、「人間の脂肪で作った軟膏は、障害のある脚に効く。これで脚をもめば、元通りになる」というわけだ。脂肪は、恐水症（水が飲めなくなる病気。狂犬病とも言う）にも効くと宣伝された。「人間脂」は化粧品、特に天然痘の瘢痕《はんこん》がある人向けの化粧品の材料として使われた。さらに、抗炎症効果の高い軟膏とも思われていた。

死体の処理をする死刑執行人は、人間の皮膚は妊婦に効果があると売り込んだ。おまけに死神の助っ人として働く彼らは、薬剤師として信頼されており、彼らが調合した薬が本物かどうかを疑う者はいなかった。女性のなかには、日焼けした皮膚をお腹に巻くと安産になりやすいと思い込む人もいた。甲状腺腫（甲状腺が腫れる症状）を予防するために、喉に皮膚を巻き付ける人もいた。一七〇〇年代にある処刑執行人の妻が、手を骨折した女性を治療するのに人間脂を使ったと言われている。植民地時代のアメリカでも、医師のエドワード・テイラー（やたらにさまざまな人体の薬効を説いた、例の彼だ）は人間の皮膚はヒステリーの治療に効くと信じていた。

頭蓋骨の使い方はさまざま

殺害された若者の脳を、膜や動脈や静脈や神経ごと取り出し、……石臼に入れてパンがゆのようになるまで砕く。次に、つぶした脳が隠れるぐらいまでワインのアルコールを入れ……（それから）馬の糞を入れて密閉すれば、六か月後には分解されているだろう。

——ジョン・フレンチ『蒸留技術』（一六五一年）「人間の脳のエッセンス」の抽出法より

人間の脳や頭蓋骨を使って癲癇を治療しようと試みた例はたくさんあり、この〝分解され、発酵熱で温まった馬糞の山のなかで熟成させた脳とワインひと瓶〟のレシピはその一つに過ぎない。人々が治療目的で人肉を食べたのは、主に「同種のものが同種のものを治す」というホメオパシー（同種療法）の考え方に由来している。頭から生じた病気を治すには、脳や頭蓋骨が一番効果的、というわけだ。特に重要なのは頭蓋骨だと考えられていた。フランドル人医師のヤン・ファン・ヘルモントの記述によると、その理由は、死後に「脳はすべて分解されて頭蓋骨に溶け込み、頭蓋骨に特別な力が宿る」からだ。

死者の脳で作った薬剤を飲んでいたとされる古代ギリシャ人から、頭蓋骨の粉末を服用していたとされるデンマーク王クリスチャン四世に至るまで、癲癇を克服したい人々は、人間の脳を治療薬として使っていた。医師たちは癲癇の発作は脳の病気が原因だと考えていたため（正解！）、脳や頭蓋骨で治そうとしたのは理解できる。頭蓋骨は粉末にして飲み薬にされただけでなく、ショウガのように薄く削り取られたり、水を飲む容器として使われたりした。聖テオドロスと聖セバスティアヌスの頭蓋骨は、一部を銀で覆って宝石を施して聖杯にされた。この聖杯にワインを注いで飲めば、癲癇と発熱が治ると言われていた。

一七～一九世紀にかけて、イングランドとヨーロッパ各国の薬局には、しばしば頭蓋骨が商品としてぶら下げてあった。そして気味の悪いことに、どの薬品棚にも必ず頭蓋

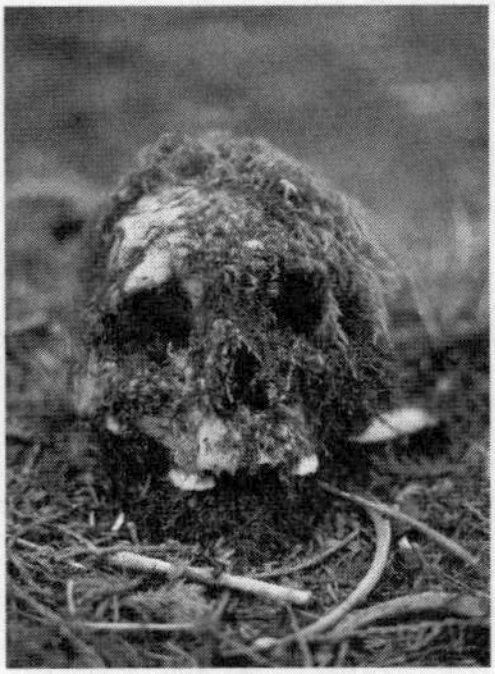

17世紀の鼻血の治療法。頭蓋骨に生えている苔を削り落として、鼻に詰め込む。

骨の苔が入っていた。頭蓋骨に生えたやわらかい緑の苔は、長年にわたって頭蓋骨のエッセンスに触れていた可能性が高いため、鼻血が出たときにこの苔を鼻の穴に詰めれば鼻血が止まると言われていた。ティッシュを丸めて詰め込んでも止まると思うのだが……。

一七世紀のイングランド王チャールズ二世（「第12章　瀉血」を参照）は、独学で化学をかじり、ジョナサン・ゴダードという薬剤師から特別な霊薬のレシピを買い取った。この霊薬は「頭蓋骨エキス」とか「ゴダードの内服薬」などと呼ばれていたが、チャールズ二世がレシピを買ったあとは、もっぱら「王の内服薬」として知られるようになった。この薬は、砕いた頭蓋骨をガラスの容器に入れて煮詰めて作る。それからさまざまな製造過程を経て蒸留されたエッセンスは、万能薬として使えたが、特に痛風、心不全、むくみ、癲癇にも効果があると言われた。一六八六年、アン・ドナーという女性は不安で落ち着かなくて臆病な気持ちになると、「王の内服薬を口に入れてココアを飲んだ」と書き記している。……私たちはココアだけで十分かな。

一七〇〇年代になると、頭蓋骨エキスの用途は広がり、気絶、脳卒中、ヒステリーの症状にも勧められるようになった。王の内服薬は何年か使用されていたが、ビクトリア朝時代に薬局方から除外された。残念ながら、この商品の評判には説得力に欠ける点が一つあった。チャールズ二世が、死が迫りつつあったとき、治療のためにこの薬を飲んだものの、結局息絶えてしまったことだ。

「鼻につんときて、やや苦味がある」ミイラの頭

はるか昔の遺体と言えば、ヨーロッパでは数百年に亘って医薬品に「ムミヤ」という原料が使われていた。そう、ミイラのことだ。では、ムミヤはエジプトのミイラのことかというと、それは医薬品や時期などにもよる。詳しく説明しよう。

はるか昔、アラブの薬には「ムーミヤ」と呼ばれる天然のアスファルトが含まれていた。この名前はペルシャ語の「ムーム」(ロウの意味)に由来している。ムーミヤは石油から採れる、ねばりけがあって時に半固体となる黒い物質で、湿布剤や解毒剤として用いられていた。一一世紀頃、人々は古代エジプト人のミイラの頭や体の空洞にたまっていた黒い物質を、ムーミヤの一種だと誤って認識してしまう。この物質は「ムンミヤ」とか「ムミヤ」などと名づけられたが、間もなくこれらの呼び名はミイラそのものや、ミイラから採れる物質を表す言葉となった。

ミイラの頭蓋骨から採れるミネラル成分はどんな味がしたのだろうか? 一七四七年にロンドンで発行された薬局方には「鼻につんときて、やや苦みがある」と記載されている。

ミイラから採れるムミヤは需要が高く、特に一五～一六世紀のヨーロッパでは引っ張

りだこだった。人気が出たきっかけの一つは、医師のパラケルススが「霊薬だ」と絶賛したからでもある。パラケルススと彼の信奉者たちは、ムミヤは体のエッセンスが最高の形で抽出されたもので、この「神髄」はどんな病にも効くはずだと信じて疑わなかった。だが、残念ながらそれは違う。この物質の効能を裏付ける生物学的根拠はないからだ。いずれにせよ、パラケルススの提唱のもとで人々は人肉には薬効があると信じるようになり、ムミヤを始めとして食人習慣《カニバリズム》を受け入れた。医師たちは、ムミヤは潰瘍、腫瘍、吐血、打撲傷、痛風、ペスト、中毒、白癬、偏頭痛にも効くと主張した。

ミイラを煎じて作った湿布剤は、蛇咬傷、梅毒による体の痛み、頭痛、黄疸、関節痛、そしてまたもや癲癇の治療薬として使われた。一五八五年、フランスの王室公式外科医のアンブロワーズ・パレは、打撲傷を治すには、ミイラは「ほとんどの医者にとって唯一無二の選択肢だ」と述べている。

需要が高かったおかげで、ミイラはさかんに取引され、ときに不正な取引もあった。カイロの墳墓に入ってミイラを盗み、それを煮詰めて水面に浮いてくる油っぽい物質を採取して売る者たちがいた。ミイラの頭を売って金に換える者もいた。イングランドは、ミイラの輸入に関税をかけたほどだ。ロンドンの薬局では、解体されたミイラのいろいろな部位が売られていた。「軟膏、アロエ、没薬、サフランなどの防腐剤が使われている分、ミイラは普通の遺体よりも神秘性と栄養価が高い」と主張する者もいた。

盗掘が相次ぎ、ミイラが手に入りにくくなると、遺体をミイラに偽造して売る者が現れた。彼らはまず、物乞いやハンセン病患者やペスト患者などの遺体を盗み、脳やはらわたを取り出して、その空洞にアロエや没薬や瀝青《れきせい》などを詰め込み、かまどで加熱またはは乾燥させてから、天然のアスファルトに浸けた。バイヤーはミイラに詳しくないうえに、本国から「つややかな黒色をしたミイラで、骸骨や汚れの多いものは避け、いいにおいのするものを選べ」と言われて買い付けに来ていた。ミイラの高まる需要は、砂嵐に遭ってアフリカの砂漠で命を落とした旅行者も巻き込んだという。砂漠で息絶えた旅行者は、乾燥した空気にさらされて天然のミイラとなり、やがて「アラビアのミイラ」と呼ばれて取引された。

ありがたいことに、ミイラ取引は一八世紀後半にはすたれることとなった。現代的な医師たちがパラケルススの理論を疑問視し始めると、ムミヤ商品は消えていったのだ。医学が発達すると共に、人間の体には神秘的な力があると考える人は減り、解剖学的事実から合理的に考える人が増えた。ムミヤに対する嫌悪感と薬効がないという事実も、この傾向を後押しした。

中国から密輸入されていた「人肉カプセル」

イギリスでは、死刑執行人が治療と称して死者の手を病人に触れさせていたが、それも一八四五年の四月を最後に終わった。当時は誰もその日が最後になるとは知らなかったが、処刑場につめかけた数人の女性たちは、遺体の手を取っては自分の類表皮嚢胞に触れさせた（少なくとも合法的に）。その現場を目にした人は、「見るに堪えなかったが、忘れられない光景だった」と表現している。

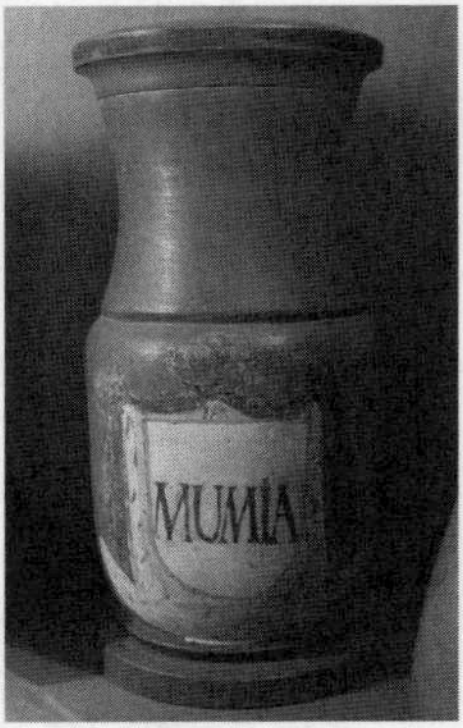

ムミヤを入れていた薬剤師の壺（18世紀）。

死体を食べたり、脳を調理したり、血を飲んだりすることは、今では想像もつかない。だが、医療目的で他人の体の一部を使うことは珍しくないし、広く受け入れられている。臓器提供や臓器移植は、奇跡が現実化したようなものだ。輸血は毎日のように行われている。もっと小さい部位も使われるようになり、今では造血幹細胞や骨髄の移植はもとより、卵子や精子の提供も行われている。他人の子宮を借りて代理母出産してもらうこともある。にもかかわらず、母乳バンクを作るというアイデアには多くの人が難色を示す。社会はなんとも矛盾に満ちあふれている。

一方で、恐ろしい記事をたまに目にすることがある。たとえば、さまざまな病気に効き、スタミナをアップさせる滋養薬という触れ込みで中国から密輸入されていた「人肉カプセル」。また、臓器泥棒が、盗んだ臓器を臓器移植の闇取引で売買したという噂は今も絶えない。幸運にもアメリカでは、臓器提供については死者の意志が尊重されており、故人の臓器が知らない間に誰かの薬品棚に収められるという事態にはならない。とはいえ、やっかいな症状を治したいあまりに、他人の体に目を向けてしまう気持ちはわからなくもない。健康を取り戻そうと必死になると、人間の善良な面と醜悪な面が出てしまうのだろう。

第21章　動物の身体

ヤギの睾丸を移植した男たち

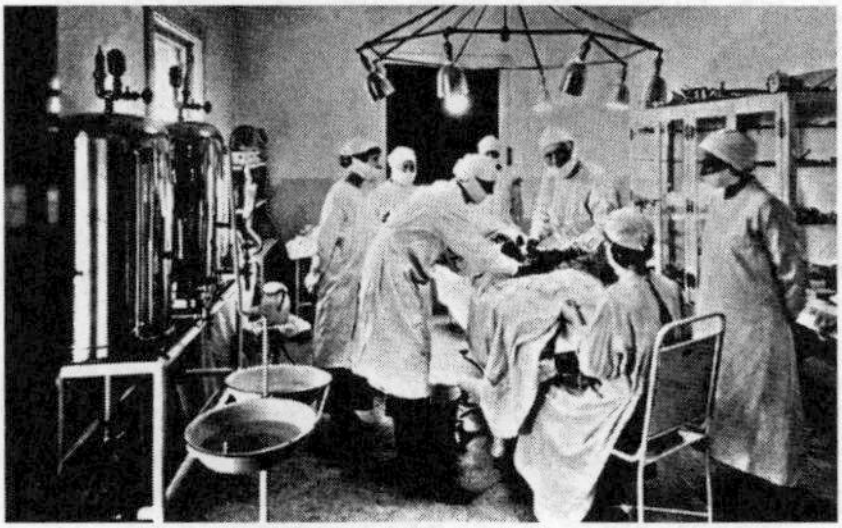

一八九三年のシカゴ万国博覧会でのことだ。連日大にぎわいの会場では、夜になるとジョン・フィリップ・スーザが率いるバンドがライブを行い、キッチンで使える史上初の電化製品がいくつも展示され、〈パブスト・ブルーリボン・ビール〉が新発売された。そんななか、クラーク・スタンリーは来場客にインパクトを与えなければならなかった。

西部開拓者風の派手な衣装でめかしこんだスタンリーは、ステージに立って大勢の群衆を前にすると、足下にあった大きな袋に手を入れた。袋のなかからガラガラヘビを取り出し、警戒してうねるヘビの胴体を聴衆に見せてから、彼はナイフでその胴体を一気に切り裂き、背後にあった熱湯入りの桶のなかにヘビを入れた。ヘビの油が水面に浮かんでくると、スタンリーはその油をすくい取って、あらかじめ準備していた塗布剤入りの瓶のなかに油を注いだ。そしてそれを〈クラーク・スタンリーの蛇油入り塗布剤〉と称して群衆に売りつけた。

この商品は何年にも亘って販売されたが、シカゴ万国博覧会でスタンリーが初めて実演販売したこの日、会場で蛇油を購入した人たちだけが、唯一ガラガラヘビの成分を手に入れた人たちかもしれない。二四年後、連邦捜査官たちはスタンリーの塗布剤に含まれるヘビの成分量を正確に知ることになる。……というよりも、成分は検出されなかったのだ。

正式に分析した結果、この商品の成分が明らかになった。鉱油、牛脂肪、とうがらし、テレピン油だ。ガラガラヘビにとっては幸いだが、スタンリーの大勢の顧客にとっては悪夢でしかない。なにしろ、世界初の蛇油のセールスマンにだまされていたのだから。

「ガラガラヘビ王」の末路

一八九七年、スタンリーは自伝を出版した。自画自賛あり、カウボーイポエトリー（詩）あり、自身の蛇油商品の宣伝ありといった内容だ。『アメリカン・カウボーイの人生と冒険――極西部地方での生活』と題するその自伝のなかで、スタンリーはホピ族から蛇油の神秘的な癒やしの力を教えてもらったと述べている。

自称「ガラガラヘビ王」のスタンリーは実に巧みに商品の誕生秘話を紹介したが、実際の話はもっと入り組んでいる。

一八〇〇年代に中国から移民がアメリカ中西部に押し寄せてくると、アメリカ人は中

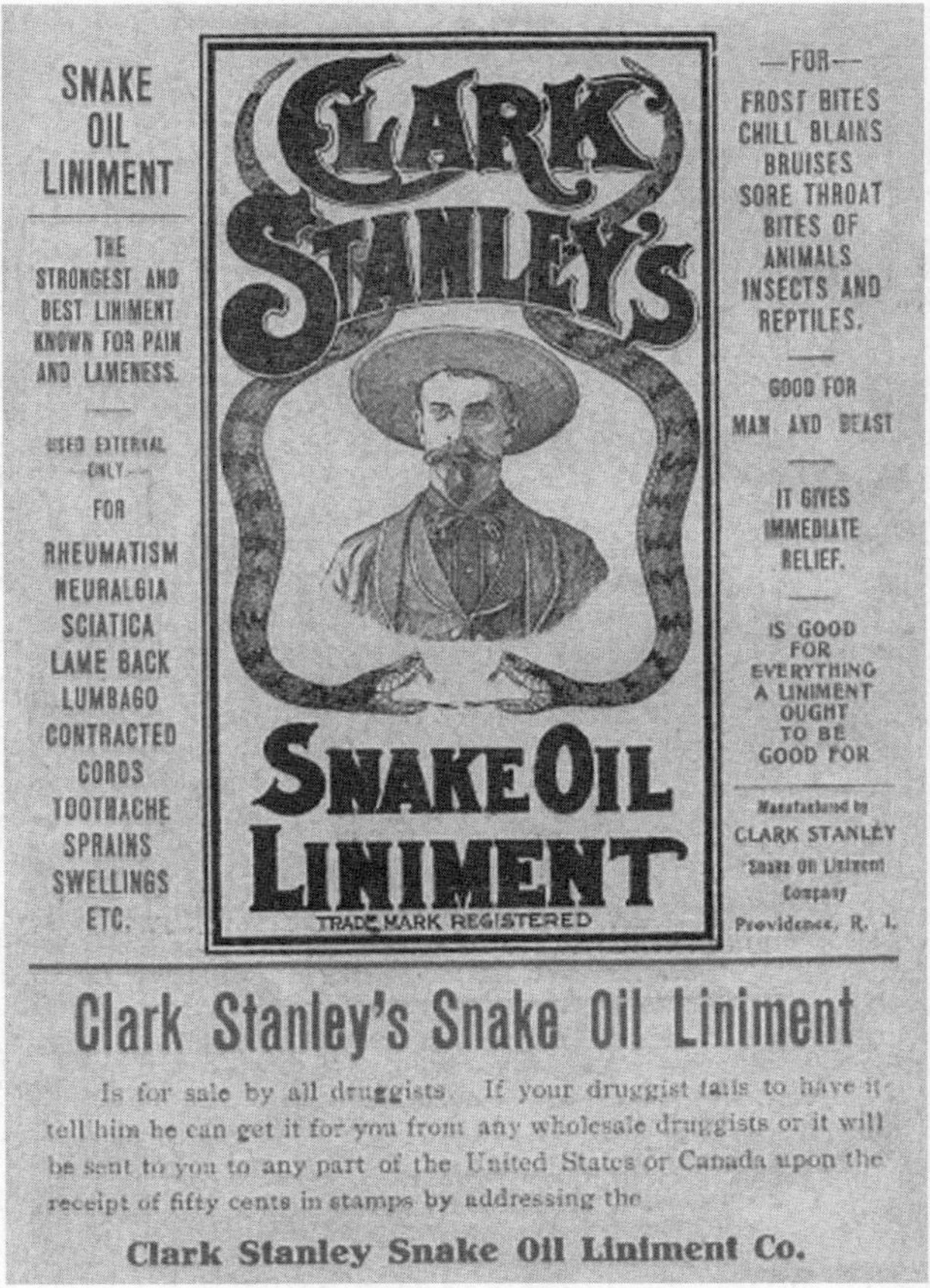

〈クラーク・スタンリーの蛇油入り塗布剤〉には蛇油が1滴も入っていなかった。

国の伝統的な医療に嫌悪感を覚えつつも引きつけられた。蛇油は人気の高い合法的な外用薬で、特に中国人労働者たちが痛みを緩和したり、炎症を抑えたり、関節炎や打撲傷を手当てするのに使っていた。中国産の蛇油にはシナミズヘビの脂肪が含まれていたが、この脂肪はω《オメガ》3脂肪酸が豊富で実際に抗炎症効果がある。

だが困ったことに、シナミズヘビの生息地は中国だ。万が一蛇油が底をついたら、太平洋を航海して買い付けに行かなければならない。あなたならどうする？　身近なヘビを探すのではないだろうか。そしてロッキー山脈以西に住む人々にとって身近なヘビと言えば、尻尾からガラガラ音を出すあのヘビになる。

残念ながら、ガラガラヘビに含まれる有益な脂肪酸の含有量は、シナミズヘビのそれよりもはるかに少なく、わずか三分の一程度に過ぎない。そのため、ガラガラヘビから採れる蛇油はさほど効果を期待できない。

だが、〈スタンリーの蛇油入り塗布剤〉は効果を期待するどころではなかった。そもそも蛇油が一滴も含まれていなかったからだ。もっともそんなことは重要ではなかった。「ガラガラヘビ王」は、自分を宣伝するのが得意だったからだ（レポーターがマサチューセッツ州の彼の家を訪ねたとき、彼はオフィスに大量のヘビを入れ、部屋中をヘビだらけにし、腕にも巻き付けていたという）。スタンリーは、二〇年間に亘ってこのビジネスを成功させて大儲けした。

一九〇六年に純正食品薬事法が制定されると、あやしいビジネスに手を染める彼の仲間たちが次々と廃業に追い込まれたが、スタンリーは一一年間もばれずにまんまと逃げおおせた。連邦政府がスタンリーの不正を見破ったのは一九一七年のことだ。当局が彼の蛇油入り塗布剤の積み荷を押収し、内容物を分析して報告書をまとめ、彼の不正を暴いたのだ。

スタンリーは商品の偽装表示を行ったとして、純正食品薬事法違反の罪でわずか二〇ドルの罰金刑を言い渡された。

スタンリーは罰金を支払って肩をすくめると、荒稼ぎしたお金と共に歴史の一ページから姿を消した。

雄牛の脳をパンに詰め込む

身近な動物を捕まえて内臓を取り出し、それを万能薬だと宣伝したあやしい業者は、スタンリーが最初ではなかった。過去数千年間の間に、合法的な理由であれ、非合法的な理由であれ、私たちは医学の名目のもとで、動物を狭い場所に押し込め、実験し、解体し、苦しめてきた。医療の現場で畜産物を利用するプロセスを「ズーセラピー」と呼ぶが、動物園《ズー》へ行くわけではない。

確かに動物実験を通して、意義深い発見、ときにきわめて重要な発見をすることはある。遺伝学者のトーマス・ハント・モーガンの初期の遺伝学研究ではショウジョウバエが重要な役割を担ったし、イワン・パブロフは犬を使って感覚への刺激と体の機能との関係を証明したし、エドワード・ジェンナーは史上初の天然痘ワクチンを牛の感染症源(牛痘ウイルス)から作った(そして間もなくラテン語の「牛《ヴァッカ》」から「ワクチン」という用語が作られた)。

さらに治療過程でも動物は助っ人として使われることがある。たとえばヒルは、長い間重要な医療器具とみなされてきたし(「第19章　ヒル」を参照)、カタツムリのエキスは長年火傷の治療に役立てられてきたし、蜘蛛の巣を使って傷口を縛ったこともあったし、今でも傷口を清潔にするためにウジに膿や腐敗した組織を食べさせることがある。

だが、人間が天然痘を予防するために牛が役立てられた一方で、インチキ療法のために何千頭もの動物が殺されてきた。たとえば、ルネッサンス時代に作られた精神錯乱への処方箋を見てほしい。

パンを一斤焼いて、中身をくり抜いたら、そこに雄牛の脳を詰め込む。そのパンを患者の頭にくくりつけて固定する。これで精神錯乱は治まるだろう。

そう、精神疾患の患者の頭に脳をくくりつけるために、この雄牛は殺されたのだ。「似た物は互いに影響しあう」という考え方を類感呪術《るいかんじゅじゅつ》と呼ぶが、この例はちょっと類感呪術に似ている(おとなしい雄牛の脳を患者の病んだ脳のそばに置いておけば、良い影響があるのではないかと期待しているところが)。この思い込みのために多くの動物が殺されたが、こうして奪われた動物の体は人間に何の治療効果ももたらさない。

にもかかわらず、人間は何千年もの間、病という試練と闘うたびに、類感呪術の効果をかたくなに信じ続けてきた。強い動物は力を与えてくれるのではないか、賢い動物は知恵を授けてくれるのではないか、と。

　そして繁殖力の強い動物は、生殖力を授けてくれるのではないかと考えた。では、繁殖力の強い動物のなかで、もっとも生殖に関わる部位はどこだろう？

　それはもちろん、睾丸に決まっている。

犬とモルモットの睾丸をすりつぶして自分に注射

「性欲が減退したままでいいの？」そう問いかける広告文が発表されたのは一九三〇年代のこと。いや、それは困るという人は、ジョン・ロムルス・ブリンクリー医師に相談すれば、古くから男性たちを悩ませてきた問題に驚くような治療法を提示してもらえるだろう。理性とも論理的思考とも無縁なブリンクリーは、実に多くの男性たちに、生殖力を取り戻すには新しい睾丸が必要だと説いてまわった。睾丸といっても、ヤギの睾丸なのだが。

　ブリンクリーは男性の陰嚢を切開して、ヤギの睾丸の断片を移植して縫合した。その結果患者たちの性欲が復活して、ブリンクリーは大金持ちになった。

　アメリカでブリンクリーが行ったこのインチキ療法は、セルジュ・ヴォロノフのまねにすぎない。ヴォロノフはロシア生まれの内科医で、二〇世紀初頭にフランスとエジプトで医療に従事した。医師になって程なくして、ヴォロノフはホルモンの活動が鈍くなるから老化が加速するのだと確信する。ならばホルモンの分泌量が増えれば、あるいは老いた分泌腺を若返らせれば、老化のプロセスを逆行させられるのではないか——。

三三歳だった若きヴォロノフは、勇敢にも自らの体を実験台にする決意を固める。犬とモルモットの睾丸を取り出し、それをすりつぶして自分に注射して、老化が止まるか観察したのだ。だが成果はなかった。

実験は完全な失敗に終わったものの、ヴォロノフは方向性は間違っていないと確信したらしい。かくして一九一三年の初め、この内科医は類人猿に目を向けて、ヒヒの睾丸を七四歳の男性の老いた陰嚢に移植した。

……と言っても、ヒヒの睾丸を丸ごと移植して、この哀れな男性の陰嚢にぎゅうぎゅうと詰め込んだわけではない。そんなことをすれば、人間の体は異物に拒絶反応を示すだろうから、この内科医はもう少し控えめな戦略を思いついた。ヒヒの睾丸の「断片」、大きさにして二センチ×〇・五センチ程度の組織を移植したのだ。彼は、この薄い断片が組織に吸収されて若返り効果が起きるのではないかと考えた。断片が吸収されるという予想は当たったが、若返りの方は……そうでもなかった。断片組織は死に、医学的成果もなかった。だが、手術後のプラセボ効果だけは絶大だった。

ヴォロノフは手術は成功だったと吹聴してまわる。一九二三年にロンドンで開催された国際外科学会で、彼がこの新しい外科技術を発表すると、出席していた七〇〇人もの外科医たちが「ほお」とか「なるほど」などと感嘆の声を上げ、彼のとんでもない主張には信憑性があるかのような空気に包まれた。ヴォロノフは、移植手術が成功したことで患者の性欲はアップし（いつの時代も男性たちはこの問題に悩み、そしてインチキ療法につけ込まれてきた）、さらにはエネルギッシュになり、視力も回復し、寿命も延びたと主張した。

当時はちょうど「狂騒の二〇年代」と呼ばれる華やかな時代のことで、富裕層の間ではとにかく楽観的な空気が漂い、目新しい実験にも喜んで食いついた。サルの睾丸移植手術が文化的に根づくのに、うってつけの地域とタイミングだった。一九二〇年代のヨーロッパでなければ、これほど成功したかどうかわからない。サルの睾丸移植手術は富裕層の間で大流行し、ヴォロノフは並外れて裕福で有名な外科医となり、大勢の従者と秘書を従えてパリの一流ホテルの一階をまるまる貸し切る羽振りの良さだった。

ある外科医は当時のことをこう書いている。「おしゃれなディナーパーティでも、カジュアルな集まりでも、一流医師たちの落ち着いた集まりでも、どこへ行ってもみんなが小声で〝サルの睾丸〟の話をしていた」。その後一〇年間で、ヴォロノフは一件五〇〇〇ドルのこの移植手術を、五〇〇〇～一〇〇〇〇人ほどの男性に行ったが、手術の多くは彼がアルジェに建てた特別なクリニックで行われた（ちなみに、移植に使われた睾丸は、彼がイタリアのリグーリア海岸に作った特別な「サル園」で飼育されたサルのものだ）。

ヴォロノフの手術を受けた患者には著名人も名を連ね、たとえばインターナショナル・ハーベスター・カンパニーの会長、ハロルド・ファウラー・マコーミックもその一人だ。マコーミックは、自分よりもはるかに若い新妻でポーランド人オペラ歌手のガナ・ワルスカをつなぎとめるために、この手術を受けたという。その他にも、プロボクサーでミドル級王者でもあったフランク・クラウスも、中年にさしかかった頃にこの手術を受けたが、老化との闘いに打ち勝つことはできなかった。

コラム：ビーバーの睾丸とマッコウクジラの竜涎香

中世の頃の調剤室でもっともほしがられたものは、ビーバーの睾丸と竜涎香かもしれない。ビーバーには雄も雌も香嚢《こうのう》と呼ばれる臭腺《しゅうせん》があり、そこから海《かい》狸《り》香《こう》という黄色い液体を分泌する。ビーバーにとって、海狸香は縄張りを主張するのに役立つ。人間にとってはどうかというと……歴史のどこかで、人間は海狸香はあらゆる病の治療に効くと思い込んでしまった。さらに海狸香は睾丸で分泌されるとも思われていた（これは間違いだった）。

人間が睾丸めあてにビーバーを乱獲したため、中世の頃には、逃げ疲れたビーバーが、人間を見ると自分の睾丸を噛みちぎって投げつけたというジョークが広まったほどだ。逸話のなかのビーバーはかなり豪傑だが、実際は全然違う。

また、マッコウクジラの腸内では竜涎香と呼ばれる老廃物が生成される。この老廃物は香料にもなるため、海狸香と同様に香水メーカーや医師によって営利目的で利用された。希少な物質で、グラムあたりの価値が金に匹敵するほど高価だったが、中世の頃には頭痛、風邪、心疾患、癲癇を始めとして、どんな病にも効く万能薬と見なされていた。竜涎香を持ち歩けば、ペストを予防できるとまで言われた（竜涎香を買う財力があれば、だが）。

今度はヤギの睾丸を……

ヴォロノフの手術はかなりの人気を博したが、一九二〇年代の後半になると、サルの睾丸を移植しても男性機能に効果がないことが徐々に露呈してきた。大金持ちとなっていたヴォロノフだが、徐々に忘れ去られ、一九五一年に亡くなったとき、彼の死亡記事はほんの数紙の新聞にしか掲載されなかった。

とはいえ、人間は恐ろしく忘れっぽい生き物らしい。サルの睾丸移植が衰退してわずか数年で、まったく異なる生き物の睾丸を使って若返りを図る新しいインチキ療法が誕生した。ヤギの睾丸だ。

ここでジョン・ロムルス・ブリンクリーの話に戻ろう。米国医師会に認定された医学部に入学する代わりに、ブリンクリーはもっと安くて怪しいルートを選んだ。カンザスシティにある民間療法機関、エクレクティック・メディカル・ユニバーシティだ。名声とお金を探し求めたブリンクリーの前に、メェーという鳴き声と共に天啓がもたらされたのだ。

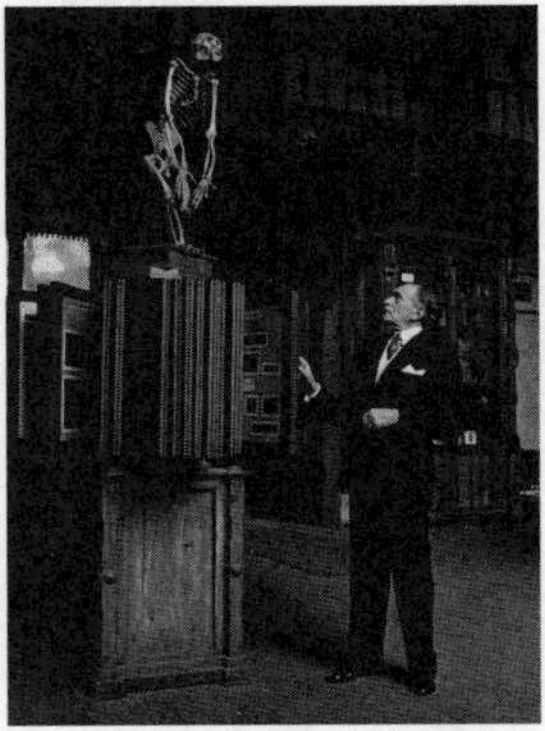

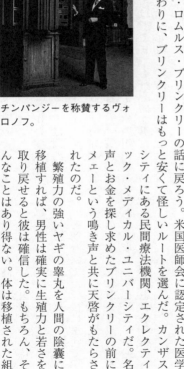

チンパンジーを称賛するヴォロノフ。

繁殖力の強いヤギの睾丸を人間の陰嚢に移植すれば、男性は確実に生殖力と若さを取り戻せると彼は確信した。もちろん、そんなことはあり得ない。体は移植された組織に拒絶反応を示したが、またしてもプラセボ効果だけは驚くほど高かった。では、不治の傷を負った患者はどうなったのかって？ そのような不都合な話は医師免許を持たないこの外科医によってうやむやに葬り去られた。

一九三〇年代になると、ブリンクリーは国内はおろか海外にも出張して移植手術を行った。米国医師会の会長は、彼の手術を「ナンセンスだ」と切り捨てた。後に法廷で、移植手術はどう作用するのか説明するよう求められたとき、ブリンクリーは「説明はできません……。わかりません」と答えた。彼はメキシコとの国境近くにラジオ放送局を開設して大成功を収めたが、カンザス州の州知事選挙にあと一歩というところで落選した。このように彼はどこまでも野心的な男だったが、移植手術を受けた患者から相次いで訴訟を起こされ、一九四二年に無一文で亡くなった。

インスリンもヘパリンも動物由来

現代になって西洋医学が発達すると、私たちは動物を殺して複雑な治療法を試みる代わりに、動物をケージに閉じ込めて動物実験を行うだけにとどめるようになった。はるかに「文明的」になったと言えるだろう。

もっとも、薬を作る際に動物がまったく使われなくなった、というわけではない。実際に、厳格な完全菜食主義者《ヴィーガン》は、しょっちゅうジレンマを抱えている。現代の私たちが祖先よりも優れていると思ったら大間違いだ。中世の名残がある二一世紀医療をいくつか紹介しておこう。

・糖尿病の治療では、殺したての豚の膵臓から抽出した分泌物を、静脈に注射する（**インスリン**）［遺伝子工学によってヒト型インスリンが開発されてからは、ヒトインスリンを用いるのが一般的になっている］。
・ドライアイの治療では、羊の皮脂腺から抽出した脂を、目に点眼する（**ラノリン**）。
・一般的な病気の治療では、牛か豚の骨、靭帯、腱をゆでてできあがったもので成形したカプセルのなかに、薬効成分を入れて飲む（**ゼラチン**）。
・更年期障害によるのぼせやほてりの治療では、妊娠馬の尿を飲む（**プレマリン**）。
・血栓の予防では、殺された豚の腸粘膜の粘液か、殺された牛の肺の粘液を注射する（**ヘパリン**）。

見てのとおり、私たちは決して祖先の頃から変わっていないし、動物由来の成分を使った現代の治療法も、いつかトンデモ療法の本で紹介されるかもしれないのだ。中世の鋭い人々は、蜘蛛の糸やカタツムリのエキスの効用を発見した。だが、精神疾患の患者の頭に雄牛の脳を紐で縛るのは？　……この発想はイマイチだった。私たちは将来、尿を採集するためにわざわざ雌馬を妊娠させることに同じような疑問を抱くかもしれない。

第22章　セックス

18キロの医療用バイブレーター

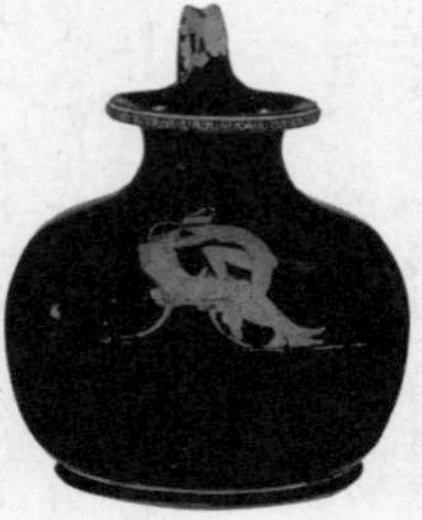

マーヴィン・ゲイの「セクシャル・ヒーリング」という曲を憶えているだろうか？ゲイは、セックスには癒やしの効果があるという太古からの教えを、情感たっぷりの歌い方で表現している。セックスは子孫を残したり、愛を表現したり、退屈な日曜日の午後の時間つぶしに使ったりするだけのものではなく、実際に体の癒やしになると伝えてくれる。この音楽の天才は、こうした楽しいメッセージを大衆に広めようとしたが、実はこの考え方は何千年も前からあった。

ヒステリーから痔に至るまで、何千年も前から医師はあらゆる病の治療法としてセックスを勧めてきた。他方で、禁欲も同じぐらい頻繁に治療目的で勧められている。それも、似たような病の治療法として。医師たちは、自分が下す診断をよく理解していなかった。性にまつわる診断を下すときに、医師が自身の政治観や偏見に気づくのは簡単ではない。もっとも、時代とともに医師たちは自分の考え方を理解しつつある。ゆっくりとだが。

　医師が私たちの寝室での行為についてもっとも干渉したのは一九世紀のことだ。ビクトリア朝時代の人々は、表面的には非常にお上品ぶった態度を取りつつも、裏では（医師のサポートによる）女性の自慰行為を推奨したり、男性の自慰行為を非難したりした。医師はいつも、性というきわめて個人的な行為の扱い方に苦慮してきたが、実ははるか昔の古代ギリシャの山でも同じようなことが起きていた。

セックスすればどんな病気も治ると説いたヒポクラテス

　メラムプースは、古代ギリシャ神話のなかにたびたび登場する有名な医師だ。ある日、メラムプースの元にアルゴスの統治者がやって来た。アルゴスの都市でちょっとした問題が起きていたからだ。処女たちがこぞって、ある宗教儀式において男根像を賛美するのを拒否したあと、頭がおかしくなって山へ逃げたというのだ。メラムプースは「心配はいりません」と言うと、処女たちが集まっている山の斜面を突き止め、女性たちにヘレボルスという精神疾患に効く薬草を飲ませて落ち着かせたあと、ギリシャのたくましい若者たちとセックスしなさいとアドバイスした（映画『300〈スリーハンドレッド〉』に出てくる男たちの祭りのシーンを憶えているだろうか？　メラムプースは、あのようなマッチョな男たちとセックスすると気分が良くなるとアドバイスしたのだ）。

　そのギリシャ神話によると、メラムプースの賢明なアドバイスには効果があったという。たくましいギリシャの戦士たちとセックスしたあと、女性たちからいつの間にか狂気が消えた。彼女たちは山を下りてアルゴスに戻り、再び日常生活を営み始めた。

この物語の教訓は何だろうか？　西洋文明では、昔から「女性のヒステリー」という（男性が作り上げた）問題があったが、この物語は史上で最初に記録されたヒステリーの症例と呼べるだろう。女性は性生活が足りないと頭がおかしくなることを描いた最初の話が、メラムプースのこのエピソードなのである。ちなみにメラムプースは、ディオニュソス（豊穣の神）の儀礼をギリシャに紹介したと言われているが、これはいかにもありそうな話だ。

「ヒステリー」という言葉が生まれたのは一九世紀だったが、それよりはるか昔にヒポクラテスはこの症状について詳しく書き残している。それによると、基本的には、女性の健康にまつわる問題はすべて「体内をさまよう子宮」のせいであり、どんな病気であれ、女性はセックスすれば治ると言い切っている。性交渉によって子宮が満足して体内をさまようのをやめれば、病気も治るというのがヒポクラテスの考え方だ。うまくいけば、妊娠というおまけもついてくる。だが、それには結婚していなければならない。処女、未亡人、独身女性は自分で何とかしろというわけだ。

さらにヒポクラテスは、セックスすると産道が広がり、体がきれいになって健康になると考えていた。実はこの考え方は間違っていない。最近の研究により、生まれつき、または出産によって産道が広い女性は、生理痛も比較的軽いことがわかったからだ。

ヒポクラテスはおおむね、女性は結婚して性生活をエンジョイすれば健康を維持できると主張した。他方で、ギリシャのソラヌスやローマのガレノスなど大勢の医師は、女性は健康のために禁欲すべきだと説いた。もちろん、そう主張するのはもっぱら男性医師だった。

女性が自らの性の健康について見解を述べられるようになるまでに、それから一〇〇〇年かかった（ましてや女性医師として働くなど……）。だが一一世紀になってようやく、イタリアのサレルノに、トロータという中世ヨーロッパにおける最初の女性医師が現れる。さらにトロータは、男性医師が圧倒的多数を占めるなか、女性患者が男性医師に性病について相談するのは少々気恥ずかしいのではないかと著書のなかで指摘した、最初の人物でもある。

トロータは、禁欲は病気を引き起こすと考え、夫婦間で積極的にセックスするようアドバイスした。さらに彼女は、性欲を抑えたいときは、麝香油《じゃこうゆ》やミントを使うことを勧めた。麝香油もミントも好きじゃないって？　それでも心配ご無用。ビクトリア朝時代のアイデアのなかに、あなたの好みに合うものがあるかもしれない。

コラム：お尻を叩けば妊娠しやすくなる？

ローマの詩人ウェルギリウスの著書によると、ルペルカリア祭という古代ローマの祭り（公の場でのお祭り騒ぎのようなもの）では、裸の男たちが町を歩きまわり、女性を見かけるたびに体を叩いていたらしい。ローマ人たちは、新

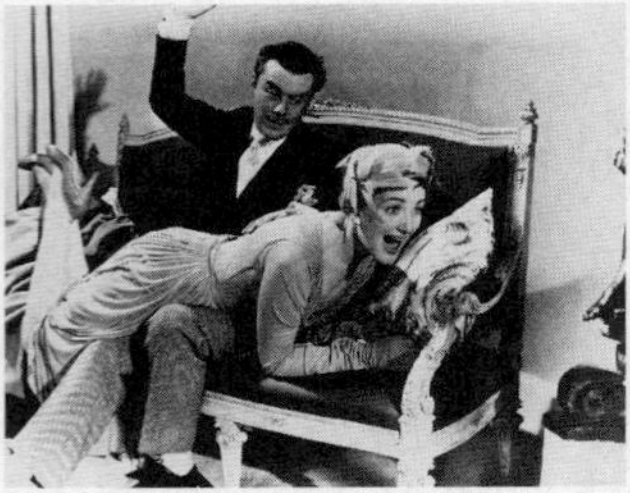

子孫が生まれることを祈願しながら、男性は女性の尻を叩いた。

妻を叩くとたくさん子どもが生まれると信じていたのだ（それだけにとどまらず、叩くときにシンバルの伴奏まで付けたという！）。この慣行は、シェイクスピアの戯曲にも描かれている。『ジュリアス・シーザー』（光文社古典新訳文庫、他）は、ルペルカリア祭の場面から幕を開けるが、冒頭でシーザーがマーク・アントニーに、妻のキャルパーニアに触る（つまり「叩く」）と、妊娠しやすくなると教える。

忘れるな、アントニー。走る時、その革紐で妻の体に触れてくれ。昔から言うではないか、ルパカリアの祭りで走る若者に触れてもらえば、石女《うまずめ》の呪いも落ちると。

ビクトリア朝時代の「下腹部マッサージ」

女性のヒステリーという問題にもっとも注目が集まったのはビクトリア朝時代だろう。当時の女性たちは倦怠感だの、不安だの、軽いうつ病だのといったごく一般的な症状でも、ヒステリーと診断されることが多かった。一九世紀後半になるとこの傾向はさらに顕著となり、ラッセル・トレイルという水療法の医師が、アメリカ人女性の七五%はヒステリーを患っていると言い出す始末だった。そしてその治療のためには、「下腹部マッサージ」を激しく行って「ヒステリー発作」を誘発するのだという。ビクトリア朝時代の人たちはあいまいな表現を使うのが実にうまい。歴史家の率直な言葉を借りると、実際には医師たちは女性たちに、オーガズムに達するまで生殖器のマッサージを受けなさい――しかも男性医師から（！）――と指示したのだ。

　意外にも、医師たちは「下腹部マッサージ」を性的な行為とは捉えていなかった。それどころか、この業務に頭を抱えていたほどだ。医師たちは、正確なテクニックを習得するのが難しいとか、オーガズムに達するまでに時間がかかるなどとこぼした。一時間かけてマッサージを成功させたものの、ヘトヘトに疲れてしかも手首を痛めたと報告する医師もいた。

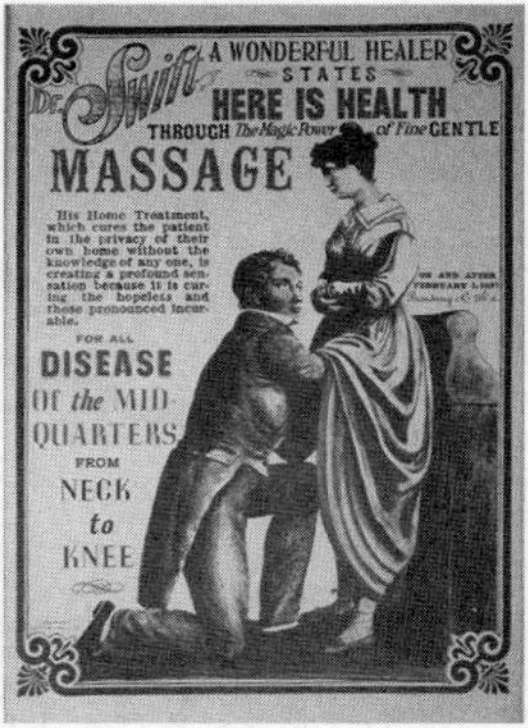

「先生、あの、これはちょっと……大胆すぎませんか」

　もっとも、女性患者の生殖器をせっせとマッサージしたビクトリア朝時代の医師たちに同情する必要はない。ほどなくして、医師たちを救うすごい発明品が開発されたからだ。電動振動器《バイブレーター》だ。

ここで笑ってはいけない。バイブレータ

ーといっても、重さは約一八キロ、湿電池式で小型の付属品が一式そろった本格的な医療機器だったのだ。一九世紀後半にジョゼフ・モーティマー・グランヴィルがこの電動振動器を開発すると、医師たちがこぞって購入した。患者がオーガズムに達するまでに通常は一時間かかるのに、これを使えば五分で済んだからだ。

当時、これで自分はお役御免になるだろうと気づいた内科医はどれだけいただろうか。バイブレーターがわずかに小型化されただけで、急成長中だったキッチン業界がバイブレーター市場に参入し、家庭用バイブレーターの売り上げも飛躍的に伸びた。二〇世紀に入って間もなく、個人消費者向けのバイブレーターが通販カタログでわずか数ドルで注文できるようになった。女性はお金を払ってまで医者に性的マッサージを頼まなくなり、間もなく内科医も下腹部マッサージを行わなくなった。

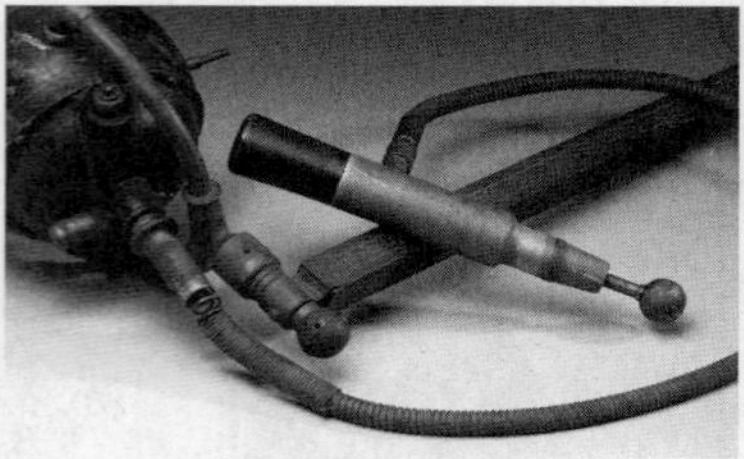
スチームパンク風バイブレーター。

バイブレーターは大人気で、現代的な家では五番目に購入される電化製品となった。ちょっと考えてみてほしい。自宅に電気が供給されるようになり、ご近所並みに家電をそろえたいと思ったとき、あなたが買うのは電気ケトル、ミシン、扇風機、トースター、そして……バイブレーターというわけだ。

主な女性雑誌や『シアーズ』などの日用品のカタログには、バイブレーターの広告が掲載された。キャッチコピーには、当時の人々の期待をあおる大げさな言葉が書かれている。「若さの秘訣は振動にあることが判明しました。一流の科学者によると、振動のすごい力があれば、健康はもちろん、生命力もアップするそうです。振動は、人生、活力、強さ、美しさを活性化してくれます。……体に振動を与えれば健康になれるのです。あなたには病気にならない権利があるのです」

二〇世紀に入ると、「女性ヒステリー」という病名は徐々にすたれていった。精神分析技術が発達したおかげで、ヒステリーは病名と診断される代わりに、複雑な精神疾患の一症状と見なされるようになったからだ。ヒステリーの代わりにうつ病や不安、場合によっては癲癇、統合失調症、人格障害、転換性障害などと診断されるケースが増えた。

暗黙の了解のうちにバイブレーターは医療機器として使われていたが、その傾向が一転したのは一九二〇年代のことだ。きっかけは、当時公開された初期のポルノ映画のなかで、医療用バイブレーターが……他の目的で使われていたからだ。バイブレーターが誰にでも使える医療機器だと知れ渡ると、あとはごく自然な経過をたどった。時代の流れは止められない。バイブレーターは、大人のおもちゃコーナーに移動させられることとなった。

直腸拡張器でなぜかお口のトラブルも解決

言うまでもなく、市場に出まわった性具はバイブレーターだけではない。一八九〇年代には、医学誌にたびたび〈ドクター・ヤングの理想的な直腸拡張器〉の広告が掲載さ

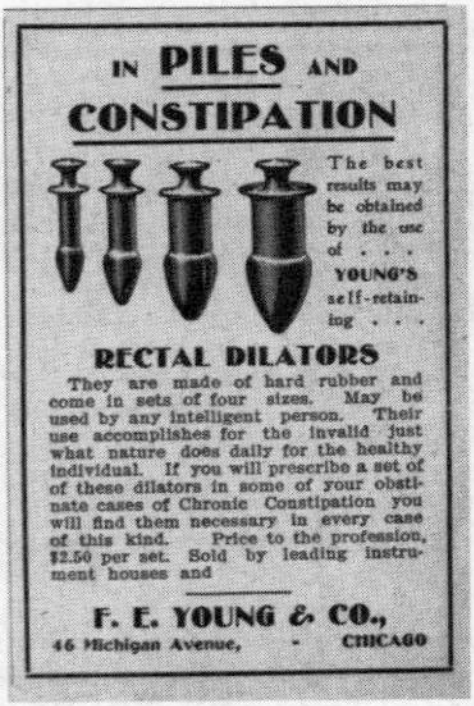

このアナルプラグは、４種類のサイズから成る。これを使って少しずつ穴を……いや健康的なメリットを広げていこう。

れるようになった。この拡張器は、直径一・三センチから一〇センチまで太さの異なるゴム製の器具が四種類で一セットとなっている。健康促進をうたっているものの、実際はビクトリア朝時代のアナルプラグだ。広告には、特に慢性便秘や痔に効くと書かれている。さらに「慢性便秘がなかなか治らない患者にこの拡張器セットを試してもらえば、便秘の治療にはこれが欠かせないと実感していただけるでしょう」と断言するメッセージもある。「医師向け」の商品で、価格は二ドル五〇セントだ。

〈ドクター・ヤングの理想的な直腸拡張器〉は、一九世紀後半から一九四〇年代まで市場に出まわった。流れが変わったのは、ニューヨーク州南部地区の検察官が、この商品に誤解を招くような表示があるのを見つけて積み荷を押収してからだ。メーカーは、このアナルプラグを便秘の解消法として宣伝するだけでは物足りなかったのか、他のインチキ療法と同じように、パッケージにずらずらと効能を並べ立てた。あろうことか、口臭や口内のネバネバまでも治ると宣伝したのだ。説明書には「直腸拡張器を使うことをお忘れなく。……使いすぎても、何ら問題はありません」という大胆な注意書きもある。アメリカ食品医薬品局（ＦＤＡ）はメーカーに異議を唱え、直腸拡張器を使えば便秘や痔が完全に治るという主張は間違っていると主張した。実のところ、痔核発作が起きたときに、アナルプラグで治そうと思う人などいないだろう。FDAはさらに、アナルプラグを頻繁に使ったり、長時間使ったりすると危険だと訴えた。積み荷は廃棄され、〈ドクター・ヤングの理想的な直腸拡張器〉は製造中止に追い込まれた。……ほしい人は、インターネットで複製品が買えるので、ご安心を。

アインシュタインも呆れた「性的エネルギー」

直腸拡張器が姿を消して間もなく、一人の心理学者が現れて性的エネルギーにまつわる哲学を語って人々の心をわしづかみにした。かくして西洋文化に影響を与えることとなった人物の名は、ヴィルヘルム・ライヒ。フロイト心理学の継承者として精神分析を行っていたが、やがて「オルゴン」と呼ばれる普遍的な生命エネルギーに関する複雑な理論を確立した。「オルゴン」とは、鍼療法士の「気」、あるいは『スター・ウォーズ』ファンが「フォース」と呼ぶのと同じ普遍的なエネルギーだ。ライヒは、あらゆる生き物のなかにはオルゴンが存在し、オルゴンの流れが悪くなったり、足りなくなったりすると、さまざまな病気が起きると主張した。

では、オルゴンのエネルギーを高めて、共有するにはどうしたらいいか？——セックスすることだ。ライヒは性も労働者階級も共に抑圧されている、性的に自由になればプロレタリアート革命を実現できると言って、性の解放を強く訴えた。性欲は、人間が前向きに生きるために不可欠でありながら、国家によって絶えず抑圧されてきたというのがライヒの考えだった。

ライヒの理論は、保守的な人たちの共感を得られなかった。

だが、第二次世界大戦後に既成の価値観にとらわれない文化が生まれると、その影響を受けた若者たちが彼の考え方に賛同した。ビートジェネレーションと呼ばれるこれらの若者たちは、ライヒの哲学と、彼が開発した〈オルゴン・ボックス〉を信奉した。正式名称は〈オルゴン蓄積器〉で、ライヒのオルゴン研究所が開発して販売した（代金は寄付金という形で受け取っていた）。

オルゴン・ボックスはなかが空の大きい箱で、人々はこの箱のなかで立つなり、座るなりして数時間を過ごす。箱の壁は、有機材料の層と無機材料の層を交互に並べて作ったものだが、この構造のおかげで、箱のなかにはオルゴンエネルギーが満ちあふれるとの触れ込みだった。あなたは気分が落ち込んでいないだろうか？ または元気がでない？ それなら、オルゴン・ボックスのなかで数時間座っていれば、体内のオルゴンエネルギーが高まり、再び元気になるだろう――。

オルゴンレベルを高めるこの箱は、性的エネルギーを蓄積するのにも絶大な効果があったらしい。人間から発せられるオルゴンが壁に跳ね返って体内に蓄積されるうちに、性欲も高まるという仕組みだ。とはいえ、何時間も退屈な箱に閉じ込められれば、セックスが楽しいと感じないはずがないだろう。実質的には人が入れる大きな箱というだけなのに、オルゴン・ボックスは一時的に驚くほどの大ブームとなった。アルバート・アインシュタインは誘われるがまま試してみたが、ボックスに入るやいなや耐えられなく

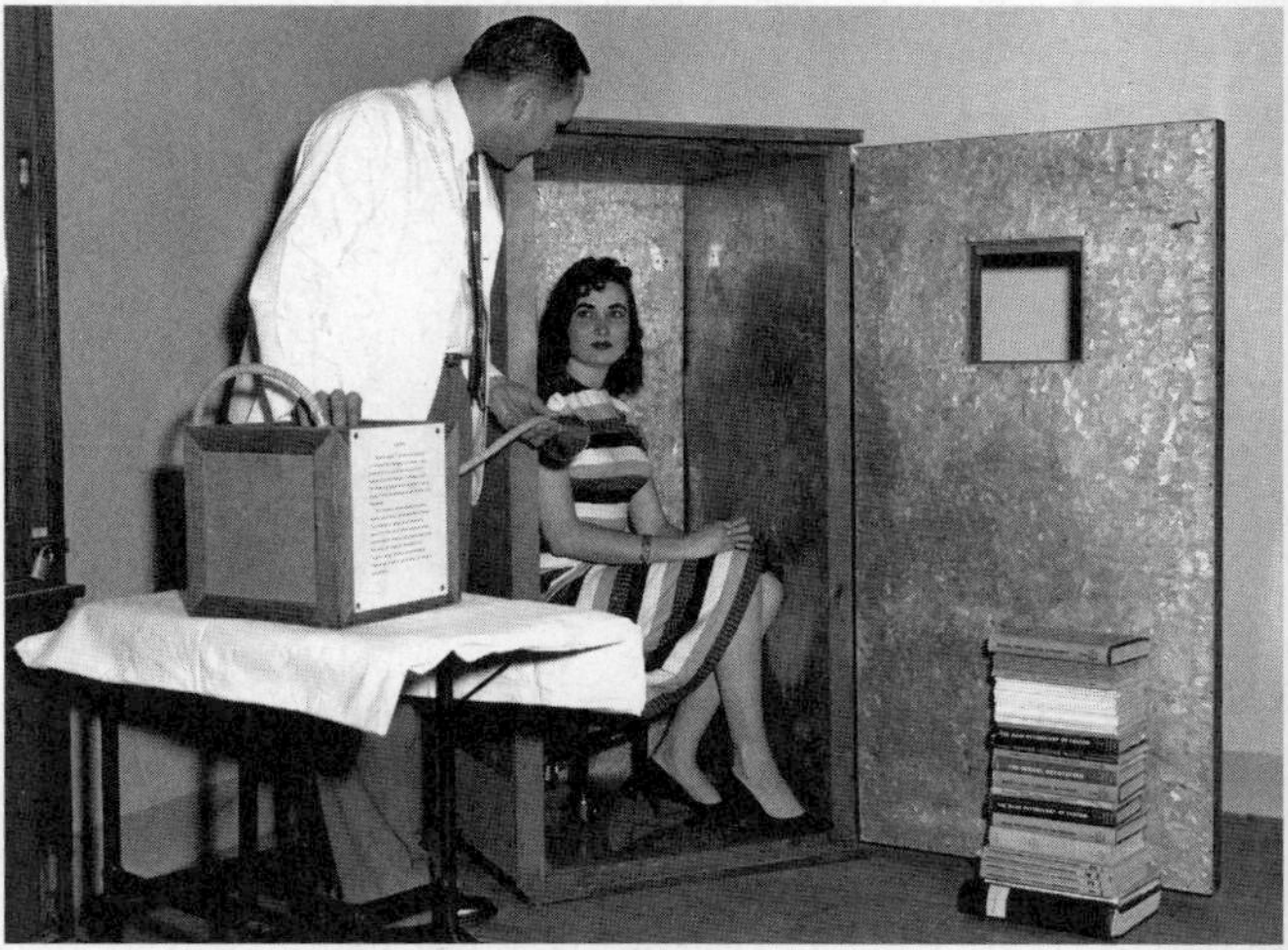

オルゴンレベルを高めてくれる〈オルゴン・ボックス〉。ムラムラしてくるまで、箱のなかで座っててください。

なったという（ボックスだけでなく、ライヒの理論にも）。他方で、ライヒに心酔する者もいた。『裸のランチ』の著者であるる作家のウィリアム・S・バロウズだ。バロウズは自分でオルゴン・ボックスを作って（ルール違反だったが、バロウズはルールを気にしない豪傑だった）、なかで何時間も過ごして「ジャンク病」（ヘロインの禁断症状）を治そうとした。この使用目的にはオルゴン・ボックスはかなり役に立ったのではないだろうか。

バロウズはさらに、ニルヴァーナのボーカリスト、カート・コバーンにオルゴン・ボックスを紹介した。オルゴン・ボックスのなかからコバーンが笑顔で手を振る画像は、今もインターネットで出まわっている。もっとも、一九九三年にコバーンは、ボックスのなかは蜘蛛の巣だらけで、バロウズに蜘蛛を全部殺してもらってから、なかに入ったと打ち明けている。

オルゴン・ボックスは健康に良いというライヒの主張は、やがてアメリカ食品医薬品局（FDA）の目にとまってその逆鱗に触れ、オルゴン関連商品の流通が差し止められる事態となった。ライヒは自身の研究結果と製品を他の州でも販売した罪で刑務所に収容されたうえに、オルゴンにまつわる研究成果も次々に廃棄された。

そういうわけで、オルゴン・ボックスを試してみたい人は、自分で作るしかないだろう（インターネットから製造マニュアルを入手できるのでご安心を）。ヴィルヘルム・ライヒの全盛期に作られたオルゴン・ボックスはほとんど残っていないが、メイン州のレンジリーにあるヴィルヘルム・ライヒ博物館に一つ展示されている。米北東部に旅行する機会があれば、ぜひお立ち寄りを。

コラム：ジョン・ハーヴェイ・ケロッグ——自慰行為《マスターベーション》と闘う男

ジョン・ハーヴェイ・ケロッグは医師であり、ミシガン州バトルクリークにサナトリウムを建てて、独自の健康療法を指導した人物でもある。その名前に聞き覚えのある人も多いはず。ジョンは弟のウィルと一緒にケロッグ社を設立して、ケロッグのコーンフレーク（当初はグラヌーラと呼ばれていた）を開発した人物なのだ。ケロッグが理想的だと訴えた食習慣と体重管理法は、たくさん運動する、食べ過ぎない、菜食主義、アルコールとタバコを控えるなど、合理的なものばかりだ。だが、ケロッグが厳しく禁じたことが一つある。マスターベーションだ。

自慰行為を嫌う彼は、体と心と魂にとってこれほど不健康な行為はないと信じていた。一八七七年に出版した著書『老いも若きも知っておくべき事実』のなかで、この「自虐的」で「ふしだらな」行為の弊害について、彼は詳しく語っている。

いかにもコーンフレークの生みの親らしく、自慰行為を治すには食事が一番だと考えたようだ。著書のなかで彼はこう書いている。「豚肉、精製小麦粉で作ったパン、こってりしたパイやケーキ、調味料を口にしたり、コーヒーや紅茶を飲んだり、タバコを吸ったりするような人間は、心のなかが清いはずがない」。さらに食べ過ぎも禁じた。「暴飲暴食は純潔を損なう」と断言すると共に、スパイスやピクルスはすべて不道徳だと断じた。確かに、ピクルスのない世界は性的な刺激からもほど遠そうだ……。

ケロッグには、シルベスター・グラハムという先駆者がいた。グラハムは精製小麦粉で作ったパンは栄養価が低いから、添加物を含まない全粒粉《ぜんりゅうふん》のパンを食べるよう勧めた。一八二九年に彼がグラハムクラッカーを開発すると、グラハムの食事法の信奉者たちの間で大ヒットした。彼らは基本的にベジタリアンで、全粒粉を使った食べ物と食物繊維が豊富な食べ物を口にしていた。そしてアルコールは禁止していた。

グラハムがクラッカーを開発したのは、マスターベーションの欲求を抑えるためでもあった。グラハムクラッカーといえば、キャンプファイヤーを囲みながら、焼きマシュマロやチョコレートを乗せて食べる砂糖まみれのクラッカーを思い浮かべるだろうが、当初のグラハムクラッカーはちょっと違っていた。

とはいえセックスは体にいい

医師たちの研究結果によると、たとえオルゴン・ボックスがなくても、健全な性生活からたくさんの医学的なメリットを期待できるという。おまけに、ボックスのなかで数時間座って、オルゴンレベルを上げる必要もない。日常的にセックスすると、免疫力が上がり、血圧が下がり、睡眠の質が良くなり、ストレスも軽減されるという。

さっそくパートナーを捕まえ、マーヴィン・ゲイの曲で盛り上げながらベッドインしよう。

第23章　断食

飢餓ハイツへようこそ

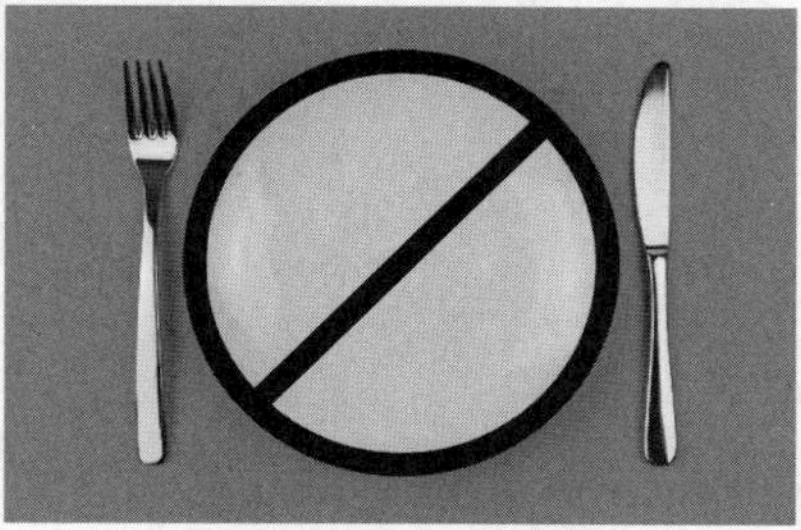

「断食スペシャリスト」のリンダ・ハザードにとって、一九〇八年は人生における重要な一年となった。一九〇八年に彼女は、最初の著書『断食で病気を治す』を出版して、断食にはほとんどの病を治す力があると人々に知らしめようとした。おまけにこの年は、彼女が断食を指導していた患者のなかで、最初の死人が出た年でもある。

ハザードはあらゆる病気の原因は毒素であり、断食によって毒素を取り除く必要があると説いた。ワシントン州オララにサナトリウムを建てた彼女は、患者に何時間も浣腸をし、叩くようなマッサージを行い、来る日も来る日もごく少量のトマトとアスパラガスとオレンジジュースのみの粗末な食事しか与えなかった。噂は地域に広まり、間もなくサナトリウムには「飢餓ハイツ」というあだ名がついた。実際には体に悪い過酷な食事療法で、大勢の人が亡くなっている。

ハザードの患者のなかで最初に亡くなったのは、ノルウェーからの移民、デイジー・ハグランドだった。ハグランドは飢餓が原因で合併症にかかり、三八歳という若さで亡くなった（歴史トリビア：デイジーの息子のアイヴァー・ハグランドも、何度かハザードの治療を受けたが、のちに〈アイヴァーズ・シーフード・レストラン〉を設立し、今もシアトルを中心にチェーン店を展開している）。

不幸にも、ハザードが法の下で裁かれるまでに、それから四年の月日と一人の犠牲者――クレア・ウィリアムソンという裕福なイギリス人女性――が必要だった。ちなみに、クレアが亡くなったときの体重は何キロだったか？

二三キロだ。

大人の女性の体重が、である。

クレアが亡くなったとき、妹のドーラもハザードのサナトリウムにいた。ドーラも二三キロ近くまでやせこけ、椅子に座るだけで痛かったという。姉のクレアが亡くなると、ドーラはこっそりと家族に電報を打って助けを求めた。彼女はサナトリウムから救出され、ハザードは過失致死罪で起訴された。

法廷ではハザードがクレア・ウィリアムソンの遺書を偽造していたことや、姉妹の宝石類（六〇〇〇ドル相当）をくすねていたことが判明する。しかも事件はこれだけではない。ハザードのサナトリウムでは他に一四人以上の人が亡くなっていたが、患者たちが亡くなる前にハザードは、彼らが精神的にも身体的にも衰弱しているのにつけこんで、説得するなり、彼らの遺書を偽造するなりして、財産を自分に譲るよう取り計らっていたのだ。

ハザードは有罪判決を受け、二年以上二〇年以下の懲役を言い渡されたが、わずか二年で仮釈放された。さらにハザードは、まんまと州知事から恩赦を勝ち取ってもいる。ハザードは医療に従事することを禁じられたが、オララに〈スクール・オブ・ヘルス〉を設立。そこでも相変わらず断食主義を指導し続けたが、断食療法で自分の病気を治そうとしたあげく、一九三八年に餓死した。少なくとも、ハザードは自らの教えを実践していたらしい。

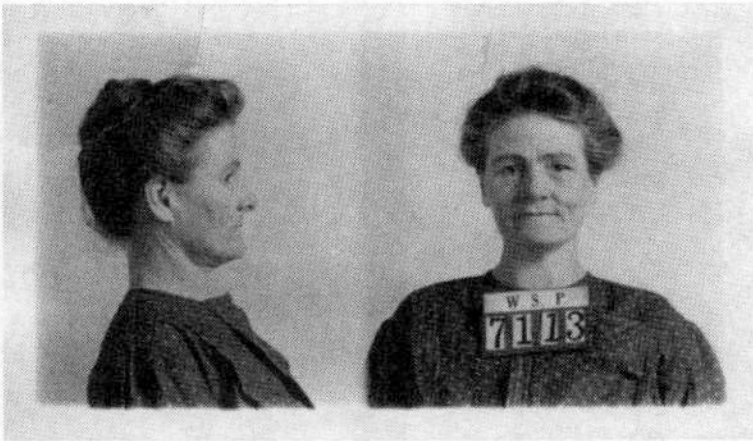

ようやく逮捕されたときのリンダ・ハザード。

「ウェールズの断食少女」の悲劇

ハザードの方法は極端だったものの、断食療法は何千年も前から行われており、それなりの効果もある。古代ギリシャ時代に、ピタゴラスは定期的に断食すると体に良いと述べている。ルネッサンス期には、パラケルススが断食を「体内の医者」と呼んでいる。「風邪を引いたらたくさん食べて、熱が出たら食事を控えよ」という有名なことわざがあるが、この言葉の起源は一五七四年に出版された辞書にまでさかのぼる。辞書編集者のジョン・ウィサールズが、その辞書のなかで「熱を下げるには、断食がもっとも効果的だ」と記述したのだ。

　パラケルススの主張はある意味正しい。断食は体に良い場合がある。長い歴史のなかで、宗教家たちも断食は魂に良い影響を与えると考えてきた。断食は、地球上のあちこちで精神修行として自然発生

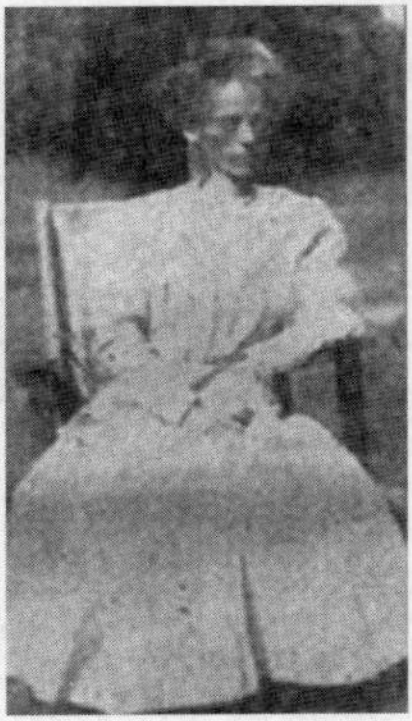

ドーラ・ウィリアムソン。体重は23キロ近くにまで落ち込んでいた。

的に行われるようになったが、宗教的な儀式を行うための準備として断食することもあれば、忘我の境地に入るか、特別な夢を見るために断食することもあった。多くの文化において、断食は神の啓示に近づく近道とみなされている。

　霊感を得るための断食と、治療のための断食が初めて結びつけられたのはいつか？歴史に残っている最初の記録例は、オランダの聖人、聖リドヴィナだろうか。リドヴィナが生きていた一四世紀後半、オランダの人々は冬になると凍てついた運河をスケートで滑って移動することが多かった。リドヴィナは、一五歳のときにスケート中に転んで大怪我を負った。あまりにひどい転倒だったため、その後遺症で彼女は二度と健康な体を取り戻せなかったばかりか、症状は悪くなる一方だったという（今では、リドヴィナは多発性硬化症を患っていたと考えられている。記録に残るなかでも、もっとも古い発症例の一つとみられる）。

　体を治すために断食を始めたリドヴィナだったが、まもなく宗教的な意味も込めて本

格的に食事を絶つようになり、彼女が口にするものはりんごからデーツ（ナツメヤシの実）、水で薄めたワイン、海塩入りの川の水へと徐々に減っていき、最後は空気を取り込むだけとなった。リドヴィナが癒やす人《ヒーラー》だとか聖なる女性などと呼ばれて有名になると、オランダ政府は、兵隊を派遣して彼女のまわりに配置し、彼女が本当に何も食べないか見張らせた。そして兵士たちによって、リドヴィナが何も食べていないことが確認された（いくつかの証言によると、兵士たちは見張る合間にリドヴィナをレイプしたようだ）。リドヴィナの症状が悪化して体のあちこちの部位が腐敗して剝がれ落ちると、人々はすぐにその部位をすくい取って、宗教的な印として崇めたという。

そのなかには、彼女の腸も含まれていた。

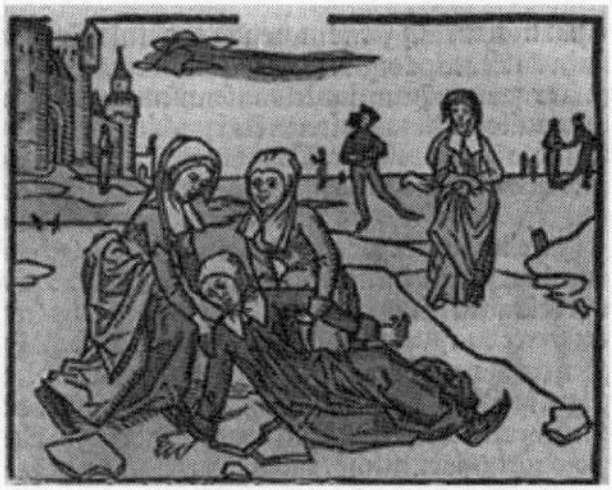

スケートで転んで怪我をする聖リドヴィナ。

聖リドヴィナが亡くなったあとも、人々は断食にあこがれを抱き続け、ビクトリア朝時代にはとうとう「断食娘たち」が現れることとなる。ブルックリンのモリー・ファンチャー（コラム「『ブルックリンの謎』と呼ばれた女」を参照）や、「ウェールズの断食少女」と呼ばれたサラ・ジェイコブズは、世界中のニュースで取り上げられた。二人とも、もともと病気を治すために断食を始めたのに、またたく間に有名人になった。

モリーは食事を再開して徐々に体も回復したが、サラ・ジェイコブズはそれほど幸運ではなかった。ウェールズの農家の間で奇跡の少女と噂になり、メディアに取り上げられた結果、地元の看護師たちがサラが本当に何も食べないかを確認するために、二四時間態勢で彼女を監視したのだ。サラは実はこっそり食べていたらしい。というのも、彼女は徹底的な監視下に置かれたあと、四日後には意識を失い、やがて餓死したからだ。サラは何も食べなくても生きられると主張して食事を与えなかった彼女の両親は、過失致死罪で起訴されて懲役刑に処せられた。

恐ろしい話を聞いたあなたは、これで人間も断食から教訓を学んだだろうと思ったかもしれない。いや、それどころか、断食を利用したインチキ療法はここから始まるのだ。

コラム：「ブルックリンの謎」と呼ばれた女

「ブルックリンの謎」と呼ばれたモリー・ファンチャーのエピソードを紹介しよう。モリーは一六歳だった一八六四年、あと数か月でブルックリン・ハイツ女学校を卒業というところで消化不良症と診断された。消化不良症だけでなく、たびたび失神し、肺も弱かったため、やむなく学校を中退することとなった。

しかも、そこから状況はさらに悪くなる。同じ年にモリーは落馬して意識を失い、あばら骨を数本折る怪我をした。それから一年ほど経つと、今度は馬車の留め金が彼女のドレスの裾にひっかかり、馬車にまるまる一ブロック引きずられた結果、またしてもあばら骨を数本折って意識を失った。

モリーの体は元には戻らなかった。ベッドに寝たきり状態になり、婚約は破棄され、奇妙な症状がいくつも見られ、やがて視覚、触覚、味覚、嗅覚などの多くの感覚を失った。病気のせいか、体の負担を減らすためか、モリーは食事を取らなくなった。一六年間何も口にしなかったと言われている。モリーと会った人たちによると、彼女の胃は「つぶれてしまって、腹に手をあてると皮ごしに脊柱に触れることができた」という。

モリーは仰向けに横たわって、片腕で頭を支える姿勢を取り、両脚はねじ曲がっていた。両目を閉じていたが、人の気持ちを読み取ったり、はるか遠くにある文書を読んだり、予言を述べたりした。スピリチュアリズムが大流行した国だけあって、モリーは瞬く間にセンセーションを巻き起こす。一八六六～七五年にかけて、「ブルックリンの謎」と呼ばれた彼女の霊的能力は、たびたび新聞や雑誌に取り上げられ、医学界でも社交の場でもモリー・ファンチャーの話題で持ちきりだったという。

ところが一八八〇年代後半か九〇年代初めか、どこかの時点からモリーは再び食べ物を口にし始め、それと共に彼女の奇妙な症状は徐々に消えていった（やはり食べることは体を回復させるのに効果的なのだ）。

その後モリーは何事もなく生き延び、一九一六年に亡くなった。

「薬や治療では病気は治りません」

一九世紀後半に断食が流行ると、アメリカでもヨーロッパでも医師たちは「自然健康法《ナチュラル・ハイジーン》」と呼ばれる健康法をあちこちで広め始めた。医師によって多少違いがあるものの、基本的にはバランスの取れた食事、新鮮な空気、運動、日光を浴びること、たくさん水を飲むことが健康に良いとして推奨された。特に問題はないと思われるだろうか？　実は問題なのは、ナチュラル・ハイジーン運動では、「病気になっても医師から処方された薬は飲まず、断食での自然治癒を促すこと」とされたことだった。

一九世紀の後半にアメリカで医業を営んだエドワード・デューイは、先頭に立って断食療法を広めたリーダー的存在だ。デューイが自身の健康観をまとめて『ノー・ブレックファースト・プラン』を出版すると、この本は世界中に広まった。『ノー・ブレックファースト・プラン』の健康法を集約すると、二つの要点にまとめられる。一つは朝食を食べないこと（本のタイトルから推測できると思うが）、もう一つは病気のときは何も食べるな、ということだ。空腹でない限り、食べる必要はないということだ。

著書のなかで、デューイはこの二つの要点について延々と語り、断食療法で健康を取り戻したという何百人もの患者たちの症例をいくつも挙げて多くのページをさいた。さらにデューイは、多くの若い医師たちに断食療法を教えた。教えを受けた生徒のなかには、ミネソタ州出身の若き少女だった頃のリンダ・ハザードもいた。

一九〇四年にデューイが亡くなると、ハザードはこの恩師は浣腸の効能に気づくのが遅すぎたから亡くなったのだと批判した。さらに「誤った食生活」のせいで身体が麻痺して死んだのだとまで言い切った。デューイは自身の「ノー・ブレックファースト・プラン」を厳しく守って生活していたが、昼食と夕食のときに「栄養価、体に合った食事、食べ物の組み合わせ」を無視した。そのためハザードは、「彼はもっぱら肉と魚、卵と牛乳、パンと焼き菓子、ほんの数種類の野菜類、でんぷんの塊みたいな食べ物ばかりを食べていた。静脈が硬化して、血圧が上がり、体が麻痺してしまったのも無理はない」との結論に達する。ハザードはこのことを自身の健康哲学の基本方針として、「飢餓ハイツ」を運営することになる。

二〇世紀になると、ハーバート・シェルトンという医師がナチュラル・ハイジーン運動の要素を取り入れて「自然療法」を提唱した。シェルトンは〈ドクター・シェルトンの健康塾〉を設立したことで知られる有名な医師で、本人の主張によると水断食で四万人以上の患者を治したという。

シェルトンは、思春期の出来事が自身の人格形成に影響を与えたと述懐している。「私はたくさんの試練を経験したが、くじけることなく何とか乗り越えた。テキサス州グリーンビルで、みんなと同じように洗脳的な学校教育を受けたが、一六歳のときに、政治、宗教、医療、社会システムなどあらゆるものに嫌悪感を抱いた」

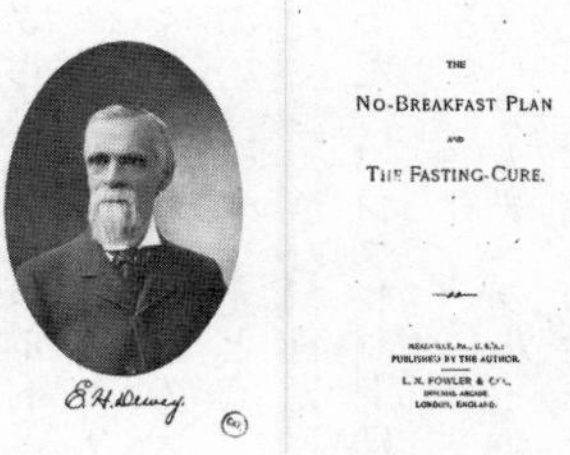

デューイの『ノー・ブレックファースト・プラン』。まる一冊かけて、朝食を食べるなと主張している。

断食を健康法として一般化させたベルナール・マクファデンは、あやしげな大学を設立したが、シェルトンはその大学で学び、生理治療学学士号を取得した（そんな名前の学士号があるのだろうか？）。シェルトンは一九二〇年に最初の著作『自然療法の原理』を出版すると、その後も次々と本を書いて自身の健康哲学を広めようとした。彼の理論のいくつか、たとえば低脂肪の食事を心がける、食物繊維の豊富な食品を食べる、水をたくさん飲む、日光を浴びるなどは体にメリットがあった。だが、問題のある提案もあった。パンフレットにはこんな記述がある。

ナチュラル・ハイジーン健康法では、薬物治療、輸血、放射線治療、サプリメント、病気の治療または緩和目的で行われる施術を一切認めておりません。こうした治療法は、人間の生理機能や組織に干渉したり、破壊したりするからです。薬や治療では病気は治りません。体の治癒は、これらの薬や治療とは無関係なところから起きるのです。

同じパンフレットには、彼らの断食方法についても記載されている。

断食とは、あらゆる飲み物と食べ物を一切口にせず、蒸留水だけを飲むことです。断食すると体の回復力が集中して、すべてのエネルギーが神経系の回復、体内にたまった毒素の排出、組織の修復と再生に使われます。どの組織にも養分が蓄えられており、この養分を使って代謝や組織の修復が途切れることなく行われます。養分を使い果たさない限り、健康的な組織が破壊されることも、「飢餓状態」になることもありません。

コラム：危険なデトックスダイエット

ゆるめの断食で体内から毒素を排出することをデトックスと呼び、このところダイエット法として流行っている。一般的には、一定期間食事を控える代わりにジュース、水、サプリメントなどでしのぐ。肝臓デトックス、一〇日間のグリーンスムージー・デトックス、結腸デトックス、ブループリントクレンズなどのプログラムや、〈スレンデラ・ガルシニア・カンボジア〉などのサプリメントは、どれもデトックス効果を売りにしている。

だが、もっとも悪名高いデトックスは、スタンリー・バロウズが開発した〈マスタークレンズ〉だ。このプログラムでは、一〇日間ずっとメープルシロップとチリペッパーを加えたレモン水と、デトックス効果のあるお茶しか口にしない。短期的には、吐き気、脱水症、めまい、倦怠感などの症状が現れる。そして長期的には……死ぬこともある。

実際、一九八〇年代にバロウズの患者の一人が亡くなっている。リー・スワッセンバーグという名のがん患者がバロウズに医療アドバイスを求めたところ、バロウズは三〇日間マスタークレンズを行い、その間に特定のカラー照明を浴びて、彼自身による強めのマッサージを受けるようにと勧めた。

バロウズのアドバイスに従って、スワッセンバーグは一か月間のデトックスプログラムを開始したものの、その間に容態はどんどん悪化し、やがて嘔吐や激しい痙攣が起きるようになる。彼は一か月のプログラムを終える前に亡くなったが、その死因はデトックスプログラムで衰弱していたところに、バロウズが（追加料金で）腹部マッサージを行い、大量出血が起きたからだ。バロウズは過失致死罪（と医師免許なしで医業を営んだ罪）で有罪判決を受けた。

全米ですぐれた病院の一つに数えられるメイヨー・クリニックによると、デトックスダイエットをするよりも、くだもの、野菜、全粒粉、低脂肪のタンパク質を中心とした健康的な食事を取る方が体に良いし、健康上のメリットも長続きするとのことだ。

といっても断食を全否定するつもりはない。最近の動物実験を使った研究で、ごく短期間に断続的な断食を行うと、老化や認知機能の低下を遅らせ、脳卒中のリスクが低下することがわかった。だが、長期間に亘る断食には常にかなりの危険性が伴う。

二〇世紀半ばに爆発的な人気を誇ったシェルトンは、テキサス州サンアントニオに健康塾を開き、アメリカン・ベジタリアン党から大統領選に出馬した（一つの政策課題のみを掲げる政党のなかでも、かなり極端な政党だ）。他方で、シェルトンは医師免許なしで医業を営んだとして何度も逮捕されている。

一九四二年に一人の患者が餓死すると、シェルトンは過失致死罪で起訴されたが、のちに告訴は取り下げられた。続いて一九七八年にも健康塾の患者が亡くなり、彼は再び過失致死罪で起訴され、今度は敗訴した。判決によって彼は破産し、健康塾も閉鎖された。おかげでさらなる犠牲者を出さずに済んだ。

だが、ナチュラル・ハイジーン運動にからめたインチキ療法は、そう簡単にはなくならない。シェルトンの自然療法がすたれると、新鮮な空気と日光のパワーを悪用しようとする新しい風潮が生まれた。インドの伝統医学であるアーユルヴェーダの流れを汲むと思われる、「気食主義《ブリザリアニズム》」だ。

あらゆる生き物には〈プラーナ〉と呼ばれる普遍的な生命力があり、人間はプラーナを高めるだけで生きられるという思想だ。気食主義者のなかには、日光だけがプラーナを生み出せると考えている者もいる。そこから、日光を浴びれば食べ物も飲み物もいらない、という極論が導き出される。鉢植えの植物を、水をやらずに育ててみよう。その結果どうなるか見てみてほしい。

二〇世紀後半に代替医療が流行ったが、気食主義は、この流れのなかでも極端な人たちに見いだされ、カリスマ性のあるにせ医者たちによって金儲けのために利用された。

たとえば〈ブリザリアン・インスティテュート・オブ・アメリカ〉の設立者、ワイリー・ブルックス。ブルックスが最初にそのおかしなアイデアを語り始めたのは、一九八〇年代に放映されたリアリティ番組『ザッツ・インクレディブル』でのことだった。ブルックスは、新鮮な空気を吸えないときや、日光がたりないときだけ食事を口にすると主張し、そもそも人間には空気と日光以外の栄養素は必要ないと断言した。

もっとも、食べ物は必要じゃないと言いつつも、例外があるようだ。一九八三年、彼はスポンジケーキ、フローズンドリンク、セブン-イレブンのホットドッグを腕に抱えているところを目撃されている。

ブルックスの健康哲学はさらに進化し、やがて彼は異常で意味不明な疑似哲学めいたことを言い始め、人間は光と空気とジャンクフードだけで生きていけるという自身の理論を正当化し始めた。ある日、マクドナルドの〈ダブル・クオーター・パウンダー・チーズ〉を食べて霊感を得たブルックスは、このハンバーガーには気食主義者にとって有益な「特別な波動」があると言い出した。さらに、ダブル・クオーター・パウンダー・チーズはダイエットコークで流し込むといいそうだ。というのも、アスパルテームと着色料が入ったダイエットコークは「光の飲み物」だからだ。

一〇万〜一〇億ドル程度支払えば、ブルックスご本人から、食べずに生きる方法を直接伝授してもらえる。気食主義には年収に応じた料金制度があるようで、ブルックスの研究所では一番安いプランで一万ドルから受講生を受け入れている。

ブルックスのようなにせ医者をこうして挙げていくだけで、まるまる一冊の本になりそうだ。そして、このタイプのインチキ療法の危険性もそこにある。脳神経外科などと違って、断食は誰にでもできてしまう。医療の資格を持たない専門家が、次々と自身の意見やアドバイスを提供し、高名な作家でさえその口車に乗せられてしまう。

断食の熱烈な支持者といえば、小説『ジャングル』の著者、アプトン・シンクレアを挙げなければならないだろう。シンクレアは、二〇世紀に出まわったさまざまなインチキ療法に心酔しては全体重を捧げ、だまされやすい患者として知られるようになった（「第27章　ラジオニクス」を参照）。シンクレアは、一九一一年に出版した著書『断食療法』のなかで、実験として行った自身の断食について詳しく書いている。だが、体験を書くだけでは物足りなかったようだ。何百人もの人々から手紙で「断食すれば病気が治りますか」と医学的な意見を求められると、彼はジャーナリストでありながら、ごく一般的なアドバイスを返した。たとえば「ブライト病、肝硬変、リウマチ、がん」などの「手に負えない病気」には、長期的な断食を勧めた（現代の医師は、シンクレアの余計な医療アドバイスに猛反発するだろうが、最近の研究でがんを患ったネズミに断食をさせたところ、有望な結果が得られたという。といっても、臨床試験の結果はまだ十分とは言えないが）。

シンクレアは、著書のまえがきのなかで、断食したい患者のためにお勧めの二つの施設を紹介している。一つは、ベルナール・マクファデンがシカゴに建てた療養施設〈ヘルサナトリウム〉。もう一つの住所は――

ワシントン州シアトル、ドクター・リンダ・B・ハザード……だった。

トンデモ医療4　ダイエット編

いつの時代にも、人間は暴飲暴食したい誘惑と戦い、あり得ないような完璧なスタイルを手に入れようと奮闘してきた。どんな手段で脂肪と闘うかは、その時代や社会的慣習に左右される。インチキ療法の歴史にはさまざまな減量法があふれており、あなたが自分でやってみたものもあれば、笑い飛ばしたものもあるだろう。脂肪をこすり落としなさい、下剤で排出しなさい、抗肥満薬を飲みなさい、キャベツだけを食べなさい——。こうしたプログラムは過去や現在だけでなく、今後も開発されるに違いない。だからちょっと一休みして、こっそりカップケーキでも食べながら読んでみてほしい。

・体内で増殖し続ける「サナダムシ・ダイエット」

サナダムシ・ダイエットが流行り始めたのは一八〇〇年代のこと。サナダムシの卵を飲み込めば、この寄生虫が体内で孵化して胃の内容物を食べてくれる、という仕組みだ。サナダムシの卵は注文できたが、送られてくる卵は死んでいることが多かった（卵が入っていないこともあった）。だが、実際にサナダムシに寄生されると、頭痛、脳炎、痙攣、認知症を発症する恐れがあるため、飲み込めなくてラッキーだったと言えるだろう。サナダムシは全長九メートルまで成長し、何十年も生き続け、おまけに雌雄同体なので、人間の体内で増殖し続けることができる（つまり、あなたの体内でサナダムシが乱交パーティをやりだすことになる）。だからこのダイエットはやめておこう。やる価値もない。

・効果のない発汗ダイエット

一九世紀に、チャールズ・グッドイヤーが伸び縮みする加硫ゴムを開発すると、サドやマゾの人たちが喜びそうなゴム製のコルセットや矯正下着が生み出された。これを身につければ、汗をかいて脂肪を燃焼できるとの触れ込みだ。同じ頃にスチームサウナ、ドライサウナ、光線療法（六三度の温度で発汗を促す）なども出現して、汗をかけば美しくやせられると宣伝された。だが、すぐれたレスリング選手や、運動量の多い総合格闘技の選手に訊けばわかるが、汗をかいても体重は一時的にしか落ちない。すさまじい勢いで水をがぶ飲みしたら、体重も元に戻ってしまうだろう。

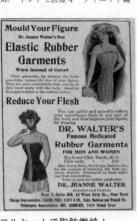

コルセットで脂肪燃焼！

・甲状腺抽出物で代謝をあげる？

一九〜二〇世紀にかけて、甲状腺抽出物を服用して代謝を上げる手法が流行った。甲状腺には代謝をコントロールする働きがあることを利用して、豚や牛の甲状腺を乾燥させて粉末にしたインチキ薬が出まわったのだ。たとえば〈ニューマン医師の肥満薬〉。たとえ体重が減ったとしても、甲状腺ホルモンの分泌が過剰になると、甲状腺機能亢進症を発症して、動悸、発汗、眼球突出、脱毛、下痢などに悩まされる恐れがある。

ヨウ素には甲状腺ホルモンを生成する働きがあるため、あやしい医薬品メーカーが、ヨウ素入りの薬を飲むと代謝がアップすると言ってインチキ薬を売り込むこともあった。この薬には効果があるのか？——答えはノーだ。たとえば〈アランの肥満防止薬〉には、ヒマバタ科の海藻という、どこの海でも採れるヨウ素の豊富な海藻が含まれていた。アイデアは悪くないが、甲状腺が正常に機能している人がこのような薬を飲んでも、代謝が上がることはない。

・死に至るやせ薬「ジニトロフェノール」

一九三四年頃、ジニトロフェノールと呼ばれる化合物がやせ薬市場に参入してきた。メリットは、代謝促進作用があること。デメリットは、この化合物は爆薬の原料にして発がん性物質であり、服用すると急激に体温が上昇して熱中症で死亡するケースもあること。たとえ死ななかったとしても、ありがたくない参加賞がついてきた。発疹、味覚障害、失明などの症状が現れたからだ。でも、ご安心を。ひどい副作用と死亡例が見ら

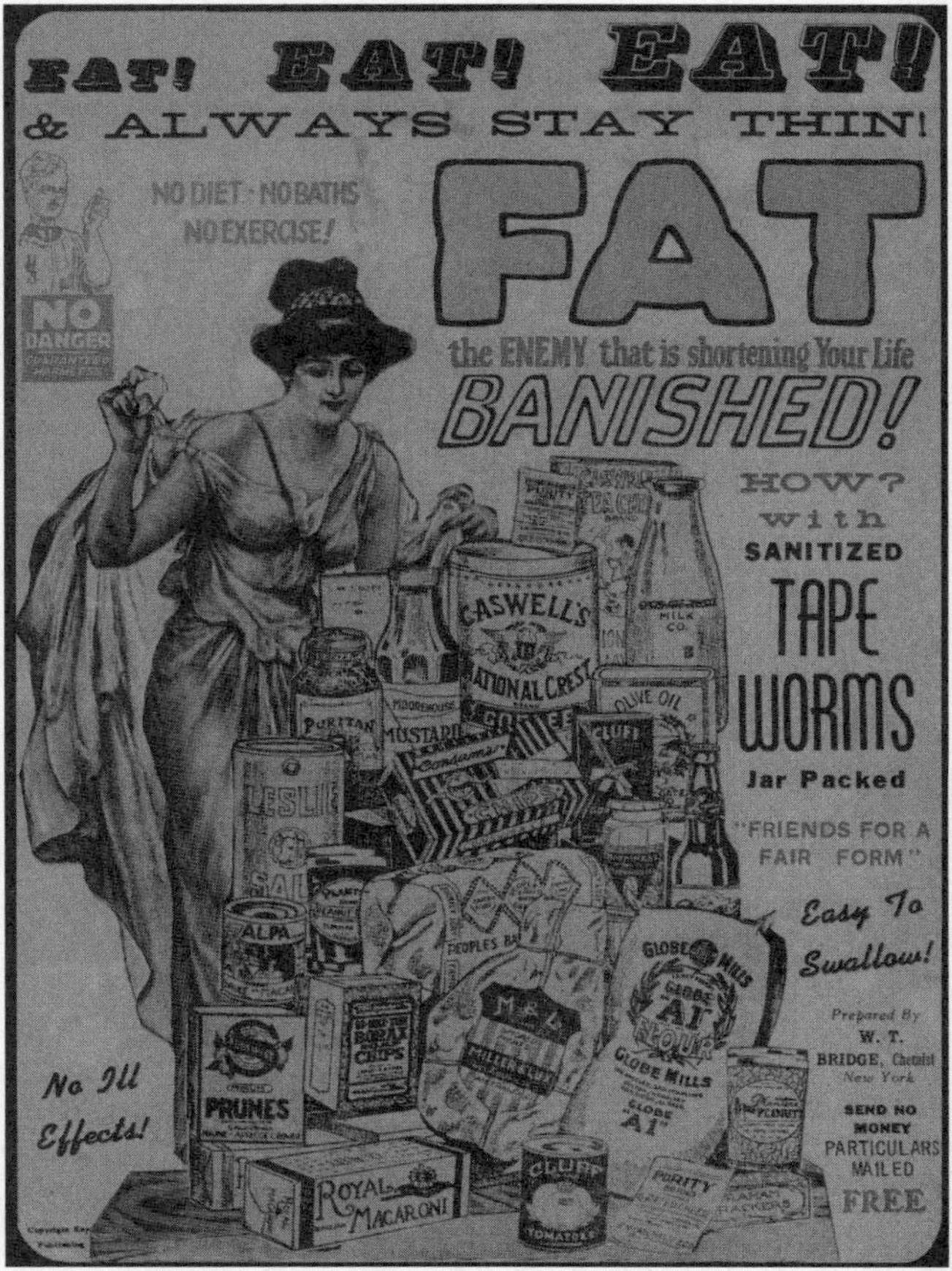

サナダムシ・ダイエットの広告。アイデアはすごいが、オススメはしない。

れたことから、このやせ薬は発売から四年で市場から消えた。

・アンフェタミンで幻覚を見る

1-フェニルプロパン-2-アミン（化学物質名はアンフェタミン。〈ベンゼドリン〉や〈デキセドリン〉などの商品名がある）が合成されたのは一九二九年のことだ。最初は鼻炎薬として、そのあとに軽いうつ病の薬として販売された。第二次世界大戦中には、気分を高揚させ警戒態勢を持続させる目的で兵士が服用したものの、食欲不振と体重の減少という想定外の副作用が見られた。一九六〇年代後半には、年間四〇億錠が製造されたという（医師の処方箋がなくても購入できた）。

アンフェタミンを飲んだ主婦はスリムで活発な女性になるため、「ママの小さな助っ人」とも呼ばれた。が、この薬は依存性が高く、高用量を服用すると「アンフェタミン精神病」と言って、幻覚が生じることがあった。その後一九七〇年に、アンフェタミンの使用はようやく厳しく制限されるようになった。

・「咀嚼《そしやく》王」が残した教え

何を食べるかではなく、何百回嚙むかに重点を置くダイエット法も一時期流行った。「咀嚼王」の異名を持つホーレス・フレッチャー（一九一九年没）は、口のなかの食べ物の味がなくなって液体になるまで、嚙んで嚙んで嚙みまくれと説いた。嚙みきれずに残った繊維は吐き出せという。〈フレッチャーの咀嚼主義〉通りにすれば、食べ物の摂取量は減り（噛むのに忙しくて食べられない）、人間関係も貧弱になるだろう（食べ物を咀嚼しながらしゃべるのは行儀が悪いため、食事中のフレッチャーは寡黙で周囲を退屈させたらしい）。あなたも「必殺咀嚼人」になれば、フレッチャーと同じような便が出るだろう――みんなに堂々と見せてまわれるような、無臭のビスケットみたいな便だそうだ。実際、フレッチャーは見せてまわったという。

第五部

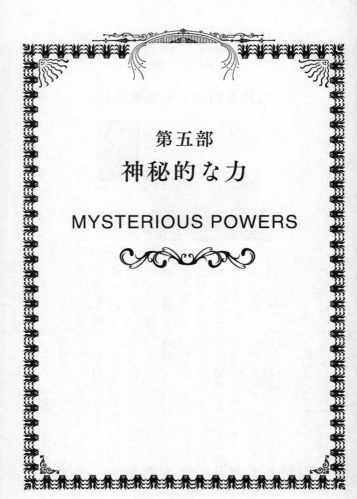

神秘的な力

MYSTERIOUS POWERS

第24章　電気

内臓を刺激する感電風呂

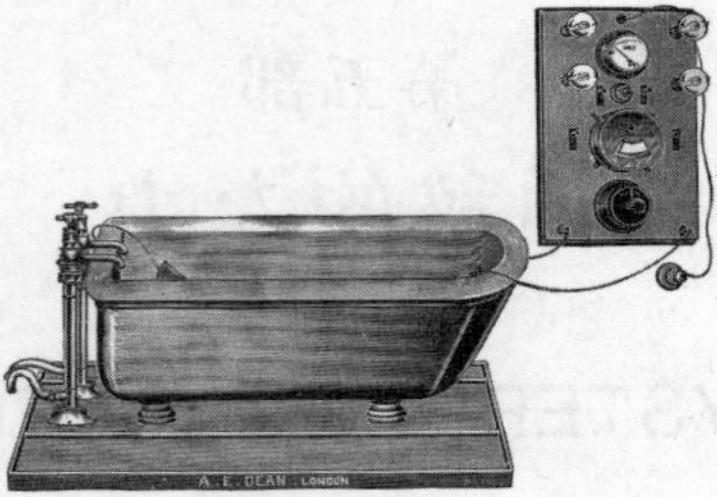

一八〇三年、一月のある寒い日のこと。ジョージ・フォスターは妻子を殺害した罪でロンドンで絞首刑にされた。しかもフォスターには絞首刑だけでなく、死んだあとに遺体を解剖される判決まで下された。当時は、亡くなったあとに遺体がバラバラにされると、審判の日に復活できないと思われていたため、死体解剖はフォスターの死後に影響する厳罰だった。だが、フォスターの遺体には、処刑台から墓場に移送される途中で驚くべき出来事が待っていた。遺体に電気を流すと筋肉が収縮する現象を「ガルヴァーニ電気」と呼ぶ。フォスターの遺体は、この科学の新しい発見を大衆の前でデモンストレーションするのに使われたのだ。

ニューゲート監獄のなかで、フォスターの遺体はこっそりとイタリア人医師のジョヴァンニ・アルディーニに引き渡された。

アルディーニは、民衆の前にフォスターをもたせかけると、このみじめな遺体に電流を流してぞっとするような公開実験を披露した。

ニューゲート監獄の記録には、何が起きたかが書き残されている。

最初に顔に電気棒をあてると、死せる罪人のあごが震え、そのまわりの筋肉がおそろしくゆがみ、片方の目が開いた。続いて別の箇所に電気棒をあてると、今度は右手が突き上がって拳を作り、両脚と両ももがバタバタと動き出した。


絞首刑で殺されたばかりのフォスターが、突然顔をしかめて手足をバタバタと動かし始めたのを見て、見物人たちは衝撃を受け、死んだフォスターが息を吹き返したと思い込んだ。フォスターの判決には、そのような事態に備えて対処する方法も盛り込まれていた。アルディーニの手腕によって処刑された罪人が生き返った場合は、待機している処刑人がすみやかに彼をもう一度絞首刑に処するよう定めてあったのだ。

「街中のみんなが感電したがっている」

太古の祖先が稲妻の威力に畏怖の念を抱いて以来、人間は電気の持つ不可解で驚異的な力に魅了されてきた。いにしえの人々は、琥珀《こはく》をこすると、髪や軽いものが琥珀に吸い寄せられることにも気づいた。これは異なる種類の物質をこすり合わせると電気が生じる現象で、今日では「摩擦帯電」と呼ばれている。摩擦するときわめて弱い静電気が生じるのだ。乾燥機で服を乾かしたあとに衣類どうしが吸着しあったら、それが摩擦帯電だ。

一六〇〇年にエリザベス女王の侍医の一人、ウィリアム・ギルバートが「磁気」と「静電気」が違うことを史上初めて突き止め（それも、衣類乾燥機を使わずに）、琥珀を意味するギリシャ語「elektron」から「electricity（電気）」という言葉を作った。

一八世紀になると、科学者たちは電気の研究に本腰を入れ始めた。そして史上初のライデン瓶が開発されて、電気を蓄えられるようになった。一七五二年には、フィラデルフィアでベンジャミン・フランクリンが、嵐のさなか凧を上げたことも忘れてはいけない。それを機に稲妻の放電現象が証明されたのだから。フランクリンのあとには、イタリア人物理学者のアレッサンドロ・ボルタが史上初の電池の発明に成功。さらにルイージ・ガルヴァーニ（前述したアルディーニのおじ）は、電気火花を当てると、死んだカエルの脚の筋肉が痙攣することを発見した。この実験は、嵐の日に金属製の欄干に何匹ものカエルの死骸をぶら下げて行われた。実験はうまくいったものの、近所の人々には受けなかったようだ。

冒頭のエピソードに話を戻そう。ニューゲート監獄でアルディーニがジョージ・フォスターの遺体を使って、きわめて反道徳的で不気味なショーを行ったが、これは同時に科学がきわめて重要で新しい一歩を現実的な形で踏み出した瞬間でもあった。史上初めて、人間が電気の力を使って人の体を動かしたのだから。

医師たちは、ガルヴァーニ電気を使ってカエルや罪人の死体の筋肉を動かすだけでな

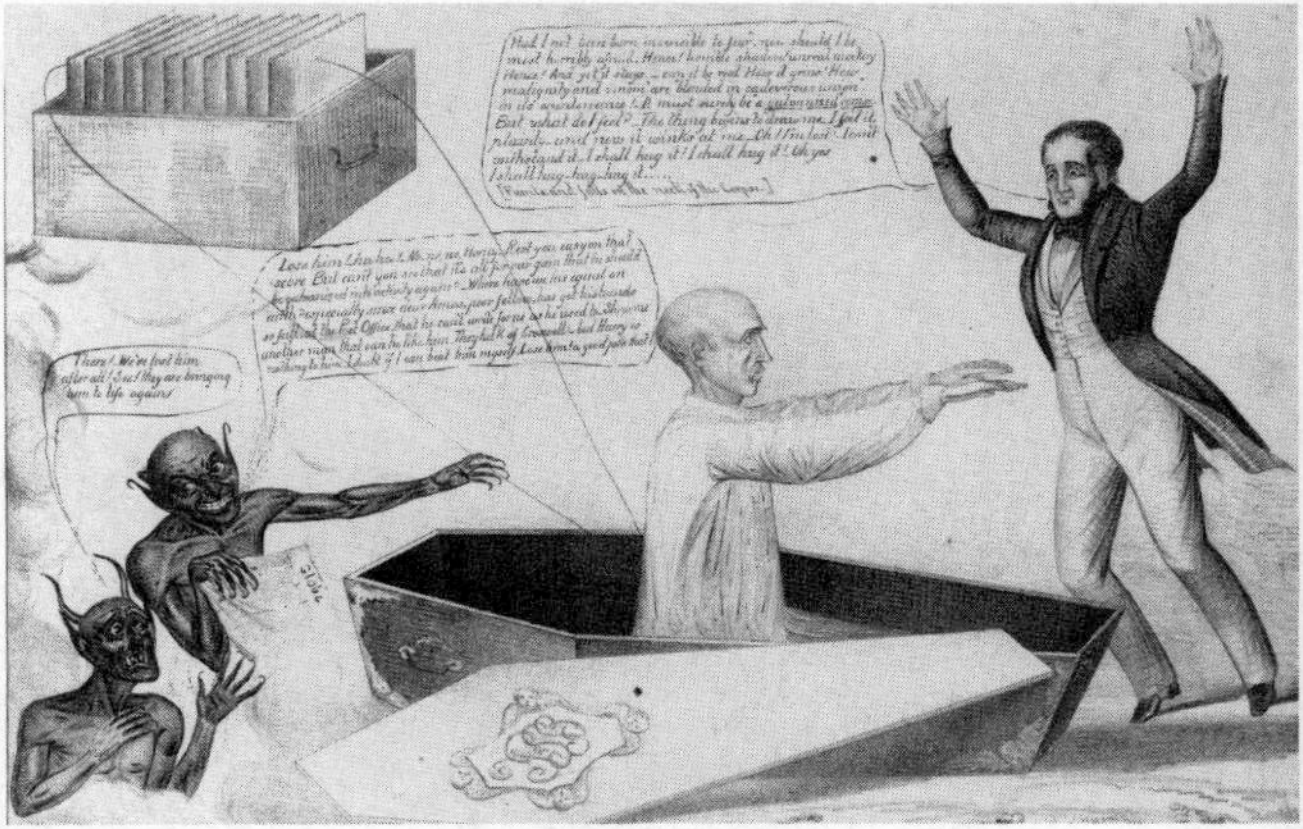

奇跡だ！　電気の力で、地獄の悪魔の手から死者を奪い返すとは！

く、電気に病気の治療効果を期待するようになった。ガルヴァーニと同時期のクリスティアン・ゴットリープ・クラッツエンシュタインは、リウマチ、悪性の発熱、ペストに苦しむ患者に試しに電気ショックを与えてみることにした。

電気ショックを受けた患者の脈拍数が増えると、クラッツェンシュタインはそれを改善の兆候と解釈した。さらに、電気刺激は患者を疲れさせることもわかった。そこで彼は、「お金や悲しみや心配ごとが気になって夜眠れない人」には、この電気刺激が効きそうだと提案している。あなたも眠れないときは、指をコンセントに差し込んでみてはどうだろう？――というのは嘘だ。やめておこう。

フランスでは内科医が、実験がてら麻痺がある兵士たちに電気をあてるようになった。たとえば一七四七年一二月二六日、ある医師は午前中に患者の麻痺した手に二時間電気をあて、午後にも二〜三時間ほど電気をあてた。この電気治療に一か月（！）耐えたあと、患者の麻痺は見事に治ったという。他の実験ではこれほど決定的な効果は見られなかったが、たまに成功例があったのと、電気を流すという神秘的なプロセスにみんながわくわくしたため、あるフランス人内科医によると「街中のみんなが感電したがっている」有様だったという。インチキ医者たちがみんなの願望につけ込むようになるのに、さして時間はかからなかった。

電気を帯びない電化製品に人々が群がる

アメリカでも人々が電気に熱狂するなか、さまざまな特許製品が開発されて、電気布教に一役買った。たとえば電気ブラシ（抜け毛対策に！）、電気コルセット（スリムな体に！）、電気ベルト（勃起障害に！）といった具合だ。iPhoneの新機種が発売されるたびに、アップルストアの前に行列ができるように、人々は自分で電気治療ができる器具を熱心に買いあさった。新しいテクノロジーはわくわく感を生み出し、わくわく感はインチキ療法に付け入る隙を与えた。

一八八〇年、ドクター・スコットなる人物が電気ブラシを発売すると、すぐにアメリカで大ブームが起きた。〈ドクター・スコットの電気ヘアブラシ〉は、取っ手には磁石が埋め込まれていたものの、肝心の電源が入っていなかった。要するにわずかな磁力しか発生しないヘアブラシだったのだが、それでは宣伝にならない。しかし、マーケティングに長けたスコットは電気ブームに乗っかり、科学的に未解明なのをいいことに電気現象を悪用して荒稼ぎした。

スコットは電気ブラシの広告を国中の新聞に掲載した。はげや頭痛の悩みを解消すると豪語するにとどまらず、不自由な脚、麻痺、便秘などの症状にも効くとまで言い出した。どういう理屈なのかはさっぱりわからないのだが……。

電気ブラシの宣伝には、売り上げアップを図ると同時に、家族間でもめそうな注意文句も掲載されていた。「このブラシは、絶対に他の人と共用しないでください。ブラシの治療効果をフルに発揮させるには、同じ人が使い続けることです」

のちにスコットは、電気を帯びない電化製品のラインナップを広げ、コルセットまで売り出した。ヘアブラシと同様、スコットの電気コルセットも、わずかな磁力しか生じなかった。「壊れない」のが売りのコルセットは、どんな病気も治るとの触れ込みだったが、そんなに頑丈なコルセットに体を押し込むのかとあっけにとられてしまう。さらに、このコルセットを「いつも身につけて」いると「自然の法則に従ってオドの力［ドイツの化学者カール・フォン・ライヘンバッハが存在を主張した未知のエネルギー］が全身に送られるため、

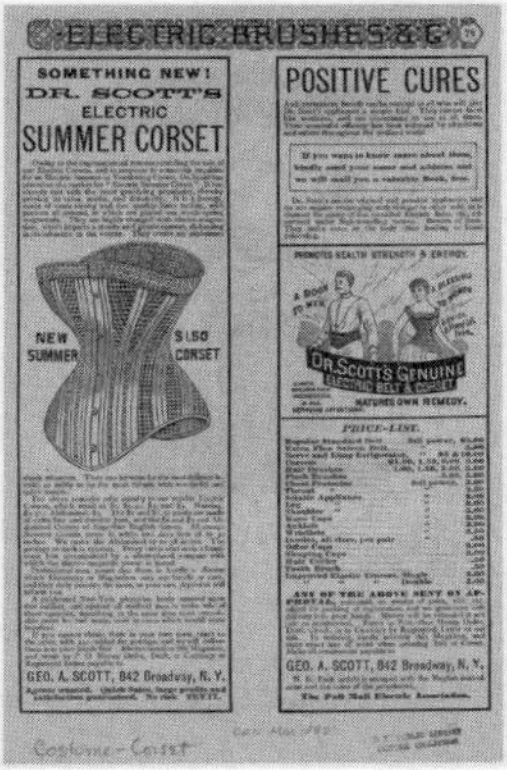

スコットの電気コルセット。
腰に巻いて、電気を流そう！

太りすぎの人も、やせすぎの人も、脂肪が均一化されてちょうどいい体型になれます」とのことだ。

できる男の必須アイテム〈プルファーマッハー〉

電気の恩恵を受けたのは女性だけではない。男性のためには電気ベルトが発売されたのだ。

ここで〈プルファーマッハー〉のご登場だ。

仮にあなたが一九世紀後半のおしゃれで裕福な男性だったら、きっと〈プルファーマッハー〉を持っていただろう。まるでドイツのデスメタルバンドみたいな名前だが、〈プルファーマッハー〉というのは、〈プルファーマッハー電気ベルト〉の略称で、一九世紀から二〇世紀にかけて電気ベルトの最高峰的な存在だった。このベルトは一日に八〜一〇時間ほど装着されたようだが、その間に「穏やかな電流が流れ続ける」との触れ込みだ。プルファーマッハー・ガルヴァニック・カンパニー（本社はサンフランシスコにあるガルヴァニック・エスタブリッシュメント）は、ベルトだけでなく、体のどこにでも装着できる電気鎖を何種類も開発した。

電気ベルトを装着する人々の熱狂ぶりは、小説にも描かれている。ギュスターヴ・フローベールの小説『ボヴァリー夫人』（新潮文庫、他）のなかで、オメーという登場人物が次のように描写されているのだ。「彼は、ピュルヴェルマシエール［プルファーマッハーのフランス語読み］の電気健康環に熱中した。彼は自分でもそれを身につけ、夜、フランネルのチョッキをぬぐと、オメー夫人はからだ中に張りめぐらしてある金の螺旋を見て目を見張った。そしてスキチア人よりがんじがらめに身を固め、東方の三博士のように堂々としたこの男に、愛情が高まるのをおぼえるのだった」

プルファーマッハーベルトは亜鉛と銅でできていた。ベルトを酢に浸けて装着すると、人間の体から微弱電流が発生して、ベルトにわずかに電気が流れた（これぞまさしく、ガルヴァーニ電気だ）。ベルトや鎖から発生する電流はわずかだったが、装着している人は感じ取ることができた。

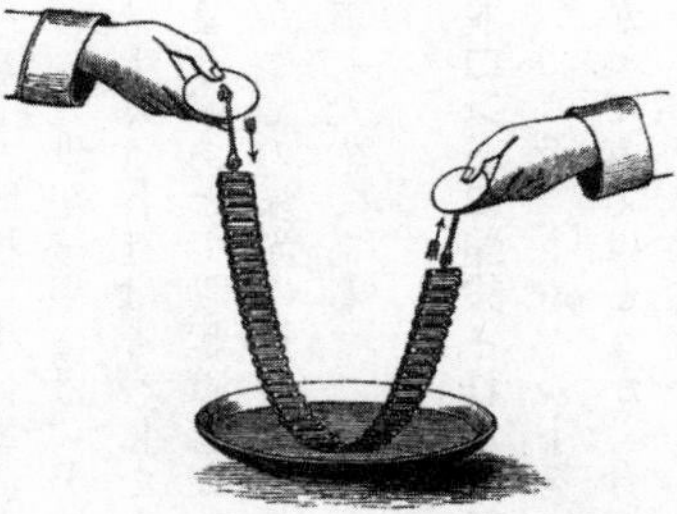

電気ベルトはお酢に浸してから装着しましょう。

電流が流れることで自信を得たのか、プルファーマッハーのメーカーが作るパンフレットには恐ろしく強気な宣伝文句が並んだ。「電気は活力の源」というキャッチフレーズの入った広告には、有名な医師の推薦の言葉がずらりと並んだ。だが問題が一つあった。本当は医師から推薦の言葉が一つももらえなかったため、彼らは推薦文をでっち上げていたのだ。

言うまでもなく、電気ベルトは万病に効くと宣伝され、消化不良はもちろん、腎臓、胃、肝臓、腸の病など何でもありという有様だった。電気ベルトには、ペニスを入れる袋がついた特別モデルがあった。

ベルトと同様、生体電流を流してペニスを奮い立たせる仕組みだ。一九世紀後半には、男性が一生涯で分泌する精液には限りがあると思われていたため、メーカー各社はこうした人々の不安をあおった。若い頃にマスターベーションをしすぎると、あとで勃起障害などの問題が生じるとも言われていた。そんなわけで、男たちはかつての栄光の日々を取り戻そうと、老いてくたびれたペニスに嬉々として微弱電流を流したのである。

トロントに開設された電気スパ

コルセットやベルトをつけても思い通りの成果が得られない？　では、電気風呂につかってみてはどうか。今でこそ水と電気を接触させることは危険だと認識されているが、一九世紀の電気ブームに乗って「ガルヴァニック風呂」、すなわち電気スパが誕生したのだ。

そんな電気スパの一つ、〈治療と電気の研究所〉は、ジェニー・キッド・トラウトによって開設された。トラウトはカナダ人初の女医で、のちに医師免許を取った女性第一号として記念切手が作られた。

一八七五年にトロントで開設された同研究所には、六つの浴場が備えてあった。板金を張った浴槽にあたたかいお湯が張られ、患者は体全体または体の一部を湯船に浸す。次に患者が電極棒につかまると（電極棒は水に浸かっていなかった）、電極棒に接続している電池から微弱電流が水に流れる。基本的には温水浴槽だが、電気は浴槽の外ではなく、水のなかを通電する仕組みだ。

ここで注目すべきは、トラウトが貧しい人たちのために無料の診療所を運営するような、善意に満ちた聡明な医師であって、嘘を並べて自身の治療法の効能を喧伝するような人物ではなかったということだ。

同時代を生きた多くの医師たちと同様に、彼女も電気風呂療法は患者の体に良いと本気で信じていた。電流が内臓を刺激して血行を良くする一方で、温かいお湯が毛穴を開いて発汗を促し、毒素を排出してくれると期待していた。かくして電気風呂は、リウマチ、痛風、座骨神経痛を含めたさまざまな慢性的な症状に効くと宣伝された。

電気風呂はすでに医療現場の主流から外れているが、ひっそりとだが、今も治療目的で使われている。最近の例としては一九八九年に『ヴァニティ・フェア』誌が、イギリスの元首相マーガレット・サッチャー氏のちょっとしたスキャンダルを暴いた。この元首相が、こだわりの健康・美容療法の一環として、定期的に電気風呂に浸かるというのだ。記事によると、「世界でもっともハイパワーな女性」と呼ばれた元首相は、「あるインド人女性」の元を訪れて施術を受けたという。サッチャーが受けていたのは水中に〇・三アンペアの電流が流れる特別なスパ療法で、料金は六〇〇ポンドを下らなかったという。

イギリスの大衆紙はこのニュースに沸き、「インド人の導師《グル》がエネルギーの源——首相の入浴の秘密」だとか「最強エネルギーを持つ首相の驚くべき秘密」などと書き立てた。

スパ療法には効果があったのか？　六〇〇ポンドもかかるのだから、効果があると願いたいところだ。科学的な因果関係はわからないものの、サッチャーは年を重ねるにつれて若々しく見えたため、大衆紙は彼女が政界から引退するまで次から次へと憶測を書き立てた。彼女の若さの源は、電気風呂のおかげかもしれないし、福祉国家を壊して公的年金を民営化させたことで、元気がわいてきたおかげかもしれない。

心電図もAEDも電気を活用している

電気風呂も電気ベルトも電気コルセットもすっかり見かけなくなったが、二〇世紀には電気を使った合法的な器具や装置がたくさん生み出された。心筋の活動電位の変化を測定する心電図もその一つ。整形外科医は損傷した骨をリハビリする際に電気治療を使うし、心臓病専門医はペースメーカーを使って患者の心拍をコントロールする。それから、心臓に電気ショックを与えて無数の人々を救ってきたAEDも忘れてはいけない。

そんなわけで、医学界は今も電気をうまく利用している。

とはいえ、電気ブームを引き起こした〈プルファーマッハー〉を試せないのは残念だ。当時のニューヨークのビジネスマンの写真を見ると、堅苦しいスーツの下で、電気ベルトが静かにぶんぶんうなっていたのかと想像してしまう。

もっとも、いちばん想像して楽しいのはやはり、ニューゲート監獄の絞首台の下で死体が踊るところだが。

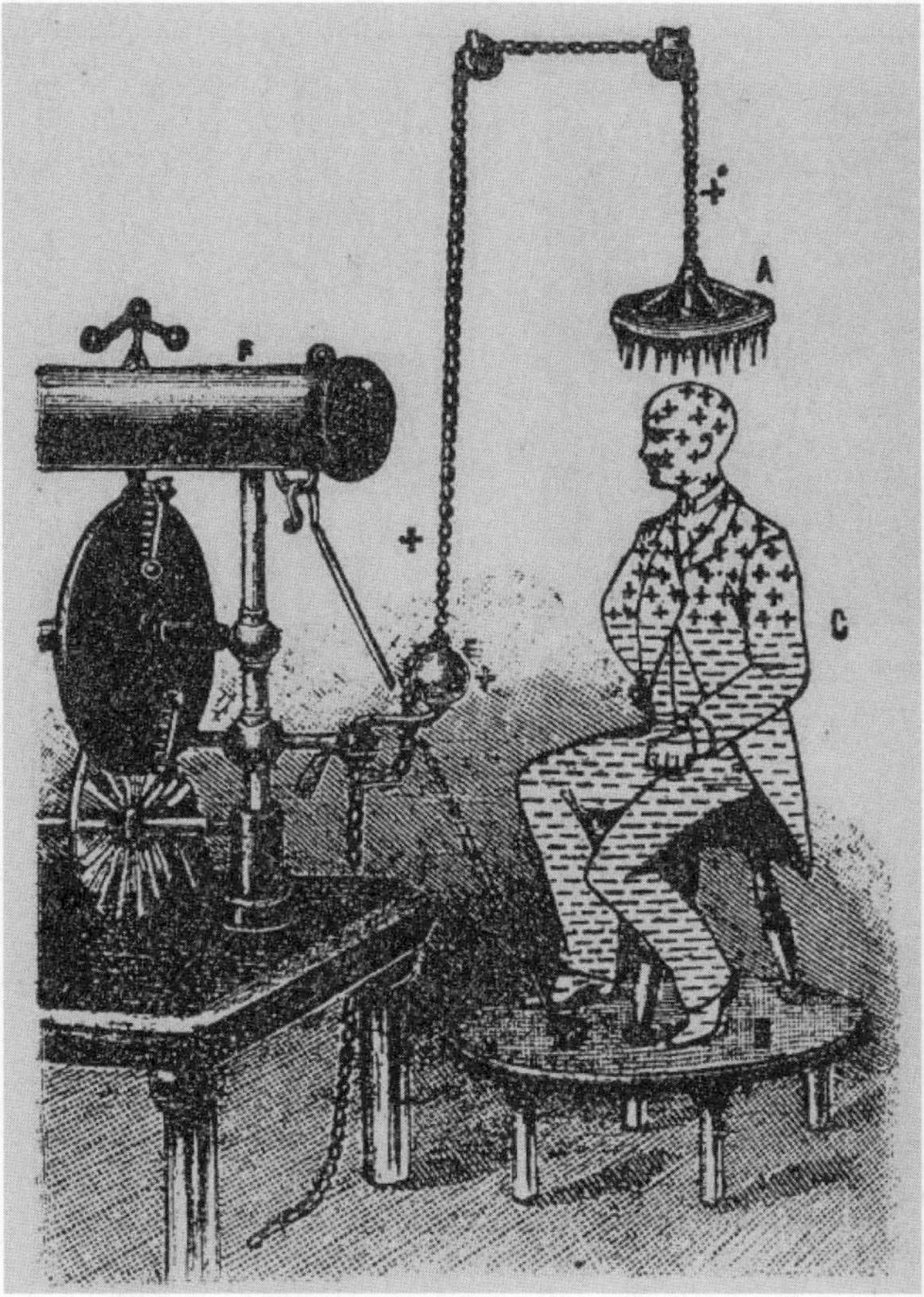

ロシア製の電気シャワー。見るからに怪しい……。

コラム：あっという間に妊娠する〈天国のベッド〉

目に見えない魔法のような力を秘めた電気には、何かすごい効果がありそうな気がする――人々のこうした期待を悪用するインチキ療法は絶えなかったが、医師をかたったスコットランド人、ジェームズ・グレアムほど巧妙な詐欺師はいないだろう。彼は突拍子もない企画を思いついて、裕福なパトロンから資金援助してもらってもいる。そんな投機的事業の一つが、彼が一七八〇年にロンドンのアデルフィに建てた〈健康と結婚の殿堂〉だ。

なかに入ると、ほぼ丸裸の美女がアポロ神に捧げる歌を歌い、「世界最大の美しい電気治療機器」があった。だが、だまされてはいけない。巨大な機器はただのディスプレイで、患者の施術に使われたことは一度もなかった。しかしその機器のおかげで、殿堂内にはこんな雰囲気が漂っていたという。「電気を帯びた空気が漂い、癒やしの効果も純度も高い芳香をかすかに含んだ天の炎が、やさしく全身に浸透していく。……空気に含

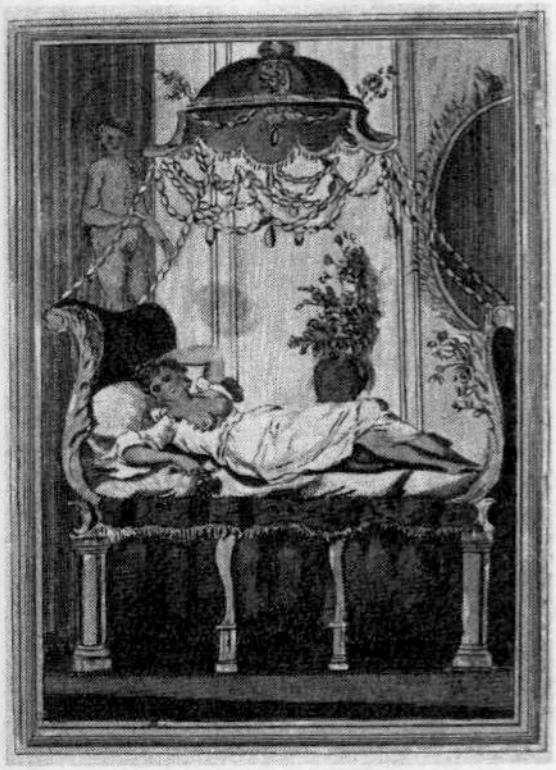

〈健康と結婚の殿堂〉でのお高い一夜はいかが？

まれる電気を帯びた流体、すなわち回復をもたらす天上のエッセンスが、血液や神経系にゆっくりと吸収されていった」

さらにグレアムは、不妊に悩む夫婦のために〈天国のベッド〉を備え付けた。長さ三・六メートル、幅二・七メートルのベッドは、四〇本の着色ガラスでできた支柱で支えられ、ベッドの上には大きな深紅の飾り房が飾られていた。ガラスのチューブから芳香が漂い、離れた場所からは心地よい音楽が流れてくる。ベッドの下に置いてある天然磁石からは「天上の炎」が発生し、その近くに設置されている真空管は、パチパチと音を立てながら放電して、エロチックな雰囲気を演出している。五〇ポンドを払えば、このベッドで寝られるうえに、「あっという間に妊娠する」とのお墨付きだ。

ほとんど服をまとわない美女たちと、グレアムの大胆すぎる試みにもかかわらず、〈健康と結婚の殿堂〉はオープンから二年後に倒産した。

第25章　動物磁気

詐欺医師が放ったハンドパワー

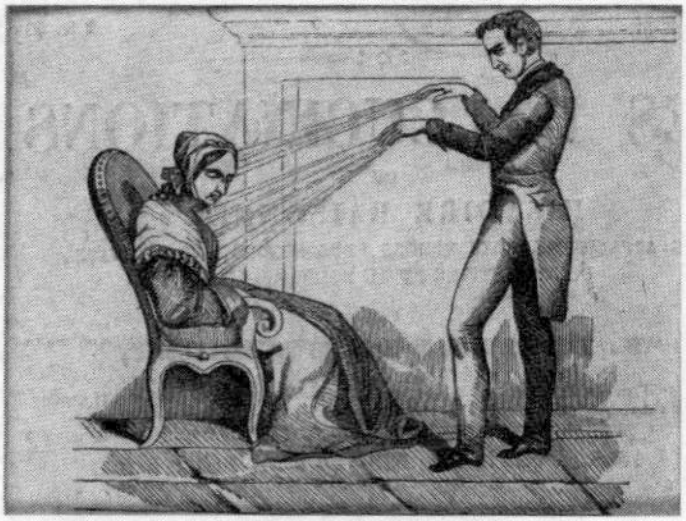

想像してみてほしい。時は一七八八年、あなたはフランスの裕福な貴婦人だ。毎日が退屈で漠然とした不安を抱え、心が蝕まれている状態だ。すると友人が、おもしろいドイツ人医師がいて、その医師が「動物磁気」という斬新な理論を説いていると教えてくれる。実のところ、近頃のパリの社交界では他におもしろそうな噂はない。そこであなたはその変わった医師に会ってみようと思い立つ。かくしてあなたがわくわくしながら到着したのは、高級な内装が施されたメスメル家だ。

広々とした客間には、ステンドグラスの窓から光が差し込んでいる。四方の壁はすべて鏡が貼られ、室内にはオレンジの花の香りが漂っている。向こうの方からは穏やかな歌声とハープを奏でる音が聞こえてくる。

部屋の中央には、直径一・二メートル、

深さ三〇センチぐらいの、卵形の大きな桶がある。なかには「磁化水」が入ったワインボトルがところ狭しと並んでいる。そこへアシスタントがやって来て、ボトルの上から水を注ぐと、桶内の水位がさらに高くなる。次に、「バケット」と呼ばれる穴がたくさん空いたシートを桶にかぶせ、穴の一つ一つに長い棒を差し込んでいく。周りにいる他の客人たちは、あなたと同じ上流階級出身の女性たちばかりだ。アシスタントは「磁化水の癒やしのパワーを注入するために、調子の悪い部位、脚、腕、背中、首などに鉄の棒を押しあててください」と促す。

それからあなたたちはバケットをぐるりと囲むように並んで座り、「磁化水を流れやすくするために、隣同士で脚をくっつけてください」と言われる。

全員が椅子に座ると、「磁気アシスタント」たちが現れ、参加者の目をじっと見つめながら、膝や背骨、胸までやさしく触り始める。こうして触れることで、彼らは「普遍の液体」をあなたたちの体内に誘導しているのだ。よくよく見ると、若くてハンサムなアシスタントばかりではないか。あなたは面食らうと共に、やや憤慨する。

周りの人々はというと、ヒステリックに笑い出す者もいれば、むせび泣く者、金切り声で訴える者、悲鳴を上げる者、部屋から逃げ出す者、失神する者もいる。あなたはどうかというと、退屈や不安が払拭されたような気がしている（今のところは）。

室内が集団錯乱状態に陥った頃、偉大な提唱者であるフランツ・メスメルがついに居間に現れる。四〇代半ばの魅力的な男性で、金色の花の刺繡がついた白く長いローブをまとっている。両手には「磁化された」大きな棒を持っている。メスメルがその棒で一人ひとりをやさしくなでると、女性たちは落ち着きを取り戻していく。あなたの目の前で、女性たちが一人ずつリラックスしていくのがわかる。

メスメルが近づいてきて、あなたに磁気棒を差し伸べる頃には、あなたは耐えられなくなり、急いで部屋から逃げ出す。午後の日差しへと飛び出しながら、あんなばかげた光景は見たことがないと思う。といっても、つい夢中になってしまったのは確かだ。次回のハウスパーティでは、この衝撃的な話題で場を盛り上げるとしよう、などと考えている。

では、その部屋で一体何が起きていたのだろうか？　説明する前に、少し時間を遡って「ヘル神父」を紹介するとしよう。

動物磁気を〝発見〟した神父

一七七〇年代、フランツ・フリードリッヒ・アントン・メスメルがまだ若く、ウィーンで医師として働いていたときのことだ。ひょんなことからマクシミリアン・ヘルというイエズス会の司祭と出会ったことで、彼の人生は一変する。マクシミリアン・ヘル（「ヘル神父」と呼ぶ）は、平板状の天然磁石を使って治療実験を行っているところだった。患者の背中に直接この磁石板をあてて、リウマチなどの病を治そうとしたのだ。

メスメルはこの司祭の実験を見て魅了された。ヘルの磁気理論にひねりを加え、奇妙でおかしな哲学を作り上げた。いわく、あらゆる病は——文字通りすべての病を意味する——体内にある普遍的な磁気流体が重力にひっぱられて、バランスを崩すと起きる、というのだ。最初のうちメスメルは、磁気流体のバランスは磁石の力で整えられると思っていたが、間もなく、自分にもそのような神秘的な力があると確信するようになる。メスメルは、この普遍的な磁気流体を「動物磁気」と呼んだ。そして彼が患者の体に手をあてて念力を集めれば、この液体を動かして病気を治すことができると豪語するようになった。

人間の体内には神秘的で普遍的な流体が流れていて、外力の影響を受けるという考え方は目新しいものではなく、基本的には占星術や錬金術などのオカルト思想に通じる教義と言えよう。一六世紀には、パラケルススが人間の肉体は惑星の動きに影響されると述べている。一七六六年、ウィーン大学に在学中だったメスメルは、パラケルススの理論を発展させたテーマを卒論に書いた。

　太陽、月、惑星はそれぞれの軌道をまわりながら互いに影響し合う。さらに地球にも作用して、海に対して潮の満ち引きを引き起こしたり、大気にも働きかけたりするが、それと同じように、かすかで気まぐれな流体を通して、あらゆる生命体にも影響を与える。この流体は宇宙に充満し、万物は相互に作用しあい、調和によって万物を関連づけている。

メスメルはこの「神経に働きかける流体」、すなわち彼が「動物磁気」と名づけたものは、医師によって操ることができると主張した。電気や重力などの科学の新発見が人々を驚かせた時代にあって、メスメルの磁気流体理論は諸手を挙げて迎え入れられた。

魔法の手で失明した少女に触れる

メスメルは、自分も実験をしたいからと、ヘル神父に頼んで同じような磁石板を作ってもらうと、早速ウィーンで磁気治療を始めた。開業して間もなく、フランツィスカ・オスターリンという、痙攣発作に悩む「ヒステリックな」若い女性の治療で成功を収めた。彼女が発作を起こしたとき、メスメルは彼女の腹部と脚に磁石板をあてがった。オスターリンによると、体内を「微粒子のようなものが流れて、チクチクするような感覚」が起きたあと、徐々に痙攣が収まり、やがては止まるのだという。

その後二年間、オスターリンはたびたび痙攣発作を起こした。メスメルは何度も治療にあたるうちに、自分に備わっている力に比べたら、磁石板などただのお飾りに過ぎないと気づく。そして、自分の手でオスターリンの体をなぞるだけで、または磁気流体を流したい方向に手を動かすだけで、磁石板と同じ効果が生じることに気づいた。しかも遠くから手をかざすだけでも効果があったという。

オスターリンに痙攣が完治したと伝えたあと、メスメルはヨーロッパ中の学会に手紙を書いて、この驚異的な新発見を伝えた。彼の理論は、おもしろいほどシンプルで奇妙なものだった。いわく、人間が健康でいるためには、体中に動物磁気が滞りなく流れている必要がある。この磁気流体の流れが遮られると、必然的に病気になる。磁化した物質なら何でもいい。それを使って磁気の流れを遮る障害を取り除けば、健康を回復でき

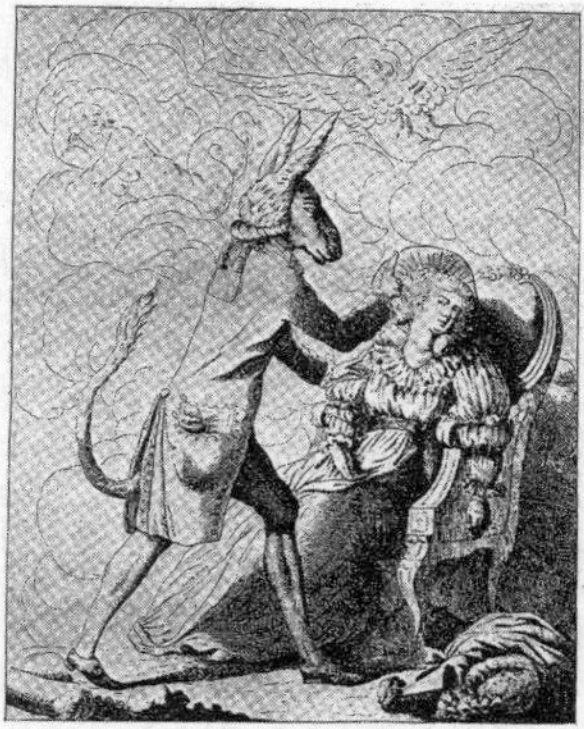

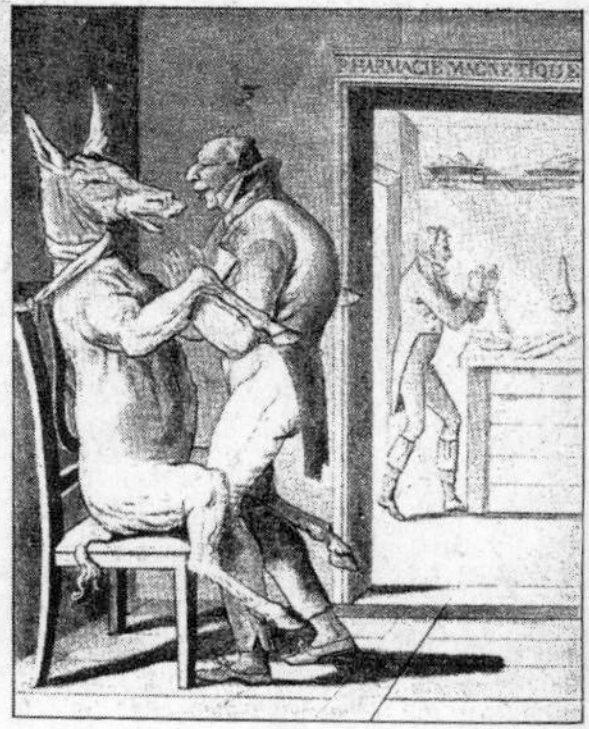

もちろん、風刺家たちは動物磁気という格好のネタに飛びついた。どちらの絵でもロバが動物磁気治療を行っている。

るというのだ。

ウィーンに住む友人にあてた手紙のなかで、メスメルはこの理論についてわかりやすく述べている。

私が観察したところでは、磁気は電気流体とよく似ていて、何かを媒介させると伝播しやすくなる。磁気に働きかけられるのは鋼鉄だけではない。磁化させた紙、パン、羊毛、絹、石、皮、ガラス、木材、人間、犬――要するに私が触れたものは何でも――を病人にあてると、磁石板と同じような治療効果があるとわかった。

皮だの犬だのを磁化するのに疲れたところで、メスメルはマリア・テレジア・フォン・パラディスという、有名な若き天才ピアニストの治療にあたることになった。パラディスは幼少の頃に失明して以来、目が見えなかった。メスメルはこの少女の動物磁気を整えようと努力し、彼女の視力をわずかに回復させたらしいが、彼女の養護者によって突然解任されてしまう。解任された理由はいろいろ挙がっている。なかには医師と患者が接近しすぎたからではないかとの推測もあったが、メスメルが少女の体を触りまくったことを思えば、それもあり得そうだ。いずれにせよ、メスメルは荷物をまとめてウィーンから出て行った。

マリー・アントワネットに補助金を催促

オーストリアでは醜聞まみれだったメスメルだが、フランスでは理解力のある人々に受け入れられた。彼の人を引きつける力、洗練された態度、並外れた自信は、自然とフランス人の共感を得たようだ。一七七八年に、彼が治療所を開いてパリの上流階級を相手に磁気療法を始めたところ、驚くほど人気を博したが、彼の施術は演出効果六割、癒やし四割といったところだった（実際には、演出効果九割、癒やし一割だったのではないだろうか）。

ドラマチックで性的な演出は、欲求不満な人々の心をつかんだ。メスメルのショーは大評判となり、間もなく彼は大金持ちになる。古今東西のインチキ療法士たちの例に漏れず、メスメルも預金残高が増えるに従って、医学の進歩に貢献したいという真摯な動機は薄れていった。というか、医学に対する動機は薄れる一方だった。

どこまでも厚かましいメスメルは、間もなく女王マリー・アントワネットに直接手紙を書いて、一つの城と多額の補助金を毎年国から支給してほしいと催促した。どうやら、自分にはそれだけの価値があると勘違いしたようだ。

> 女王さまにとっては、善良な目的のために四〇万〜五〇万フランを使うなどたいしたことではありますまい。重要なのは、国民が健康で幸せになることです。私がこの国に滞在する限り、私が発見したことは、是非ともフランス王に認められ、それなりの報酬をいただきたいと思う次第です。

やがて女王の顧問から手紙が届いた。王に任命された医師の前でその発見とやらを証明できたら、二万フランの年金を下賜《かし》するとのことだった。メスメルは異議を唱え、突如お金を軽蔑するような発言をしたかと思うと、パリを逃れて（さらなる調査からも逃れたかったのだろう）、ベルギーの温泉地に向かった。彼の熱烈な信奉者たちもその後を追ったが、そのうちの一人、ベルガスと名乗る人物がメスメルの名で会員制サービスを始めた。金貨一〇〇ルイドールを払った会員には、メスメルの秘密を教えるというサービスだ。お金を軽蔑する発言をしたことなど忘れたのか、メスメルはこの企画を喜んで受け入れ、メスメル理論《メスメリズム》を広めたい会員たちから一四万フランもの大金をせしめた。

大金を手にしたメスメルが意気揚々とパリに戻ると、彼の購読者たちが国中に「調和の社会」なる組織を作っていた。この組織では、磁力を使った治療法が行われていたという。といっても購読者の多くは裕福な放蕩者たちで、若い女性たちが精神錯乱状態に陥るところを見たいという不埒《ふらち》な目的で、磁気治療の儀式を取り仕切っていただけだったのだが。

一七八四年にメスメルがパリに戻ると、厳格なフランス科学アカデミーの知るところとなり、彼らは国内に急速に広まった磁気医療について調査を始めた。調査メンバーには、アメリカの全権公使だったベンジャミン・フランクリンまで加わった。その結果、残念なことが判明した。磁気流体は存在しなかったのである。メスメルは詐欺師だとか、巧みな話術と想像力を使ってプラセボ効果で患者を治しただけだと批判された。

メスメルはフランスを逃げるように去ってヨーロッパ中をさまよったが、その間に人々の記憶から忘れ去られ、一八一五年にオーストリアでひっそりと息を引き取った。だが、彼のレガシーは今も残っている。『メリアム・ウェブスター英英辞典』で「メスメライズ」を引くと、「催眠術をかける」とか「魅了する」といった定義が載っているのだ。

だが、磁気療法はこれで終わらなかった。実のところ、メスメルはリラックス効果と鎮痛効果が高い、ある技術の基礎を作ったに過ぎない。それを説明する前に、インドのベンガルに場所を移し、もっと大きな問題に取り組んだ一人の医者の話をしよう。

コラム：四〇万人の教会員を擁する信仰治療主義組織

一八六二年のことだ。四二年に亘る人生の多くを、病気で寝たきり状態で過ごしたメアリー・パターソンは、衰弱してやつれ、気分も落ち込み気味だった。病を治したい一心で、パターソンは痛む体を引きずるようにしてメイン州ポートランドに向かい、フィニアス・パークハースト・クインビーの診療所のドアを叩いた。

その数年ほど前、シャルル・ポワイヤンというフランス人がアメリカで動物磁気に関する講義を行った。クインビーはその講義を聴き、すっかり魅了された。そして仕事を辞めてメスメリズムの信奉者となった。彼はポワイヤンに師事して、学べることをすべて学び取った。

クインビーの磁気療法の場合、まずは医師と患者との間に信頼関係を築き、患者に物事をポジティブに考えさせることで、精神状態を改善させる。患者が体の不調を訴える間、クインビーは相手の目をじっと見つめてしっかり話を聞きながら、腕や手をマッサージする。

患者はクインビーを気持ち悪いとは思わなかったようだ。その反対に、医師が話を聞いてくれたというだけで、クインビーの多くの患者は回復していった。

クインビーは、メスメルの治療法を心底信じて実践していたようだ。本家本元のメスメルが荒稼ぎと名声に心を奪われる一方で、クインビーは施術方法を信頼し、できるだけ多くの患者を救おうとした。

その患者のなかには、一八六二年に彼の診療所に駆け込んだ、哀れなメアリー・パターソンもいた。

彼女を含めた誰もが驚いたことに、クインビーが彼女の目をじっと見つめながら手をマッサージし始めてわずか一週間で、パターソンの症状は劇的に改善したという。

パターソンは、もはやただの患者ではなくなった。彼を絶対的に信じる熱烈な信奉者となったのだ。

息を吹き返したパターソンは、クインビーから学べることをすべて吸収し、動物磁気の要素を取り入れた独自の治療法を編み出した。彼女はのちに結婚したが、結婚後の名前は歴史に残ることとなる。メアリー・ベイカー・エディだ。彼女が開発した治療法が先駆けとなって、アメリカで一番大きい信仰治療主義組織、「クリスチャン・サイエンス教会」が誕生した。二〇一七年現在、この教会は世界中に約四〇万人の教会員を擁し、今もなお勢力を拡大し続けている。

メアリーは、クインビーとメスメルの磁気療法理論を修正して宗教的要素を付け足し、「あらゆる病は幻想であり、神との交わりによって治すことができる」と主張した。そんなわけで、(修正版とはいえ) 動物磁気は二一世紀も存続している。

催眠術への華麗な進化

ジェームズ・エスデイルは、イギリスから植民地のベンガルに派遣された医師だった。彼は、患者の陰嚢水腫の水を抜くときに、痛みを抑える方法はないかと頭を悩ませていた。ベンガルでは線虫の寄生によるフィラリア症が大流行していた。フィラリアに感染して、陰嚢水腫にかかって陰嚢が肥大・硬化する男性が大勢いたため、医学界は対応に追われていた（ある男性の陰嚢水腫はあまりに大きかったため、ロープを巻き付けて滑車を使って動かさなければならなかったという）。

パリからははるか遠く離れていたが、イギリスの植民地だったベンガルにもフランツ・メスメルに関する噂は流れてきた。メスメルが催眠術をかけると、患者は治療中も痛みを感じないという噂も。

エスデイルはメスメルの施術法を研究し、試しに動物磁気療法をやってみることにした。メスメルの方法を工夫して、ヨガの呼吸法や軽擦《けいさつ》法などといった地元のインドの慣習を取り入れた。患者が催眠状態になったところで、メスを取り出して、祈るような気持ちで陰嚢水腫を取り出した。おもしろいことに、この方法はうまくいった。

エスデイルは自分をメスメル主義者だと思っていたようだが（「催眠術」という言葉は、ようやくイギリスで使われ始めたところだった）、手術で麻酔代わりに催眠術を使ったのは彼が初めてだった。催眠術で麻酔をかける方法は、ほんの短い期間ではあったが、クロロホルムが誕生するまで行われ、アメリカでは南北戦争中も効果を発揮した。

患者の死亡率を五〇％以下に抑えられれば、ラッキーだったと外科医が安堵した時代にあって、エスデイルはインドで過ごした六年間に何千件もの手術を執刀したが、亡くなった患者はわずか一六人にとどまる。

だが、西洋医学で本格的に催眠療法が利用されるようになったのは、スコットランド人外科医のジェームズ・ブレイドが、催眠術を一般的な治療法へと押し上げたおかげだ。当時の多くの医師と同じように、ブレイドも動物磁気療法の実演を見たのを機に催眠術を知った。彼が初めて動物磁気を見たのは一八四一年。ブレイドはただ驚き、翌週もう一度同じ実演を見に行ったという。彼は自分が目撃した光景が珍しい現象であるとは思ったが、「磁気を発散させる」とか「磁気流体を操る」といった説明には納得できなかった。そこで彼は、自分でその謎を解くことにした。

動物磁気の実演を二回見たとき、ブレイドは二回とも患者の目が閉じたままだったことに気づいた。そして、何らかの方法で患者の神経を疲れさせて――おそらく相手の目をじっと見つめることで――患者を眠りに誘うのだろうとの結論に至った。そこでブレイドは、翌晩のディナーで招待客に試してみることにした。客にまばたきせずにワインボトルの口をできるだけ長く見つめてくれと頼んだのだ。客はすぐに眠ってしまった（おまけに、ブレイド家のディナーには二度と来なかったそうだ）。

妻と召し使いにも同じことをやらせて、二人をまんまと眠らせると、彼は数分間だけ自宅を独り占めした。誰からも叱られることなくディナーテーブルの上に足を乗せたりして、好き勝手に振る舞って楽しんだあと、重要な結論へと至る。メスメルの施術が効いている状態（この状態を彼は「神経睡眠」と呼んだ）は、生理学的かつ心理学的な現象なのではないか、と。

ブレイドはその後一八年間を費やして催眠術の研究に励むと共に、脊柱彎曲症、難聴、癲癇を含めたさまざまな症状の治療に催眠術を応用した。彼は催眠療法は成果を上げていると主張し、医学界からも徐々に認められるようになったが、それは彼が研究を重ねて、学術誌に研究結果を発表し続けたからでもあった。ブレイドのおかげで医療現場でたびたび催眠術が用いられるようになり、痛み、ほてり、倦怠感、さらには多くの精神疾患の治療にも役立てられている。

「催眠術」という言葉が広まったのは、ブレイドのおかげだということも歴史に刻んでおきたい。今日、私たちがカウンセリングで頼る人が「動物磁気専門家」ではなく「催眠療法士」なのは、ブレイドのおかげなのだ。

第26章　光

光線セラピーで何が起きるか？

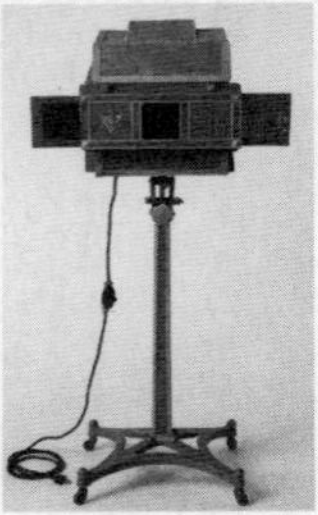

一九世紀半ば頃のことだ。オーガスタス・J・プレザントン准将はフィラデルフィアに住む立派な市民だったが、空を見上げてあれこれ考えて過ごす時間が尋常ではないほど長かった。「長い間私はこんなことを思っていた。青い空、どこまでも広がるあの永久不滅の青さは、……地上の生き物と普遍的で本質的な結びつきがあるのではないかと」

このアイデアを試そうと決意したプレザントンは、一八六〇年に自分の敷地内に温室を建て、透明なガラスパネルと青いガラスパネルを交互に貼り付けて、ぶどうの木を栽培した。ぶどうは急速に成長したが、その理由は温室だったからであって、青いガラスパネルとは無関係だと思われる。だが、プレザントンはすっかり自信満々になり、近所の人たちは彼のぶどうをうらやましがった。

次の実験は一八六九年だ。ある日、一匹の豚をじっと見ていたプレザントンは、「豚に青い光をあてたらどうなるか？」と思いつく。かくしてこの大胆な発明家は、透明なガラスをはめた豚小屋と、青い窓ガラスをはめた豚小屋に子豚を分けて飼育した。そして驚くなかれ、青い窓ガラスの光を浴びた子豚の方が早く成長し、おまけに健康に育ったというのだ。

プレザントンが確信を得るにはそれだけで十分だった。彼は早速、この話に興味を示す人たちに、青い光の恵みを声高に説いてまわった。

そして間もなく、人類の未来について（少々ぶっ飛んだ）明るいビジョンを思いついた。青い光の力を利用すれば、人間の体を健康で丈夫にできるし、ついでに家畜も元気になるのではないか、と。

病弱な幼児、病気を抱えた大人、老いぼれた八〇代の老人に、どんどん活力を注入できるぞ！　どんな家畜も早く繁殖させられるし、大きい体に育てることもできる！

彼の熱狂ぶりはすぐに広まった。プレザントンが自分の見解をまとめたパンフレットを自費出版して国内中にばらまくと、読者から「青い窓ガラスの下で日光を浴びたら病気が治った」とか「怪我の症状が軽くなった」といった体験談が最初は徐々に、やがてどっと送られてくるようになった。

プレザントンが受け取った手紙のなかには、体に麻痺がある未熟児を長期間青い窓ガラスの下に置いて育てたところ、動けるようになったと報告するものもあったという。他にも、大きな腫瘍があった幼児に毎日一時間青い光を浴びせたところ、腫瘍がなくなったと証言する手紙もあった。

ヨーロッパにも広がった青色ガラス

プレザントンは青い光に関する発見を本にした。本文に患者の体験談をいっぱい詰め込み、電気と電磁気に関する自身の奇妙な理論まで書き加えて、必死にページ数を水増ししている。こうしてできあがった本は、青い紙に青いインクで印刷するという凝った作りで、そのおかげで現代の収集家の間でお宝となっている。そんな工夫をしたのは「印刷された本には通常白い紙が使われているが、夜にガス灯の下で読むと、紙に光が反射してまぶしいため、読者の目の負担を軽減したかった」からだそうだ。読者を思いやっての配慮だったわけだが、どんどん色あせていく水色のインクを解読しなければならない現代の学者は、彼の判断に舌打ちしたいところだろう。

こうして一八七六年に『日光に含まれる青色光線と空の青さについて』が出版されると、青色光ブームが起こり、その栄光の日々は二年間続いた。翌年に出版された改訂版で、プレザントンは青色ガラスは普遍的な万能薬であり、痛風から麻痺まで何でも治せると訴えると、国中のガラスメーカーが彼にお礼を言おうと列をなして押し寄せた。ニューヨークからサンフランシスコまで、国中の人々が自宅に青い窓ガラスを取り付

Sketch of Gen. A. J. Pleasonton's Grapery, in the 24th Ward of the City of Philadelphia, displaying the arrangement of the Blue and Transparent Glasses.

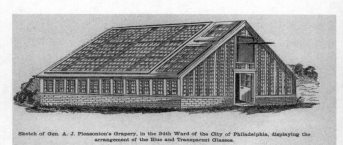

プレザントンの見事なグリーンハウス（色はブルーだが）。

けたサンルームを設置し、そこまでしない人でも、数枚の窓枠に青いガラスをはめた。水治療施設も、大衆の要望に応える形で、青色光のサンルームを建て始めた。この流行は間もなくヨーロッパに波及し、イングランドでは「光線浴」と呼ばれて大ブームとなり、フランスのめがね店では青レンズ入りのめがねを販売し始めた。一八七七年に『サイエンティフィック・アメリカン』誌で、あるジャーナリストが次のような記事を掲載している。

今や、通りを歩くたびに、町の至る所で住宅の窓枠には青いクリスタルガラスがはめられている。晴れた日には、弱々しい老人なり病人なりが、霊妙な光線を浴びているのをよく見かける。青い光線を通して見える彼らの表情は希望に満ちている。

だがこの記事は、青色光ブームの終焉を告げるものでもあった。この記事を第一弾として、『サイエンティフィック・アメリカン』誌は、これは単なるブームにすぎないと暴く記事を次々に掲載したからだ。まず、青いガラスを通した日光は、科学的には通常の日光よりも青色光線量が少ないと公表して、パンチを繰り出した。青色光線を浴びたい人は、屋外に出るか、最低でも透明なガラス越しに日光を浴びた方がいいとも書いてあった。実のところ、プレザントンが実践したこと、つまりみんなが実践していたことは、少しだけ日光を遮断することだったのだ。

この爆弾記事が出た一週間後、同誌は攻撃第二弾として、青色光線で体が治るとの主張に対し、そもそも多くの研究結果からも短時間の日光浴は健康に良いことが実証されているし、それに加えてプラセボ効果が大きかったからだと言い切ったのだ。

プレザントンは反論したものの、ブームの終焉が迫っていた。一八七八年には人々の関心は変わり、青色ガラスのブームは、始まったときと同様に急速にしぼんでいった。青色光線に対する異常な期待は鎮まっていったが、日光を治療に役立てようという流れはそう簡単にはなくならなかった。一九世紀と二〇世紀初頭のインチキ療法士たちは、「日光の癒やしの力」にまつわる治療法を次々と編み出していったのだ。

五〇個の電球で「光線浴」

一八七九年、トーマス・エジソンは自身が開発した白熱電球の実演を初めて行った。電球を発明したのは別の人物だが、電球を商品化し、生産コストを下げ、電球の寿命を一二〇〇時間まで延ばすのに初めて成功したのはエジソンだった。しかも、それで終わらなかった。電力系統を開発し、発電機から配線を通して各家庭に送電することで、電気が地域全体を明るく照らせることを証明した。さらに史上初の電気メーターを開発して、電気の供給量を測定できるようにもした。

これらを開発したあと、エジソンは「われわれが安く電気を提供すれば、そのうちにキャンドルで照らすのは金持ちだけになるだろう」と語ったと言われている。

エジソンの革新的な発明のおかげで、内科医たちは病気に光線を浴びせるとどう作用するかを実験できるようになり、やがてまっとうな光線療法が開発されることとなる。その代表格がニールス・リーベング・フィンセンだ。彼は狼瘡《ろうそう》に集中的に特殊光線を浴びせると治療効果があることを証明し、一九〇三年にノーベル生理学・医学賞を受賞した。

もちろん、抜け目のないインチキ療法士たちも負けてはいない。一八九〇年代後半、ジョン・ハーヴェイ・ケロッグは（朝食用シリアルの他に）「光線浴」なるものを開発し、それをミシガン州バトルクリークにある自身のサナトリウムに設置した。一八九三年の新聞にこんな記事が掲載されている。

　設備に必要なのは、頭を除いた体全体を収容できる小室、一六燭光（または一一〇ボルト）の電球が五〇個だ。電球は体の形に合わせて配置し、体の部位ごとに電球をグループ分けしてそれぞれのスイッチを設定して、体の特定の部位に照射できるようにする。電気をつけると患者はエネルギッシュになり、海水浴をしたときと同じように肌が焼ける。

基本的に光線浴は、荒い照明がチクチク刺さるサウナ室にいるようなものだった。ケロッグは、光線浴には腸チフス、猩紅熱《しょうこうねつ》、糖尿病を治し、肥満、壊血病、便秘を軽減する効果もあると信じていた。一九一〇年に出版された『光の治療術――学生および施術者向け光治療の実践マニュアル』のなかで、ケロッグは光線浴の効能について次のように述べている。

週に二、三回ぐらいは、汗がほとばしり出るまで電気光線浴をお勧めする。……アークライトを浴びて体中が日焼けすれば、患者は効果的に活力を取り戻せるだろう。

要するに、ケロッグは発汗の健康上のメリットに気づいたというわけだ。イングランドの王エドワード七世がハンブルクで何度か光線浴をしたら、痛風が治ったという噂を聞きつけると、ケロッグは「ヨーロッパの王族や貴族」たちも彼の光線療法を利用していると吹聴した。ケロッグの主張が正しければ、エドワード七世は後にウィンザー城とバッキンガム宮殿に光線浴を設置しているはずだ。どちらかを訪れたときは、ツアーガイドに確認してみよう。

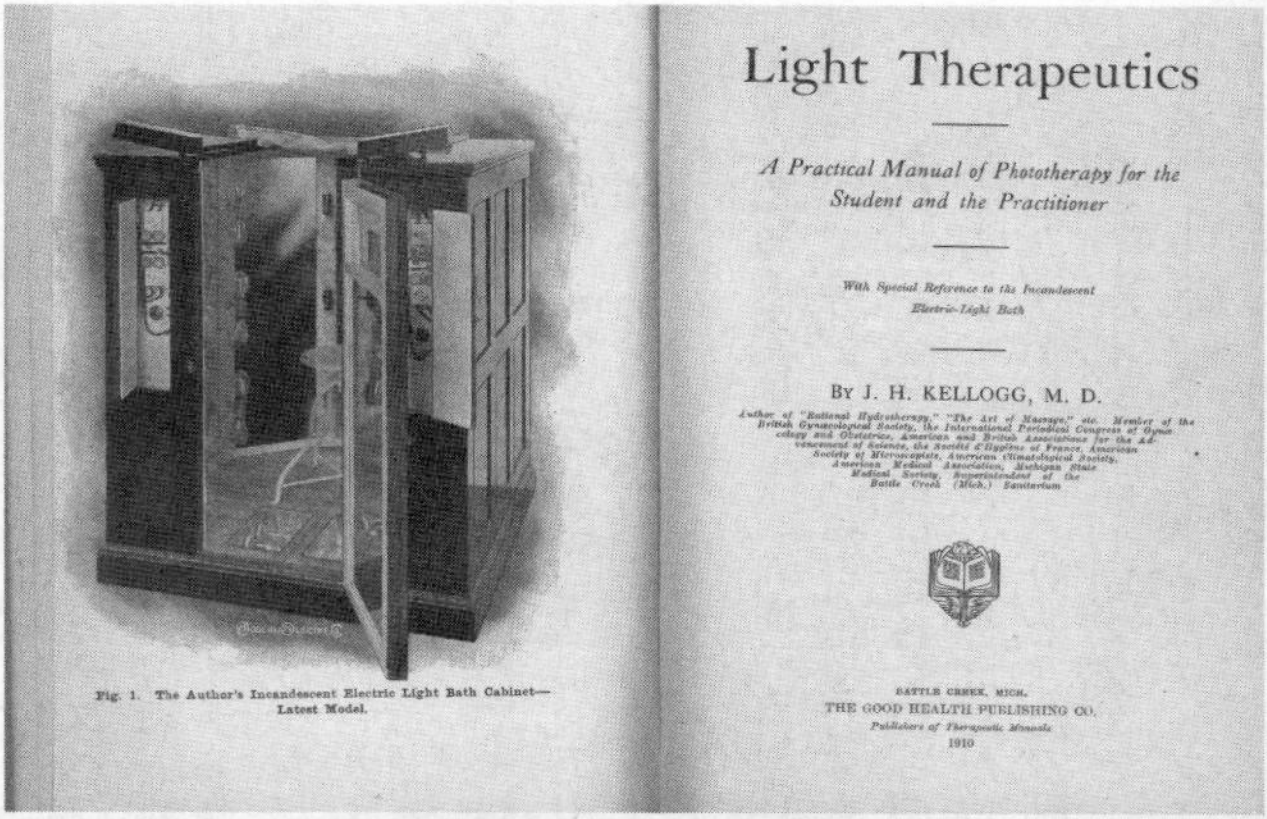
Fig. 1. The Author's Incandescent Electric Light Bath Cabinet—Latest Model.

Light Therapeutics

A Practical Manual of Phototherapy for the Student and the Practitioner

With Special Reference to the Incandescent Electric-Light Bath

BY J. H. KELLOGG, M. D.

Author of "Rational Hydrotherapy," "The Art of Massage," etc. Member of the British Gynaecological Society, the International Periodical Congress of Gynecology and Obstetrics, American and British Associations for the Advancement of Science, the Société d'Hygiène of France, American Society of Microscopists, American Climatological Society, American Medical Association, Michigan State Medical Society, Superintendent of the Battle Creek (Mich.) Sanitarium

BATTLE CREEK, MICH.
THE GOOD HEALTH PUBLISHING CO.
Publishers of Therapeutic Manuals
1910

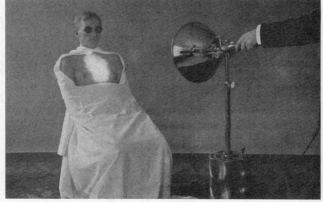

「麻酔による虚脱状態、アヘン中毒、または心不全の患者には、胸部にごく短時間光線を照射すると効果的だ」（『光の治療術』の「こんな症状には胸部にアークライトをあてよう」より）

売り上げ一〇〇万ドルを超えた〈スペクトロ・クローム〉

ディンシャー・P・ガディアリは、ボンベイに住むステージマネージャだった。ある日ガディアリは、初めて読んだカラーセラピーの本からインスピレーションを得て、早速友人の姪で粘液性大腸炎を患う少女に試してみることにした。使った道具は、紫色をしたピクルス瓶、灯油ランプ、青いガラス容器に入った牛乳だけ。その子の病気が治ったあと、これこそが自分の天職だと悟ったガディアリは、一九一一年にアメリカに移住して、カラーセラピー理論を広めてまわった。そして、かなりの荒稼ぎをした。

ガディアリは、光線療法と当時流行りの青色ガラス療法を組み合わせた独自の治療法を開発して、〈スペクトロ・クローモ・インスティテュート〉なる学校を設立した。前金で一〇〇ドルを支払えば、スペクトロ・クローモ・セラピーの集中コースに登録し、「適切な色彩波を使って、人間の放射性かつ電波性均衡状態を回復させる方法」という謎の治療法をガディアリから指導してもらえる。

ちなみにガディアリは生まれながらの天才で、母国インドではわずか一四歳にして大学で数学を教えていたほどの神童だから間違いはないだろう（ガディアリは自分が好きすぎて、プロフィールにそうそうたる肩書きを並べたてた。たとえば医学博士、工学修士、ドクター・オブ・カイロプラクティック、博士号、法学博士、自然療法医、眼科医、殊勲飛行十字章、ドクター・オブ・フィジカル・セラピー、ドクター・オブ・メディカル・テクノロジーなどなど）。

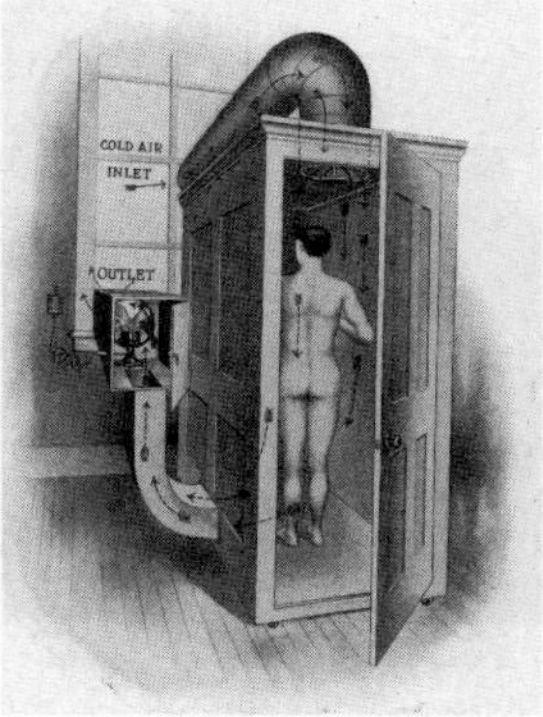

ケロッグの「光線浴」。室内ではヌードもＯＫ。

彼の治療法は、人間の体内の要素は、七つの色のいずれかで表されるという前提で成り立つ。人間の体は主に酸素、水素、窒素、炭素などから構成されており、これらの要素はそれぞれ青、赤、緑、黄色に対応しているというのだ。体調が優れないなら、おそらく、いずれかの色が足りないのだろう。病気を治すには、弱くなっている色を強めるか、強すぎる色を弱めればいい、というわけだ。

この施術を行うために、ガディアリは〈スペクトロ・クローム〉と呼ばれる装置を開発した。基本的には、大きな箱のなかに一〇〇〇ワットの電球が一つ設置してある（写真は四〇二ページを参照）。箱のなかにある窓枠に色ガラスをはめて、体に必要な色の光を浴びる仕組みだ（だが、青色光ブームのときと同じで、色ガラスで光を遮るため、患者が浴びる光線量は低くなる）。スペクトロ・クロームは光線浴のあやしいバージョンといった感じで、特定の月相《げっそう》の日になると、患者はこの装置のまえに立たなければならなかった——それも裸で。電力式の光線療法箱に月のサイクルがどう影響するのかは……未だ謎のままだ。

自分の怪我や病気にはどの色が効果的かわからない？　心配ご無用。スペクトロ・クロームについている特製カラーチャートを使えば、複雑な自己診断プロセスもスムーズに行える。黄色い光は消化を助け、緑色の光は下垂体を刺激し、赤色の光はヘモグロビンを増やし、青色の光は活力をアップさせ、淡黄色の光は骨を修復してくれる。

どういうわけか、スペクトロ・クロームはばか売れした。一九四六年には約一万一〇〇〇台が売れ、売り上げは一〇〇万ドルを超えた。メスも薬もいらない治療法を売りにしたケロッグと同様に、ガディアリの「診察も薬も手術も必要ありません」というキャッチコピーは、病院や医者に不信感を抱く人々の琴線に触れたのかもしれない。そして医学界はこの風潮を喜ばなかった。

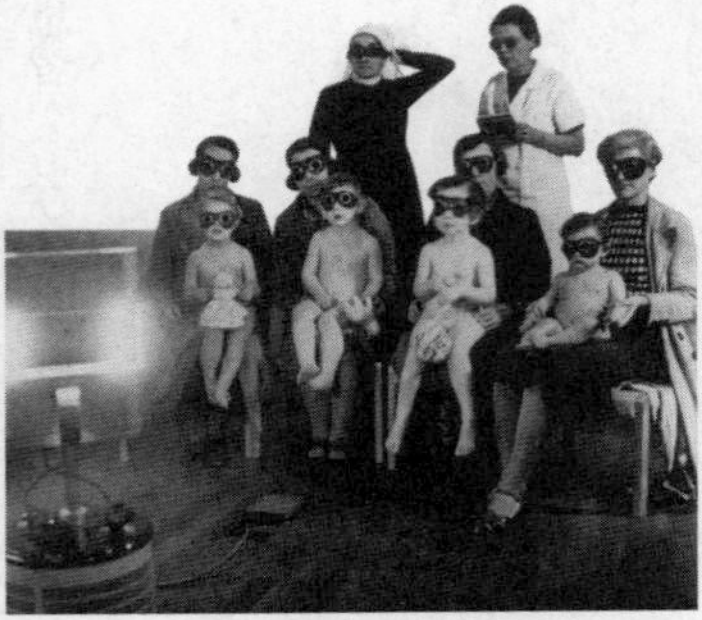

看護師と一緒に光線療法を受ける子どもたち（1938年、ロンドン）。

順風満帆の実業家だったガディアリは、一九二五年に一九歳の秘書を売春目的で別の州に移送したとして逮捕された。警察沙汰はこれが最初ではなかった（最後でもなかったが）。米国医師会とアメリカ食品医薬品局（ＦＤＡ）に厳しく監視されるなか、ガディアリはその後も法的トラブルが絶えなかった。

しかし、彼のめざとい頭脳は商品を売る新しい方法を探し続けた。かつてはスペクトロ・クロームを「治療」として宣伝していたが、新しいパンフレットには、体を「正規化する」装置だとうたわれている。患者を「治療する」のではなく、患者の「放射性かつ電波性均衡状態」を回復させるのだそうだ。

宣伝文句が変わったせいで、政府当局が虚偽広告や誇大広告を理由にガディアリを起訴するのは難しくなった。誰かが、お金をドブに捨ててでもスペクトロ・クロームを買って「体を正規化」したいと言えば、この国では止めるすべはない。

ガディアリは一九六六年に亡くなったが、彼の理論は今も何とか生き延びている。ニュージャージー州にある〈マラガのディィンシャー健康研究所〉という名の非営利組織が、ガディアリの後継者によって運営されているのだ。この組織は今も健在で、光線セラピーに関するさまざまな本や関連商品を販売している。

コラム：カラーヒーリングのお粗末さ

ガディアリが秘書を州境を越えて移送したのとほぼ同時期に、〈フォン・シリング・サージカル・レイ〉なる商品が売れて、色ガラスが復活した。これは、手鏡のような丸い形をしたぶ厚いカラーレンズで、痛みや怪我のあるところにかざして、特定の色を患部に集中させる仕組みだった。

同じような理論を掲げて、『カラーヒーリングで押さえておきたい七つのポイント――実践に役立つ全ポイント』という本が、一九四〇年にコスモセラピー事務所のローランド・ハントによって書かれた。ハントは色彩療法のメリットを強調しようと、こんなお粗末な詩まで書いている。

入れたての冷たい水は、まるでしずくのようにさわやかで
まさにそんな色あいなんだ、おお、青い光線――
そして実現するんだ、
そして実現するんだ。

何を実現するのかって？　ハントがこんなに必死に伝えようとしたことは、青く着色した水（彼はこれを「セルレオ」と名づけた）には、赤痢、コレラ、腺ペストを治す効果があるということだ。ハントによると、セルレオの効果は絶大で、ボンベイでは何千人もの人々が、セルレオを飲んで伝染病から回復したという（どうせ誰も自分の本を読まないだろうと、適当な話をでっちあげたのだろう）。

日光の力を正しく利用する

今では、日光を浴びると体はビタミンDを生成することがわかっている。現代の医師は、季節性情動障害、うつ病、時差ぼけ、乾癬、新生児黄疸など、さまざまな病気の治療に光線療法を利用している。
一九世紀の青色光ブームからは、私たちが重宝する遺産も生まれている。現代的なサ

ンルームが誕生したことだ。サンルームのおかげで、私たちは自宅でくつろぎながら日光を浴びられるようになった。

今では青色ガラスも必要ない。

コラム：SMプレイの道具と化した紫光線発生装置

紫光線治療というのは、電気療法と光線療法を組み合わせたような治療法だ。開発したのは発明家のニコラ・テスラで、一八九三年のシカゴ万国博覧会で初めて公開された。装置から高電圧で高周波だが低い電流を発生させ、それを体に流して、傷や病気を癒やす仕組みだ。ガラス電極に電流が流れると、電極が神秘的で美しい紫色の光を放ち、それを見ただけで絶対に治りそうだと期待してしまう（それぐらいかっこいい）。

紫光線発生装置はさまざまなアメリカ企業によって製造され、多種多様な症状に効くと宣伝された。たとえば、頭のなかが霞がかかったようにぼんやりする症状（ブレインフォグ）の場合は、次のように使えば治るかもしれない。

アプリケーター①を額と目に照射します。さらに、頭の後ろや首に直接あてて電流を強めてください。背骨に沿って電流を流し、片手に電極を持ちます。オゾンを四分ほど吸引していただくとさらに効果的です。

紫光線発生装置を製造したメーカー各社は、数多くの顧客から訴訟を起こされたうえに、アメリカ食品医薬品局（ＦＤＡ）からの干渉もあり、一九五〇年代初めには製造停止に追い込まれた。発明者のニコラ・テスラが死後にカルト的な存在となったことと、うっとりするような美しい紫光線を放つことで、今や紫光線発生装置は、収集家たちが争奪戦を繰り広げるほどの逸品となっている。

それはさておき、〈バイオレット・ワンド〉という新しい器具をご存じだろうか？　機能は紫光線発生装置と変わらないのだが、使用目的が一変して、ＳＭプレイの愛好家たちのグッズとなっている。

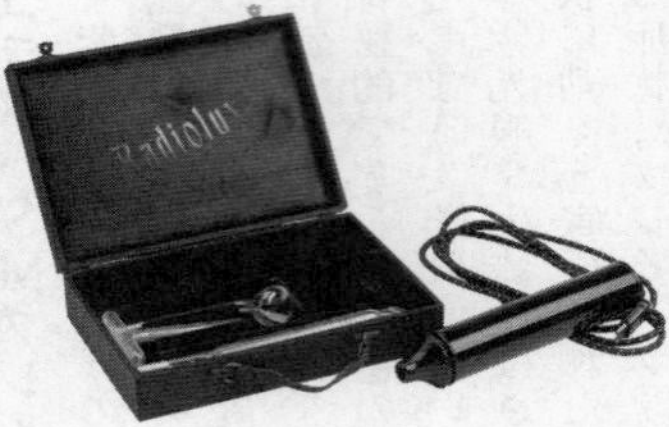

〈ラジオルクス・バイオレット・レイ〉のセット（1930年頃）。

第27章　ラジオニクス

個人情報ダダ漏れの〝体内周波数〟

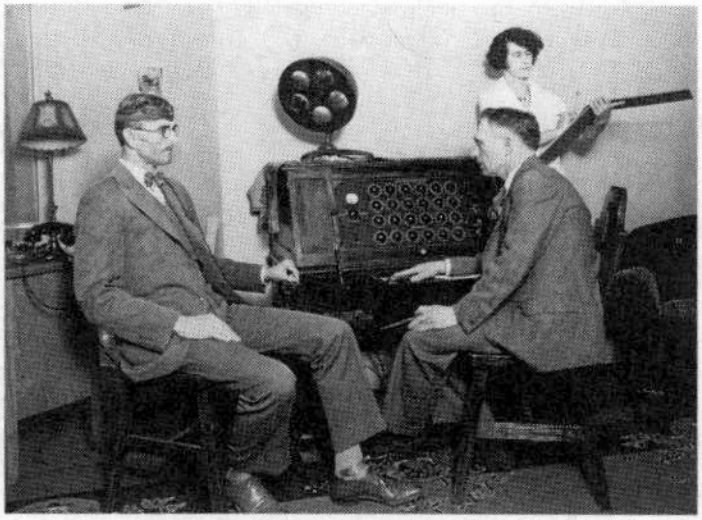

無線通信の仕組みを理解するのは簡単ではない。電気やＷｉ－Ｆｉ（ワイファイ）と同様に、ほとんどの人は電波が届くだけで満足し、電波の仕組みを気にしたりはしない。ラジオをつけて、周波数を合わせれば、魔法のように音楽が流れ出す。聞こえてきたのは、ボストンの『宇宙の彼方へ』かもしれない。時代を問わず、ラジオでしょっちゅう放送される曲だ。ラジオから流れてくる曲には私たちをホッとさせる何かがある。

二〇世紀初頭、ラジオはまだ最新機器で、今でいう自動運転車やｉＰｈｏｎｅの最新機種のような魅力的でわくわくする存在だった。一八九五年に、イタリア人発明家のグリエルモ・マルコーニが史上初の無線通信機を開発し、商業的にもヒットすると、電波の技術革新が進んだ。人々は電波のすごさに熱狂したものの、その仕組みを理解していなかった。

そこにつけ込んだのが、荒稼ぎしたいインチキ療法士たちだ。この神秘的な力は病気に効くと誰かが言い出したところ、人々はこぞって飛びついた。そのような時代だったからこそ、アルバート・エイブラムス博士のような人物でも大儲けできたのだろう。なにしろ彼は、電波を使えば病気の診断も治療もできると言い出したのだから。

人間の体が発する〝周波数〟を調節する

アルバート・エイブラムスは一八六三年にサンフランシスコで生まれた。一九歳という若さでドイツの大学で医学博士号を取得すると、一八九三年に故郷に戻り、クーパー・カレッジで病理学を教え始めた。四〇代になる頃には、神経科医としての名声を確立し、今後も卓越した実績を積み上げていくかと思われた。だが、彼の人生はひび割れ始めていた。

夜間クラスで詐欺を働いて教職を追われたあと、エイブラムスはインチキ療法に傾倒するようになり、打診法を始めとする怪しいテクニックを開発。打診法とは、背骨に沿って体を叩いて神経を刺激すれば（脊髄反射的療法）、その刺激が内臓に伝わって病気が治るというものだ。この治療法はどんな病にも効くと彼は宣伝してまわった。

だが、彼の治療法でもっとも注目を集めたのはラジオニクスだった。一九一六年、エイブラムスは『診断と処置の新しい概念』を出版して、世間に自身の理論を広めた。どんな理論だったのか？　要約すると、健康な人は健康的なエネルギーを放出し、病んだ人は病気の周波数を放出する。だが、エイブラムスのようなラジオニクスの専門医なら、複雑で操作の難しい装置を使って病んだ波動を検知できるというのだ。そして病んだ波動を健康的な波動に変えることで、患者の病気を、それもどんな病気も治せると主張した。

たとえるなら、ドライブ中にラジオのダイヤルをいじるのに似ている。運命のいたずらで、たまたまカナダのロックバンド、ニッケルバックの曲が聞こえてきたとする。それと同じように、人間の体は、病気になると独特の周波数になる。幸い、周波数は簡単に修正できる。ラジオのダイヤルを回せば、何事もなくニッケルバックを変えられるように、ラジオニクスの専門医と適切な装置があれば、あなたの体の周波数を健康的な周波数へと変えられる、というわけだ。

次に、長いバージョンで説明しよう(深呼吸してから読むことをお勧めする)。人間の体は原子でできている。そして原子は電子でできている。電子が振動すると放射線が発生するが、ラジオニクスの専門医はこれを「エイブラムスの電子反応」、略して「ERA」と呼んだ。健康な人であれば、電子は「通常」のペースで振動する。だが病気にかかると、その人の電子は「異常」なペースで振動する。そのため患者を治すために、内科医は不健康な振動を検知し、装置を使って病んだ電子が生み出す周波数と同じ周波数を病原に向かって放射する。こうすることで病気は中和され、電子の振動も通常に戻る、という仕組みだ。

ニッケルバックのエピソードでたとえよう。ラジオから流れてくるニッケルバックの一曲を消すために、ラジオに向かってiPodから同じ曲を流して、その曲を粉砕しようというアイデアだ。

しかもこの方法が意外に効くらしいのだ。

髪の毛一本で患者の病気から宗教までわかる〈ダイナマイザー〉

では、ラジオニクスの施術者は、異常な振動をどうやって検知したのか？　予想できると思うが、ばかげた方法を使ってだった。

仮にあなたが、ごく一般的な医師から深刻な病気だと診断されたとしよう。その問題に対処しようと、あなたはセカンド・オピニオンをもらおうと思い立つ。――そういえば、どんな病気も治すと言われるエイブラムス博士なる人物がいたぞ。この医者を試してみようか？

博士の診療所に電話をかけると、毛髪のサンプルを持ってきてくれと言われる。何で毛髪なんだ？　と首をかしげつつも、あなたは髪を一本抜いて、サンフランシスコにあるエイブラムスの診療所に向かう。

診療所に到着すると、受付の女性から、「この髪のサンプルは、西を向いて抜いた髪ですか？」と訊かれる。女性は、診察に使うのは西を向いて抜いた髪でなければならないと主張する。どの方角を向いていたか憶えていなかったあなたは、しぶしぶ夕日に顔を向けて、頭から数本髪を抜く。

ようやく満足したらしく、受付の女性があなたをエイブラムスの診察室に案内し、

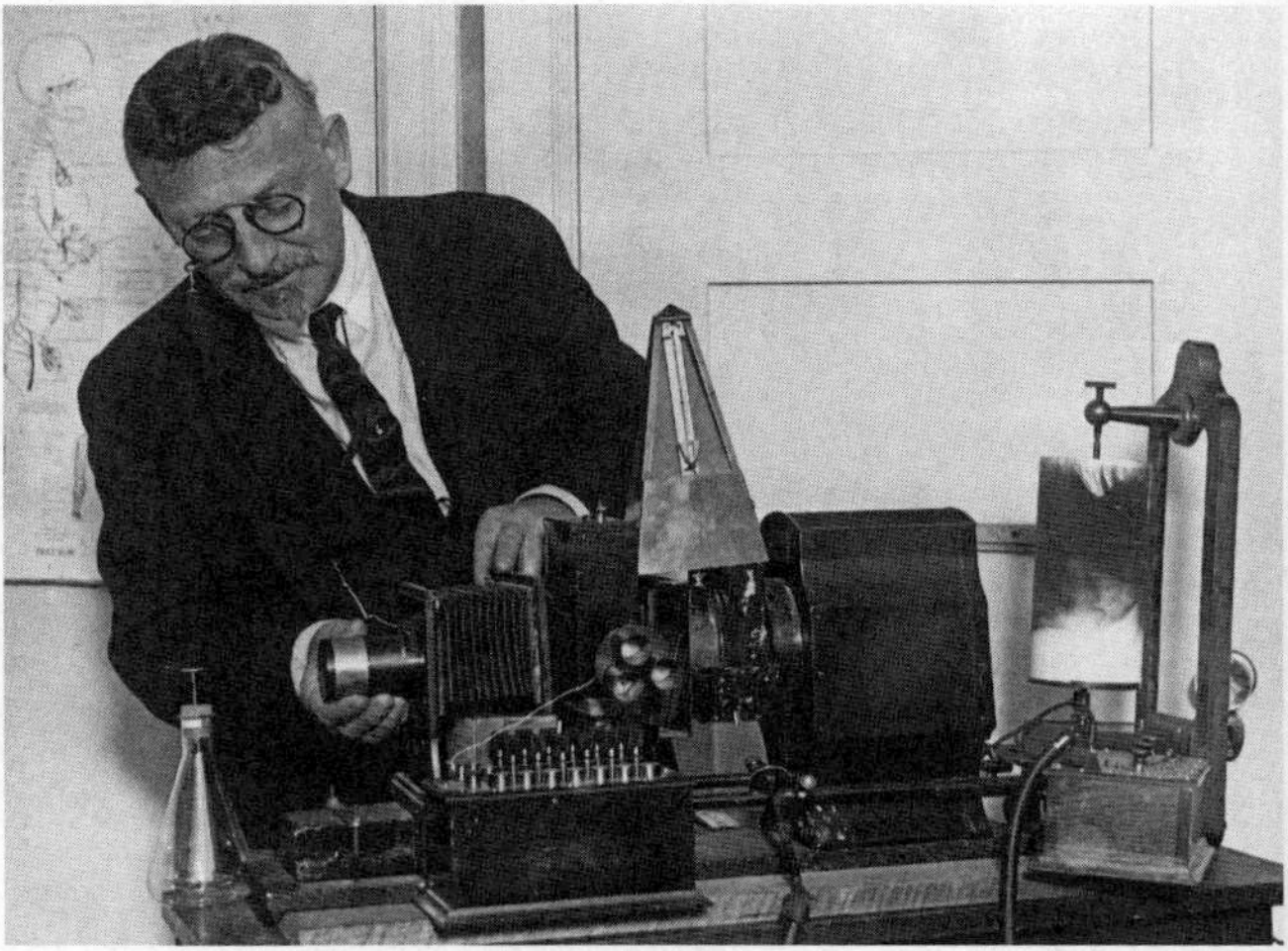

インチキ装置をいじるアルバート・エイブラムス。なかなか医者っぽく見える。

〈ダイナマイザー〉と呼ばれる奇妙な医療機器の上に髪の毛を置いてくださいと指示する。と、そこへエイブラムス博士が部屋に入ってくる。彼は自信に満ちた態度で診察室のなかを歩きまわり、明かりを暗くした。それからダイナマイザーから延びているさまざまなワイヤーをあなたの体に取り付け、「これであなたの波動パターンがわかりますよ」と力強く言う。それからあなたはまたしても西を向いてくださいと指示される。理由は、装置を正常に働かせるためなのだそうだ。

それから、エイブラムスはダイナマイザーを複数の機械に接続する。そのうちの一つが〈ラジオクラスト〉と呼ばれる装置で、一見するとダイヤルがたくさんついた装置といったところだ。博士は、これらのダイヤルを使えば「オーム数」を検知できる、そしてそのデータからあなたの正確な病気がわかるのだと説明する。

それから彼は、あなたにシャツのボタンを外して、アンダーシャツも脱ぐようにと言う。あなたが服を脱ぐ間に、エイブラムスは机からガラスの棒を取り出し、その棒であなたの腹部をとんとんと叩き始める。あなたは「それで何がわかるんですか?」と訊ねる。医師は「反響する箇所」か「鈍い響きがする箇所」を探しているのだと言う。

実に印象的な言葉ではないか。そしてあなたは、博士が「反響」だの「オーム数」だのを突き止めてくれれば、きっと効くに違いないと思えてくる。……でしょう?

忙し過ぎて、エイブラムスの診療所に行く時間がなくても大丈夫。のちにラジオニクスが改良されて、患者が来なくても診察できるようになったからだ。熟練の施術者が、患者から送られてきた毛髪か血液サンプル(または筆跡)をダイナマイザーで分析するだけで、病気を突き止めることができた。

やっかいなことに、電子の反応は気まぐれだった。サンプルを採取するときは、患者は西を向くだけでなく、明かりを暗くし、オレンジ色や赤色の物を部屋の外へ出さなければならなかった。しかも「本当に効くのか?」などと疑念を抱きながらサンプルを採取すると、振動に影響が出るとも言われていた。

ラジオニクスは病気だけでなく、患者の性別、妊娠段階、年齢、居住地域、さらには宗教(!)も突き止められるとのことだった。実際、エイブラムスはキリスト教の宗派ごとに腹部のどこに「鈍い響き」が見られるかをチャートにまとめ、一九二二年に本にして出版している。

それだけではない。エイブラムスは故人の筆跡サンプルがあれば、死因を突き止められるとまで主張したのだ。ダイナマイザーが分析した筆跡の主とその死因を紹介しておこう。イギリスの官僚サミュエル・ピープス（梅毒）、文学者のサミュエル・ジョンソン（梅毒）、詩人のヘンリー・ワズワース・ロングフェロー（梅毒）、詩人のオスカー・ワイルド（梅毒）、作家のエドガー・アラン・ポー（風邪……というのは冗談で、梅毒とアルコール中毒だ）。

ダイナマイザーは勇敢にも、文学史に残る巨匠たちの名前を挙げては、死因は性病だとの診断を下し続けた。あなたがあきれて思わず首を振ったとしても、私たちはとがめはしない。おまけに、ラジオニクスの遠隔診断を受けるには、前金として二〇〇ドルを現金で支払わなければならなかったのだから、あきれて物も言えない。

「一〇歳の少年が、八歳の少年をだまそうとして作ったおもちゃ」

さて、ダイナマイザーのおかげであなたの病名が判明したとする。しょせんダイナマイザーのことだ、あなたの病名も梅毒だろう。次にどうするか？　ここで登場するのが〈オシロクラスト〉だ。オシロクラストとは、あなたの病気を治すラジオニクス装置の名前だ。梅毒を治すには、エイブラムスに頭金二〇〇～二五〇ドルを支払って、オシロクラストをレンタルする必要がある（直流電源プランは、交流電源プランよりもお高くなる)。さらに、毎月五ドルを支払い続けなければならないときた。そのうちに博士は、このショボいインチキ装置のレンタル料だけで毎月一五〇〇ドルもの純利益を上げることとなる。

オシロクラストは患者に電波を送って病気を治す仕組みだった。患者の感染症や病気を撃退できる周波数に合わせて電波を出すのだ。「特定の病気に効く薬は、その病気と同じ波動を持っている。だから病気が治るのだ」とエイブラムスは語っている。……つまり、そう思い込んでいた。同じように、オシロクラスト装置も病気に合わせて「波動」、つまり周波数を変えられるから、病気を治せるということらしい。

だが、オシロクラストをレンタルするには、絶対に守らなければならない条件が一つあった。この装置は密閉されているため、なかを開けてはいけないというのだ。なかを開けると、故障する恐れがあるという(おまけに、オシロクラストの保証もすべて無効になる)。

だが、開けてはいけない本当の理由は、本体内部は電機部品がごちゃごちゃしていて、無意味にワイヤーをつなげてあるだけだからだ。神聖なるラジオニクス誓約書を破って、なかを見た物理学者は「一〇歳の少年が、八歳の少年をだまそうとして作ったおもちゃみたいだ」と表現している。

消費者がおもちゃをいじろうが知ったこっちゃない、というのがエイブラムス流。なにしろ、オシロクラストとダイナマイザーという二つの金鉱を掘り当てたのだ。なぜこれほど人気が出たのか? エイブラムスと詐欺師たちは、簡単な心理的トリックでまん

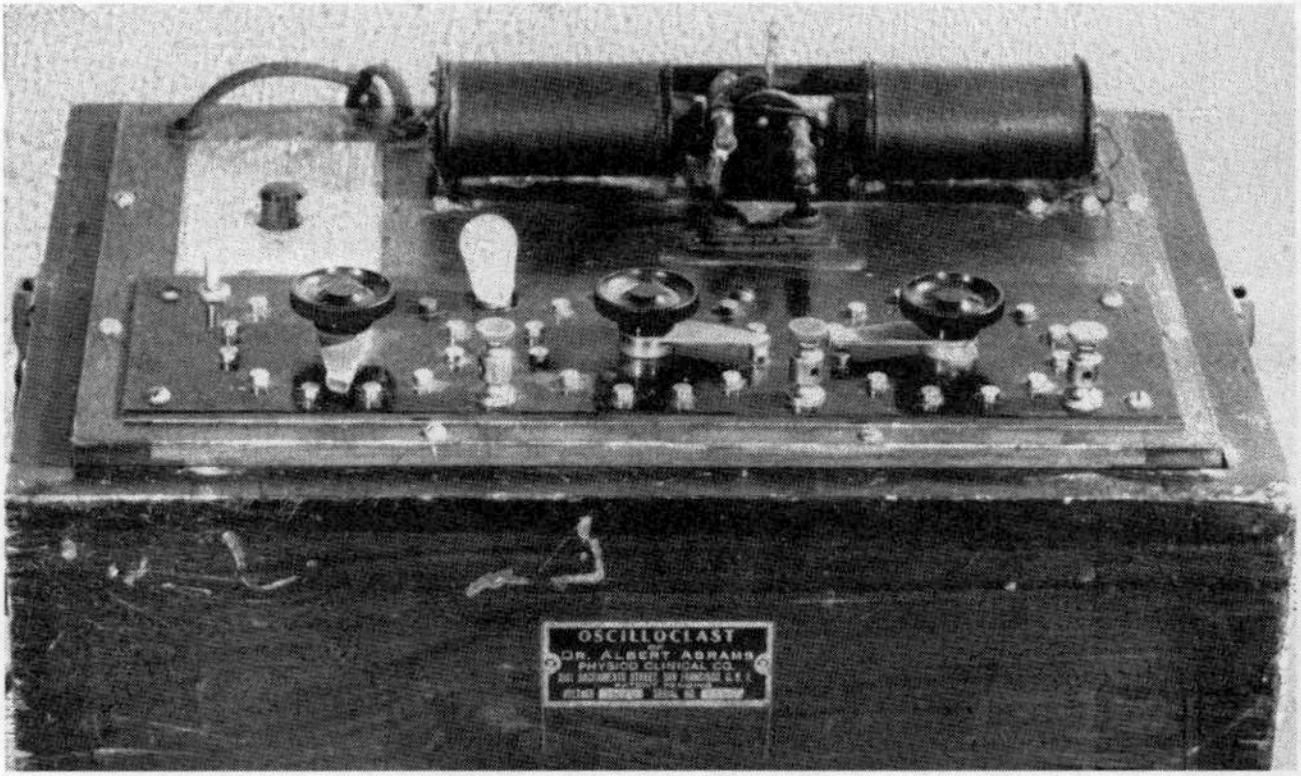

オシロクラストか、10歳の少年が作った機械か。8歳の少年がだまされるのはどちらか？

まと消費者をだましたからだ。

まず、ある人に宗教っぽい形だけの診察を行って、「あなたはがんです！」などと脅して、病気だと思い込ませる。それから「オシロクラストで治療しましょう」と提案する。すぐにがんが消え、患者は幸せいっぱいになる（そもそもがんにかかっていないのだが……）。患者は早速友人たちにそのエピソードを広める。「信じられないだろうけど、おれは死の瀬戸際にいたんだぞ。でも、ラジオニクスという新しい治療法を知っていてラッキーだった。この装置を体に取り付けてもらったら、がんが消えたんだ！」このような体験談は説得力があるし、口コミでの販促キャンペーンは瞬く間に広まった。

作家のアプトン・シンクレアがラジオニクス信者になったことをきっかけに、

ラジオニクスブームは全国に広がった。シンクレアは、缶詰工場の内情を暴露した傑作小説『ジャングル』を書いた作家だ。一九二二年の六月に『ピアソンズ・マガジン』誌に「驚異の家」というタイトルでラジオニクスを絶賛する記事を書いたとき、彼はすでに有名人だった。その記事のなかで、シンクレアはエイブラムスと彼の治療法を褒めちぎって宣伝したのだ。

私は調査をしにサンフランシスコに向かうことにした。一、二日ほど滞在する予定だったが、気づくと数週間も滞在していた。緊急の用事ができて帰宅したが、そうでなければ何か月、あるいは何年もとどまっていたかもしれない。……この熱心で興奮しやすい小柄なユダヤ人医師は、人類の歴史に残るとてつもない天才か、でなければとんでもない異常者に違いない。だが、彼に新しいアイデアを出して、彼の仕事を認めたり、足りないところを補足したりすると、彼はまるで猫のように飛びつく。ニーチェは、人間の魂を「ライオンがエサに飢えているように、知識に飢えている」と表現したが、エイブラムスはまさにそんな人物だ。彼はどんな実験だってやる。……エイブラムスの診療所で一週間過ごしたあと、私は三大疾病――結核、梅毒、がん――に対する恐怖心が一切なくなった。この言葉に偽りはない。

シンクレアの記事は、アメリカ国内だけでなく、イギリスの雑誌でも紹介された。だが、大西洋のこちら側と向こう側でラジオニクスの人気が高まるにつれて、懐疑的な人々の注目も集めるようになった。米国医師会もその一つだ。

雄のモルモットの血液を分析してもらうと……？

ある日、米国医師会はすごいアイデアを思いつく。健康的な雄のモルモットの血液を採取し、ラジオニクスの専門医に分析してもらうのだ。血液サンプルの主を「ミス・ベル」という女性にして、偽のバックグラウンドもでっち上げた。返送されてきた診断結果を見ると、ミス・ベルにはがんがあり（「六オーム」レベル）、さらに左の前頭洞《ぜんとうどう》に感染症が、左の卵管に連鎖球菌による感染症があると書かれていた。

『サイエンティフィック・アメリカン』誌は前例を踏襲して、一年がかりでラジオニクス理論を調査し始めた。同誌は、一九二三年一〇月から一九二四年九月にかけて、毎月調査結果を報告し続けた。その結果は――

> 本委員会の調査の結果、エイブラムスが主張する電子反応と一般的な電子療法について、信憑性を裏付ける事実はありませんでした。どちらにも事実に基づいた根拠はないとの結論に至りました。いわゆる電子療法と呼ばれるものには価値がない、というのが私たちの意見です。

一流誌に批判記事が掲載されて間もなく、イギリスのある委員会も、一九二四年に同じようなレポートをまとめ、エイブラムスの治療法を「科学的な根拠がなく、倫理的に問題がある」と糾弾した。同誌はさらに、メイヨー・クリニックで切除不能の胃がんと診断されたある高齢男性の話を紹介した。この男性はラジオニクスを頼り、オシロクラスト装置で治療して、「完治した」と言われたが、一か月後に亡くなったという。

前述のシンクレアは、すぐさま筆を使ってエイブラムスを援護している。

> 彼が発見したことは、今だけでなく、いつの時代にも通用する革命的なものだ。私の名声に賭けて断言するが、彼は病気の診断に欠かせない秘訣と、どんな大病にも効く治療法を発見したのだ。

幸いにも、シンクレアは社会正義を問う傑作小説を書いていたおかげで、その後もこの件で名声が傷つくことはなかった。私たちはただ、シンクレアがこの厚かましいインチキ療法を熱っぽく支持するのを、体をもぞもぞさせながら見て見ぬ振りをするだけだ。シンクレアがすぐさま擁護したにもかかわらず、『サイエンティフィック・アメリカン』誌の記事によって、ラジオニクスの信用は失墜した。もっとも、その創始者はラジオニクスの終焉を見届けることなく亡くなったが。

エイブラムスが肺炎のため六〇歳で亡くなる直前、ラジオニクスは大ブームとなり、彼の懐に莫大なお金が転がり込んだ。一九二四年当時、エイブラムスの遺産は二〇〇万ドル相当だったというが、いやはや人間はなんとだまされやすい生き物なのだろう。おもしろいエピソードを紹介しておこう。エイブラムスは、ダイナマイザーで人が亡くなる日にちを予測できると主張していた。そして自身の死亡日を一九二四年の一月と予想したが、なんとこれが的中したのだ。

コラム：害虫駆除に大活躍した装置

ミズーリ州カンザスシティに住む発明家のT・ガレン・ヒエロニムスは、一九四九年に独自のラジオニクス装置、「ヒエロニムスマシン」を開発した。ヒエロニムスによると、あらゆる物質からは「エロプティック・エネルギー」なるエネルギーが放射されているのだが、ヒエロニムスマシンはこれを測定、放射できるのだという。このマシンは主に農業分野で害虫を駆除する目的で、農薬代わりに使われることが多かった。

近所の有機農家に「ヒエロニムスマシンを使ってますか?」と訊いてみてはどうだろうか?

映画スターのもとに届いた謎の請求書

エイブラムスが亡くなって大御所がいなくなると、さまざまなインチキ療法士たちが「電波治療法」のシェアを奪い合うようになった。なかでも、カリフォルニア州ハリウッドのルース・B・ドラウン以上に成功した者はいないだろう。彼女は独自のラジオニクス装置を開発し、これを使えば患者が世界のどこにいようとも遠隔治療ができると主張した。

人々は先を争うようにしてドラウンのインチキ療法を受けに押しかけ、当時彼女は三万五〇〇〇人もの患者を治療し、さまざまな人々に装置を売っている。特に、代替医療に携わる医師が買い求めたようだ。彼女の説明を聞かずに治療を依頼する患者もいたという。

一九五〇年代前半、映画スターのタイロン・パワーとその妻は、イタリアで交通事故に遭って怪我をした。するとドラウンは遠隔治療ができる波動装置（ちなみに「モデル三〇〇」だ）を使って、癒やしの電波を二人の方角に送ったという。だが、エイブラムスのダイナマイザーと同様に、ドラウンの装置も患者の血液サンプルか何かが必要だったため、ドラウンは自身の「コレクション」にあったパワー夫妻の血液サンプルを使って施術したという（……どうやって？）。

タイロンと妻は、事故の怪我から回復してアメリカに戻った。すると、自宅にはドラウンからラジオニクス治療の請求書が届いていたという。

ラジオニクスには常に神秘的な要素がつきまとう。この理論には科学的根拠はないが、ラジオニクス信者はあとを絶たない。今もアメリカ中にラジオニクスの専門医がいる。もっとも彼らが今注力しているのは、人々の思いを拡大させて、宇宙の普遍的な意識につなげることだが。ラジオニクスを使えば、あなたの意志で世界に影響を与えることができる、というわけだ。その能力を使えば、健康を回復させることも、恋人を見つけることも、投資に関するヒントを得て大儲けすることもできるらしい。

ちなみに、ラジオニクス装置は自分で作ることもできる。グーグルで調べれば、すぐに無料の設計図が手に入る。いつかボーイスカウトのメリットバッジに「ラジオニクス」が加わる日が来るかもしれない。

ご存じのように、従来の医療現場では、警察などの通信指令係や救急救命士などと連絡を取るのに電波が使われている。また、多くの人は気づいていないが、電気メスは高周波電流で熱エネルギーを発生させて、問題のある組織を切除したり焼き切ったりする仕組みだ。不整脈、腫瘍、静脈瘤《りゅう》を処置するときに使われることがある。

おそらく、哀れな作家アプトン・シンクレアはあの世で、ラジオニクスブームに踊らされたことを弁解したがっているのではないだろうか。

第28章　ローヤルタッチ

ルイ9世の白骨化した腕

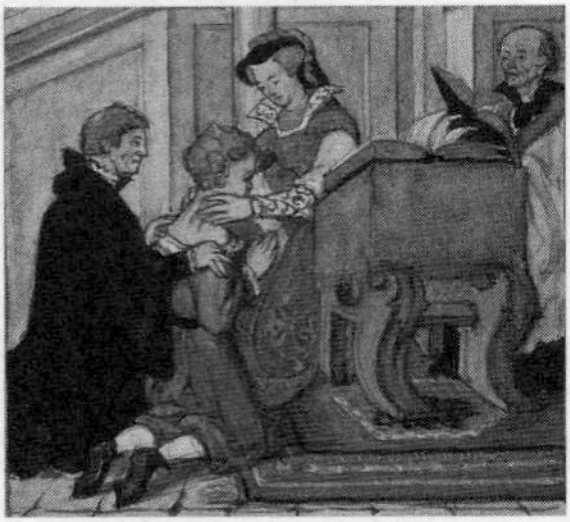

中世は、外見を損なうことなく生きるのが難しい時代だった。現代的な医療がなかったため、外見が変わりはててしまう恐ろしい病気がヨーロッパ中に蔓延していたのだ。甲状腺腫、腫瘤《しゅりゅう》、発疹、浮腫、口唇裂《こうしんれつ》などである。だが、イギリスとフランスでもっとも恐れられた皮膚病は瘰癧《るいれき》だ。当時は一般的に「王の病」と呼ばれていた。

瘰癧（以後、「頸部リンパ節結核」と呼ぶ）の語源はラテン語のscrofaで、「繁殖中の雌豚」という意味だ（雌豚はこの病気にかかりやすいと思われていた）。この病は結核の一種で、頸部リンパ節が結核菌に感染して大きくて醜い腫れ物ができ、腫れ物は時と共にさらに大きくなる。死ぬことはめったにないが、外見は大いに損なわれる。頸部リンパ節結核を始めとする不可解な皮膚病はよく、「王の病」と呼ばれた。なぜなら、治すには王の手に触れてもらう必要があったからだ。

そんなわけで、もう心配する必要はない。仮にあなたが頸部リンパ節結核にかかって、首元に腫瘤ができてどんどん膨れ上がっても、王を見つけるだけで済む。王に触れてもらえば大丈夫なのだから！

「陛下が両手でお触れになって、患者を癒やされました」

一一世紀のイギリスとフランスでは、国王が頸部リンパ節結核にかかった農民に触れることを触手療法（ローヤルタッチ）と呼んで、正式な医療行為として認めていた。神から授かった癒やしの力を示すために、イングランドのエドワード懺悔王（一〇〇〇年頃～六六年）とフランスのフィリップ一世（一〇五二～一一〇八年）は、大衆の前で頸部リンパ節結核の触手療法を行うようになった。この病にかかった農民は、王が主催する華やかな触手儀式に集まっては、治癒能力があるとされる王の手に触れてもらった。

それから数百年後の一六六〇年、国会議員のサミュエル・ピープスが、チャールズ二世の戴冠式のときの模様を次のように書き残している。

国王陛下は最初に、慣例にのっとって触手儀式を行った。まず、宴会場の王座に座っている陛下の元へ、外科医の指示で誰かに病人を運ばせるか、病人を連れて来させる。病人がひざまずき、陛下が彼らの顔かほほを両手で一度だけ触ると、すぐさま司祭が「陛下が両手でお触れになって、患者を癒やされました」と型どおりの挨拶を述べた。

頸部リンパ節結核は、治療をしなくても、悪化することなく症状が落ち着く場合がある。王による触手儀式は頻繁に行われたため、ロイヤルタッチのおかげで病が治ったと思った人は多かったらしい——他に何の治療もしていなかった人は特に。

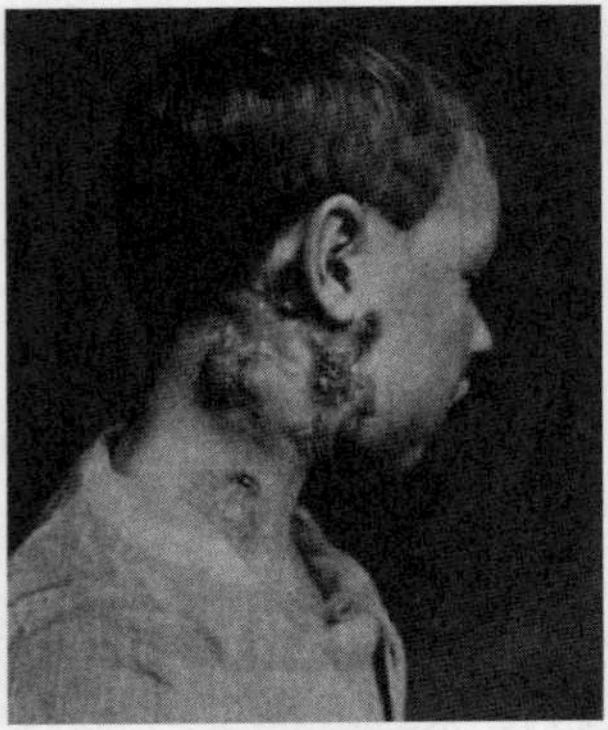
頸部リンパ節結核の患者。

ローヤルタッチの儀式がイギリスの農民の間で人気があったのには、もう一つ理由がある。表に聖ミカエル像が彫られ、「エンジェル」と刻印された特別な金貨をもらえたからだ。このコインが最初に鋳造されたのは一四六五年で、それ以来、王の触手療法を受けた農民は、この特別なコインをもらうようになった。コインのなかには王の癒やしの魔法が詰まっていると信じられていたため、このお土産は彼らにとって貴重な家宝となった。人々はこのコインに特別な鎖をつけて首からぶら下げ、病気で苦しいときはコインを体にこすりつけたという。

国王（または女王）に触れてもらって「魔法のコイン」までもらえるのだから、中世の農民が畏怖の念を抱いて奇跡を期待するのも無理はないだろう。農奴制が深く根づいた社会のなかで、現代的な教育を受ける機会もなかった彼らにとって、そのような経験は強力なプラセボ効果を生み、頸部リンパ節結核の回復を促したのかもしれない。
その間、国王も女王も頸部リンパ節結核に感染するのではないかと心配したことはなかったようだ。たとえ感染したとしても、国民が気づく前に自分の手で触れて治せばいいと考えたのかもしれない。だが、民衆がローヤルタッチをしてもらおうと進み出たときに、国王が頸部リンパ節結核にかかっていたらどうなっていたのだろう。頸部リンパ節結核の感染経路が明らかにされる前に、ローヤルタッチの慣習はなくなっていたので、儀式を行った国王も女王も相手からこの病気をもらうかもしれないと疑ったことはなかったのだろう。国王と女王のうちで一人も感染しなかったことは、(特に王室にとっては)歴史的な幸運と呼べそうだ。

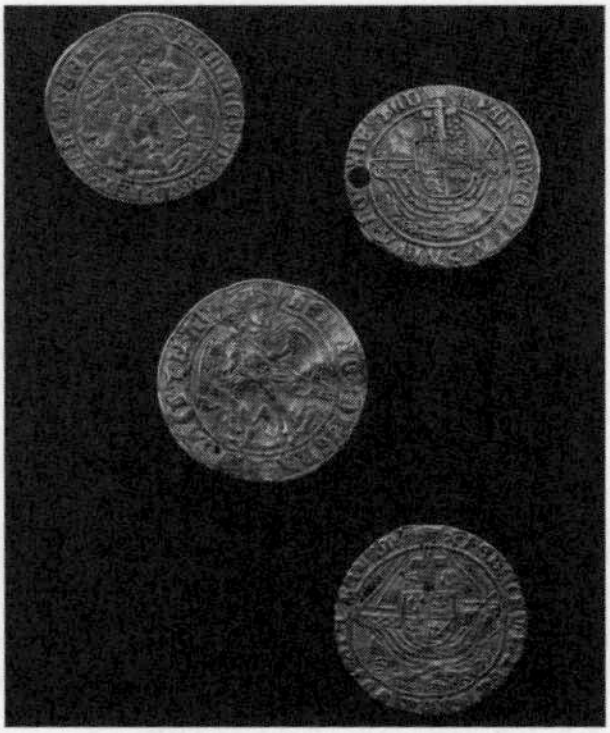
王の癒やしが詰まった魔法のコイン。

イギリスで七〇〇年、フランスで八〇〇年続いた伝統

ローヤルタッチは、シェイクスピアの『マクベス』(新潮文庫、他)にも描かれている。医師が、マルカムとマクダフに、エドワード懺悔王は頸部リンパ節結核の患者の対応に追われていると語る場面がある。

マルカム：医師どの、王はお出ましで

しょうか？

医師：さようにございます。たくさんの惨めな連中が、王に癒していただこうと待っています。彼らの病気は医術ではいかんともしがたいものですが、王がお触りになると立ちどころに治癒します。そういう霊験を天は王の御手にお与えになっているのです。

エドワード懺悔王は、天から癒やしの力を授かった「真の国王」と呼ばれていた。マルカムとマクダフが、エドワードのところへ来た理由の一つは、この魔法の力を使ってマクベスを倒そうともくろんだからでもある。シェイクスピアは史実を元にこの戯曲を書いている。実際、長い歴史を通して国王たちは、ローヤルタッチを政治利用して民衆に王制を正当化してきたのである。

一一世紀のエドワード懺悔王とフィリップ一世のあと、手で触れるだけで頸部リンパ節結核を治せる能力は、神の意志により遺伝すると信じられるようになった。「真の王」だけが治癒できるというわけだ。予想どおり、この能力は王の血を受け継いだ子どもだけに引き継がれると言われ、王制を維持するのに役立った。

イギリスの統治者はローヤルタッチを七〇〇年、フランスの統治者は八〇〇年も続けた。というのも国王たちは、神から国を支配する権利を授与されたと示すために、ローヤルタッチで癒やしの力があることを証明しようとしたからだ。ある時代の君主政治の人気度は、国王がどれだけ自身の正当性を訴えたかでわかる。国民の支持率を上げなければと判断するたびに、国王はローヤルタッチを行った。なかなかおもしろい。

イングランドを例に取ろう。一度の儀式で一五〇〇人もの病人に触れたヘンリー四世は特殊な例として、以後の国王たちは無関心な態度でローヤルタッチを行い、一年にわずか一握りの患者にしか触れなかった。その数が一気に増えたのが一七世紀だ。君主を取りまく環境が深刻化したからだ。

チャールズ二世（一六三〇～八五年）は堰を切ったように、二五年間の統治期間中に九万二〇〇〇人もの頸部リンパ節結核患者に触れたという。平均すると、一年につき三七〇〇人に触れたことになる。

では、チャールズ二世はなぜそれほど多くの人に触れたがったのか？　当時、君主政治は非常に不安定な時期にあった。父親のチャールズ一世は、イングランド内戦中の一六四九年に処刑されている。一六五一年、チャールズ二世はオリバー・クロムウェルとの闘いに敗れて、イギリス海峡を渡ってヨーロッパに亡命する。その後イングランドでは九年間共和制が敷かれたが、クロムウェルが亡くなって混乱が生じると、一六六〇年にチャールズ二世がイングランドに戻り、王政復古が宣言された。

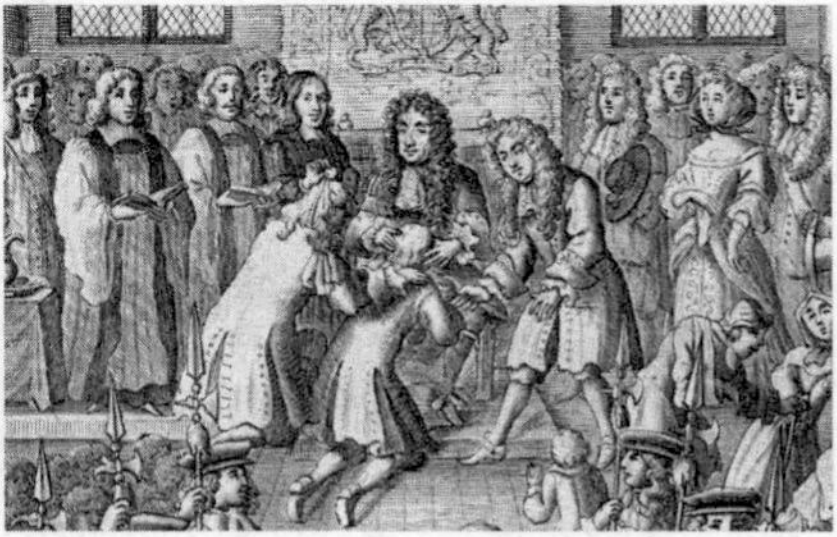

ローヤルタッチの版画。

王政復古にあたって、チャールズ二世は自身を正当化したいという明確な目的があったため、すぐさま宮殿の門を開けて、頸部リンパ節結核の患者を大勢迎え入れた。二〇世紀末に大人気だった歌手のM・C・ハマーの言葉を借りるならば、チャールズ二世は本物であるがゆえに、やめるわけにはいかなかったのだろう。

チャールズ二世がせっせと頸部リンパ節結核の患者に触れたにもかかわらず、一七一四年にアン女王が亡くなると、ステュアート朝は急速に衰退していった。だが、闘争心の強いステュアート家は、ハノーバー一族や謀反者の弾圧をはねのけようとした。彼らはイギリス君主の座に執着し、一八世紀になると後継者のジェームズ二世の復位を訴えてたびたび反乱を起こした（ジャコバイト運動）。ジェームズ二世の支持者たちは、ステュアート家は、今もローヤルタッチで奇跡を起こせるという噂を広めた（「いいか、我らが王は今も触れるだけで頸部リンパ節結核を治せるんだ。神に選ばれた人であり、イングランドの王座に座る権利があると思わないか？」）。だが、噂は役に立たなかった。スコットランドで高まり始めた愛国主義者たちの支持は集めたが、ジャコバイト運動は失敗に終わった。

その間もフランスでは、ステロイド代わりのローヤルタッチが行われていた。中世後期から、ローヤルタッチはフランス王の戴冠式に組み込まれるようになり、王が即位してすぐに神聖ぶりを誇示する場となった。

フランスでローヤルタッチの人気がピークに達したのは一七世紀のことだ。一六八〇年にルイ一四世が復活祭《イースター》を祝う際に、ベルサイユ宮殿でエッグハント（つまりパーテイ）をする代わりに、一六〇〇人もの頸部リンパ節結核患者に触れたのだ。一八世紀にはこの儀式は衰退していったが、ルイ一五世は伝統の炎を絶やすまいと、何と一度に二四〇〇人もの頸部リンパ節結核患者に触れて、ローヤルタッチの一日の最多記録を更新した。

イギリスのエリザベス二世（一九二六～二〇二二年）は、即位したときに自動車パレードを行ったが、あの時とはちょっと違った光景だ。

王の代わりに馬がなめても治る

「王の病」を患う農民にはある深刻な問題があった。王にしか治せない病ということは、王に会わなければどうしようもない、ということだ。ロンドンやパリへ行ってローヤルタッチの儀式に参列できなければ運の尽き。おまけに、イージージェットやライアンエアーなどの格安航空会社もなかった時代だ。幸運に恵まれれば、頸部リンパ節結核の症状は徐々に治まるだろう。でなければ、王の手に代わる治療法を見つけなければならない。たとえば馬とか？

一六八八年のある日、スコットランドの活動家アレキサンダー・シールズは、おもしろいことを日記に書き記している。スコットランドのアナンデール地域に、患部をなめることで頸部リンパ節結核を治す特別な馬がいるというのだ。「目撃した人から聞いたのだが、アナンデールの麓《ふもと》かどこかに特別な馬がいて、その馬が患部をなめると王の病が治ってしまうそうだ。その馬にあやかろうと、方々から人々がやって来るとのことだ」

王に謁見するなど到底かなわないスコットランドの僻地《へきち》に住む病人にとって、この馬はどれだけありがたい存在だったか。飼い主にとってもありがたい存在だったに違いない。農場主は、奇跡の馬に病人をなめさせて、たんまり稼いだ。おそらくインチキ医者スピリットにあふれた、抜け目のない商人だったに違いない（なお、どうやって馬に腫瘤をなめるようにしつけたかは、歴史に埋もれてわからないままだ）。

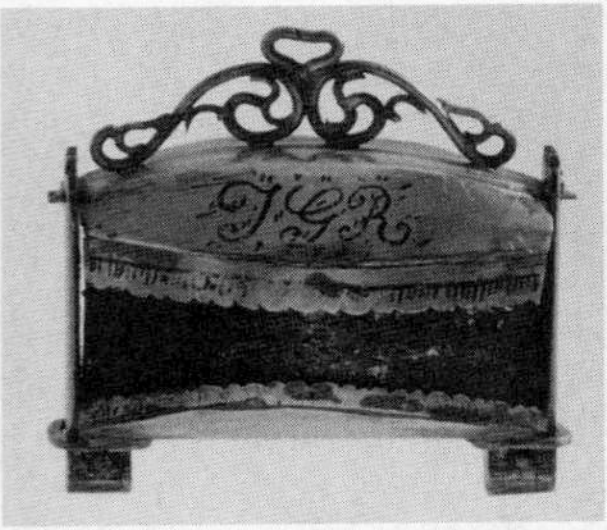

儀式中にアン女王が農民に直接触れたくないときは、この天然磁石を使ったという。

ローヤルタッチの巡礼の旅に出るにはやや遠かったアイルランドでも、一七世紀半ばにローヤルタッチに代わる治療法があった。一六六二年、アイルランドの神癒《しんゆ》治療家、ヴァレンタイン・グレイトレイクスという名前の人物（「なでる人」とも呼ばれていた）が、人々に知られる存在となった。彼は王ではないにもかかわらず、自分が患者に触れれば、頸部リンパ節結核が治ると主張したからだ。

アイルランドの農民がロンドンへ行って本物の王に触れてもらうのは簡単ではないため（また、元々アイルランド国民はイングランドの君主に不信感を抱いていたこともあり）、グレイトレイクスは繁盛した。しかも、かなり。三年もの間、グレイトレイクスがどこかに行くたびに、大勢の人が彼の元へと殺到した。だが、彼の行動は、リズモアにある司教区裁判所の怒りを買い、やがて彼は「正当な資格」なしに医療行為をすることを禁じられた。

だが、グレイトレイクスはそんなことでは引き下がらなかった。一六六六年、彼は海を渡ってイングランドに行き、国内をまわって神癒療法を行おうともくろんだ。ところが、チャールズ二世がグレイトレイクスの噂を聞きつけ、彼をホワイトホール宮殿に呼び出して、神癒療法をやってみせるようにと命令する。チャールズ二世は、彼の神癒療法に半信半疑だったものの（おまけに自分のローヤルタッチの治癒力に酔いしれていたにもかかわらず）、グレイトレイクスが治療サービスを宣伝することも、イングランド国内を旅してまわることも許可した。おそらく王は、当時進行中だった第二次英蘭戦争などの重要な問題で頭がいっぱいだったのだろう。

イギリスの新聞や雑誌が、グレイトレイクスの神癒能力に関する懐疑的な記事をさんざん書き立てると（近代化学の祖と呼ばれるロバート・ボイルは、彼を支持すると発表したが）、グレイトレイクスは一六六七年にアイルランドに帰国し、農場経営を始めた。

アイルランドの神癒治療家にも王にも、会う機会がない？　それでは死者はどうだろう？　フランス人はローヤルタッチが好きすぎて、亡き王に触れさえすれば、王が墓の奥から頸部リンパ節結核を癒やしてくれると言い出した。

ルイ九世（一二一四〜七〇年）は国王であっただけでなく、亡き後にカトリック教会より聖人化された特別な聖王だった。そのため、その朽ちた腕にはローヤルタッチの神秘的な力が宿っていると信じられていた。ヨーロッパ各地から、人々がルイ九世の埋葬されているスペインの修道院へとやって来た。亡き聖王の白骨化した腕に触れて頸部リンパ節結核を治してもらうために。

コラム：吃音症を治す貴族のキス

ヨーロッパの君主のなかでも、フランスとイギリスの統治者たちは、頸部リンパ節結核を治す力を持つと言われる独特な存在だったが、生まれつき癒やしの力を持っていた貴族は他にもいる。オーストリアのハプスブルク家の人々は、患者の口にキスすると吃音症が治ると言われていた。さらにスペインのカスティリャ王国の君主たちは、悪魔に取り憑かれた人のそばで神に祈りながら十字を切ると、悪魔払いができると言われていた。

そんなわけで、仮にあなたが頸部リンパ節結核と吃音症と悪魔に苦しめられているなら、ヨーロッパを周遊してまわるだけで、すべての問題が解決してしまう。

本書ではいろんな治療法を紹介したが、これはベストの治療法ではなかろうか。

「王の手でさんざん愛撫された」のに発症したルイ一四世の愛人

一六八九年にウィリアム三世と妻のメアリー二世が即位すると、ローヤルタッチはすっかりすたれていった。イングランドでは反カトリックで迷信嫌いのプロテスタントが勢力を強めるなか、この二人の統治者はローヤルタッチの儀式を行うことを拒否した。ローヤルタッチはカトリック的だと否定的に見られるようになったからだ。頸部リンパ節結核の患者にローヤルタッチを請われると、ウィリアム三世は容赦なく叱責したという。そして彼はこう言った。「おまえは神から健康を授かったはずだ。……それにもっとましな頭脳も」

続いて君主となったアン女王は、短い在位の間に何度かローヤルタッチを行っている。一七一二年三月にアン女王は最後のローヤルタッチの儀式を行ったが、この儀式には「奇妙な偶然」が重なった。アン女王から最後のローヤルタッチを授かった頸部リンパ節結核患者は、サミュエル・ジョンソンという名の幼児だったのだ。そう、史上初の現代的な英語辞典を執筆して有名になった、あのサミュエル・ジョンソンだ。こうしてステュアート朝が衰退するなか、自分たちの王権を主張する彼らの声も、ローヤルタッチの慣行も、イングランドから消えていった。

一八世紀以降は、フランスでもローヤルタッチの儀式は下火になっていった。啓蒙思想が浸透し始めるなか、フランス国民がローヤルタッチの効果を疑い始めるようになったからだ。科学革命が起きた結果、人々の世界観は徐々に理論重視に変わっていき、フ

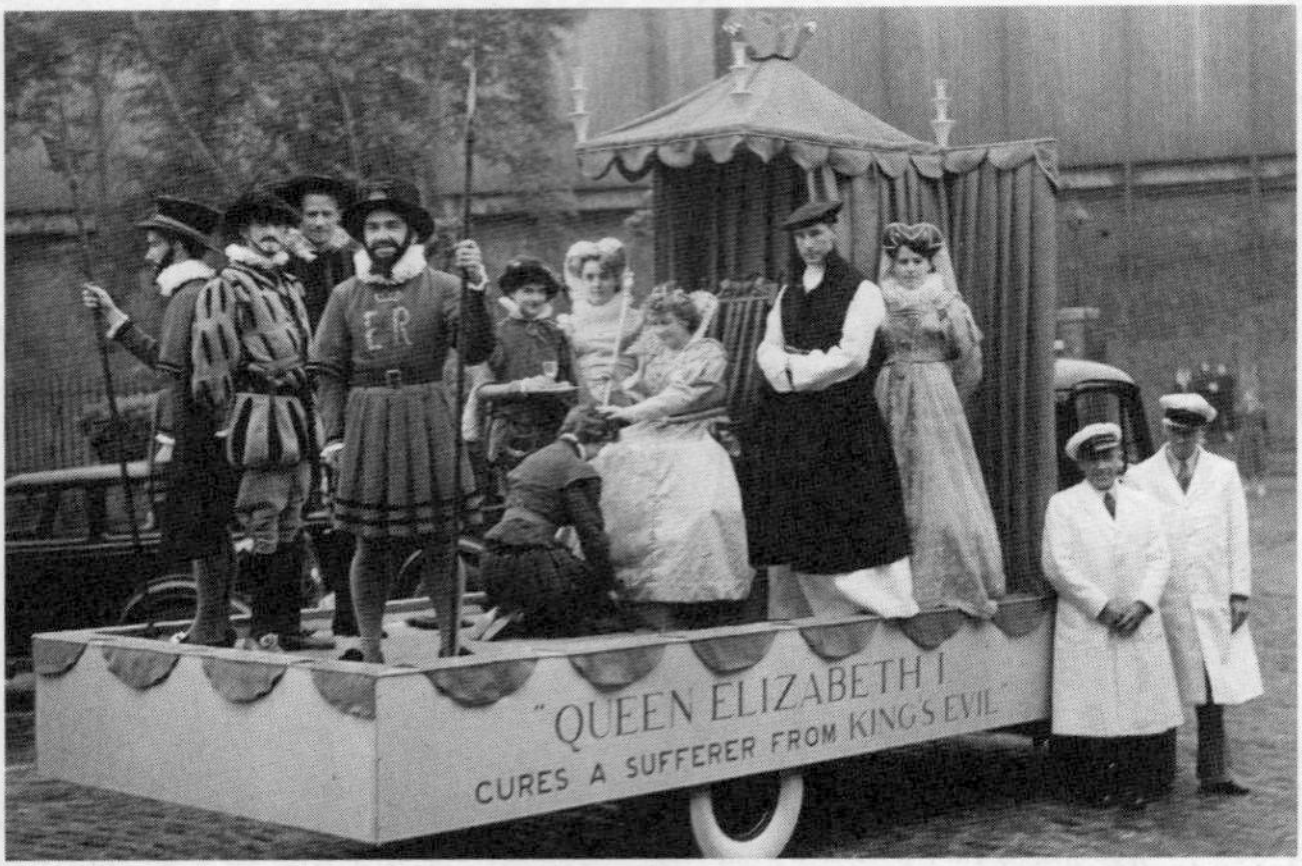

エリザベス1世が、四輪荷車の荷台でロイヤルタッチを行っている（当時を再現した写真）。

ランスでは啓蒙思想に後押しされる形で、絶対王政に対する反発が急速に高まった。王制に対する懐疑的な意見の高まりは、たとえばヴォルテールのコメントからも読み取れる。機知に富んだ観察者だったヴォルテールは、ルイ一四世の愛人が「王の手でさんざん愛撫された」にもかかわらず頸部リンパ節結核で亡くなったことを強調した。

フランスの国王たちは時折ローヤルタッチの伝統行事を復活させたが、一八二五年にシャルル一〇世が戴冠式で一二一人の頸部リンパ節結核患者に触れたのが、フランス国王が公式的に行った最後のローヤルタッチとなった。もっとも、公平を期すならば、フランスのブルボン朝自体が終焉を迎えつつあったのだが。

トンデモ医療5　目の健康編

目が健康で視力に何ら問題のない人はまれだ。世界中で多くの人が近視、遠視、乱視、老眼などの症状に悩まされている。最近はだてめがねや、おしゃれなフレームが流行っているものの、多くの人が視力の問題に悩まされている。できれば朝目が覚めたときに、めがねを探さずとも、アラーム時計の針が見えるといいのにと願っている人も多いのではなかろうか。

商売熱心なビジネスマンは、私たちのそんな願望を察知して、さまざまなインチキ商品を開発したり、視力という複雑な問題をいとも簡単に（ときにユーモラスに）治せる理論を作り上げたりする。多くのインチキ療法と同様に、こうした商品や理論から恩恵を受けるのは患者ではなく、開発したメーカーやセールスマンだけだったりする。

・目のエクササイズで視力回復

ニューヨークの眼科医ウィリアム・ホラティオ・ベイツは、科学的根拠などおかまいなしで、視力に問題がある人がめがねをかけるのは良くないと考えた。視力を回復させたければ、目のエクササイズをすればいいと言うのだ。たとえば、ある物体から別の物体を見るなどして眼球を動かしたり、黒い物体を見て色を記憶してから、眼を手で覆って「黒を見る」感覚を覚えたり。ベイツメソッドは一九二〇〜三〇年代に大人気となった。ナチス支配下のドイツでベイツメソッドをまねたインチキ療法がたくさん出まわると、なぜか人々の間で大ブームとなった。幸運にも、運転免許証を発行する自動車局は、一度もベイツメソッドを採用したことはない。

・鼻鉛筆という黒歴史

ベイツメソッドの熱心な支持者の一人に、『すばらしい新世界』（光文社古典新訳文庫、他）を書いたイギリス人作家のオールダス・ハックスリーがいた。生涯を通して目の問題に悩まされ続けたハックスリーは、ベイツメソッドへの傾倒ぶりを『見る技術』という本にまとめた。この本はハーパーが一九四二年にしぶしぶ出版してくれたものの、ハックスリーの作品群のなかで黒歴史として今も残っている。ハックスリーはばかげたエクササイズをいくつも勧めているが、なかでも笑えるのが「鼻鉛筆」だ。まず、自分の鼻を鉛筆にみたてて、その鼻鉛筆で自分の名前を空気中に描く。……これで視力が回復するのだそうだ。

・視力が蘇る〈ワンダーフード〉

ゲイロード・ハウザーといえば、自分の宣伝に余念がなく、開発したダイエット法がセレブの間で大流行となり、セレブダイエットの先駆者の一人として有名な人物だ。そのハウザーだが、実はベイツメソッドを利用してあやしい商品を売り込んだことがある。自身の著書『めがねなしでも、しっかり見える』のなかで、ベイツメソッドを盗用しつつ、自分のダイエット商品を売り込もうとしたのだ。視力を回復させるには、目のエクササイズをして、ハウザーの会社が販売している〈ワンダーフード〉を食べ続けよう、という主旨の内容だ（ちなみに、ゲイロード・ハウザー推奨の〈ワンダーフード〉には、ヨーグルト、ビール酵母、スキムミルク、小麦麦芽、廃糖蜜が含まれている）。

・「視神経に電流が流れる」めがねとは？

一九〇五年、レトロフューチャーを愛するスチームパンクの夢をかなえるような、「電流めがね」が開発された。ダークグリーンのレンズに、プラスチック製のフレームのなかには電気配線が敷かれた第二のメタルフレームが組み込まれていた。めがねをかけると「視神経に絶え間なく電流が流れる」仕組みで、使った人には効果がわかるはずだとメーカーは主張する。だが、眼球のなかに視神経はないこ

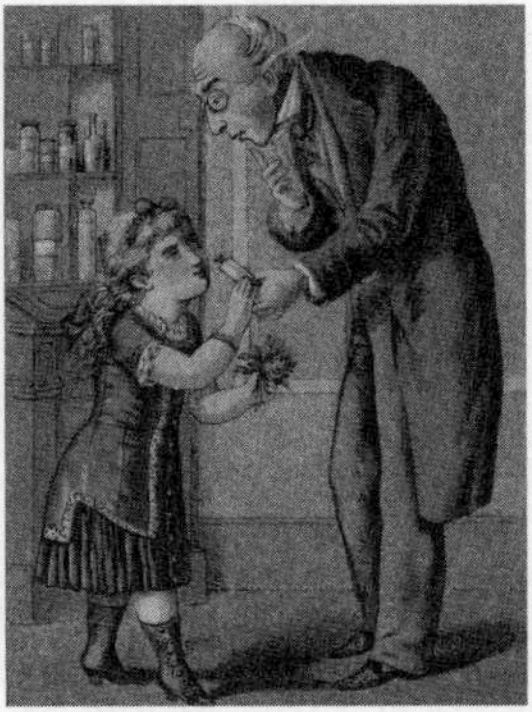

〈ドクター・アイザック・トンプソンの目薬〉の宣伝に使われた挿絵。狡猾そうな老人が、無垢な少女にあやしげな目薬を渡している。

とをメーカーが知っていたかどうかは定かではない。視神経は眼球の後ろ、頭蓋骨のなかにあるからだ(ちなみに目に電気ショックを与えると、スチームパンクが現実化したような気分は味わえるが、視力が回復することはないだろう)。

・危険な目薬に含まれていた成分

あらゆる目の症状に効くとうたわれた〈ドクター・アイザック・トンプソンの目薬〉は、一七九五年にコネチカット州に住むドクター・トンプソン(と言いつつ、医師ではない)が開発し、特許を取って販売した。二〇世紀にもまだ販売されていたというロングセラー商品だ。この目薬の成分は知らされていなかったが、一九〇六年に制定された純正食品薬事法によって暴露された。ロングセラーになるほどの人気を誇った秘訣は何だったのか?

——アヘンが含まれていたのだ。

・虹彩《こうさい》で健康診断

眼球の角膜と水晶体の間にある輪状の薄い膜を虹彩と呼ぶが、一九世紀に、この虹彩を使って体を診断しようという奇妙な発想が生まれた。ことの発端は、イグナス・ヴォン・ペクスリーというハンガリー人医師が、片足を骨折した男性の目の虹彩の模様が、片足を骨折したフクロウのそれと似ていることに気づいたことだった。なぜペクスリーは、その現象を偶然だと思わなかったのか? そもそも彼はなぜフクロウを飼っていたのか？　そしてなぜ彼は男性の目とフクロウの目を観察して比較分析し、このような結論に至ったのかは、歴史に埋もれてわからないままだ。

いずれにせよ、ペクスリーのこの発見がきっかけで、虹彩から体の健康状態を測定する虹彩診断が生まれた（しかも今も盛んに行われている）。

トンデモ医療6　がん治療編

がんとは、私たちの中核を成す不変の化合物、すなわちDNAを変えてしまう病気だ。始めに細胞の一つが別物へと変容し、健全な細胞のように機能しなくなる。がん化した細胞は増殖しようと、歯止めが利かないほど分裂を繰り返し、やがて私たちを死に至らしめる。がんは伝染病ではない。ウイルスや細菌のように、他の宿主に移って広まることはない。一発で仕留める殺し屋のようなものだ。

紀元前四世紀、ヒポクラテスは悪性腫瘍を「carcinos」とか「carcinoma」などと呼んだ。どちらも蟹を意味する言葉なのは、腫瘍がまるで蟹の甲羅から脚が伸びるように浸潤することが多いからだ。腫瘍の外見が蟹の甲羅に似ていることもあれば、がんによる鋭い痛みが、蟹のはさみで刺されたように感じられることもある。紀元前一世紀にケルススが腫瘍を「cancer（がん）」と呼ぶと、この言葉はそのまま正式名として定着した。

がんとの闘いは惨めな勝負を強いられがちだ。がんを克服する確実な方法はまだ見つかっておらず、克服しようと必死になる人を食い物にするインチキ治療は後を絶たない。絶対に試したくないと思うような悲惨な治療法をいくつか簡単に紹介しよう。

・キツネの肺、トカゲの血、クロコダイルの糞を服用

「同種のものが同種のものを治す」という考え方の延長で、cancer だけに蟹を使ったがん治療法が行われたことがある。二世紀に、ガレノスは蟹を焼いたあとに残る断片や灰で軟膏を作り、それを鳥の羽根で腫瘍まわりに塗ってはどうかと提案した。もっとも、犠牲となったのは蟹だけではない。中世になると、がんの治療として殺したばかりのうさぎ、子犬、子猫、子羊を患者に食べさせるようになった。がん患者は痩せ細る傾向があるため、当時はがん細胞がお腹をすかせた狼のように体内を蝕むと考えられていた。ならば動物を食べれば、がん細胞が人間の肉ではなく食肉を食べてくれるのではないかと期待したのだ。一八世紀になると、患者はがん細胞のえさとしてキツネの肺、トカゲの血、クロコダイルの糞を服用する一方で、ヒル療法などの役に立たない治療法も並行して受けさせられた。

・一日七食ぶどうだけ

一九二五年、ジョハンナ・ブラントはぶどう療法を発表した。アイデアは実にシンプルだ。数日間断食してから浣腸し、その後二週間の間ぶどうを一日七食食べるのだ。同時にぶどう果汁を使った浣腸、膣洗浄、湿布剤、うがいを行うとなお良い。

のちにアメリカがん協会が、ぶどう療法は単なる金儲けビジネスだと暴いたが、ブラントは一度では懲りなかったらしく、同協会からエビデンスがないと何度も糾弾された（最後の糾弾は二〇〇〇年）。

・サメはがんにかからない？

サメはがんにかからないという話を聞いたことがあるだろうか？　一九九二年、ウィリアム・レーンとリンダ・コーマックが『鮫の軟骨がガンを治す――副作用のない自然な療法がついに登場！』（徳間書店）と題する本を出版すると、大勢の関心が集まった。この本を読んだ人は、「確かにそうだよね。がんを患うサメなんて聞いたことない。一度もないよ！」と答えるだろう。だが、仮に患者がサメ軟骨を服用し、それにがんを治す神秘的な薬効があったとしたら、世界中の腫瘍専門医は失業しているだろう。サメ軟骨の科学的な研究結果を知りたい？（ヒント……腫瘍専門医は今も失業していない）。いずれにせよ、なかなかおもしろい発想ではあったが、ある日生物学者が悲しい現実を指摘した。

――サメもがんにかかる。

・がん細胞の〝オーラ〟を突き止めて狙い撃ち

ロイヤル・レイモンド・ライフは〈ライフ周波数発生装置〉の開発者だ。この装置から発生する光線は、がんも含めた病原菌を破壊できるのだという。ライフによると、細菌学者にも知られていないことなのだが、病原菌は振動してカラフルなオーラを放ち（まるで虹色のユニコーンみたいだ）、この装置はそれを突き止めて照射できるのだという。外見は、黒い大きなボックスに計器類の文字盤が並び、外側には蛍光灯を取り付けたみたいなガラス製の「光線管」がついている。この治療法が流行ったのは一九三〇年代だが、この装置の現代版が今も市場で何千ドルもの価格で取引されている。おまけに製造した何社かは、医療詐欺の罪で有罪判決を受けている。

・ビタミンを名乗るシアン化合物

一九七〇年代には、〈レートリル〉という薬剤が発売されて話題となった。〈レートリル〉とは、アンズの仁などの種子から取れるアミグダリンを半合成して作ったシアン化合物だ。「ビタミンB_{17}」と呼ばれることもあった（実際にはビタミンではない）。〈レートリル〉の愛好家は、この薬は健全な細胞には作用せず、がん細胞だけを攻撃するのだと主張した。だがその主張は間違いで、〈レートリル〉の臨床試験を受けた被験者はシアン化物中毒になった。「がんはビタミンB_{17}の欠乏が原因だ」という説もこれまでだった。人間はシアン化合物が欠乏することはないし、必要とすることもないのだ。

二〇年前から〈レートリル〉は見向きもされなくなったが、ビタミンB_{17}を愛してやまない人は、インターネットか、海外のあやしげなクリニックで今も購入できる。

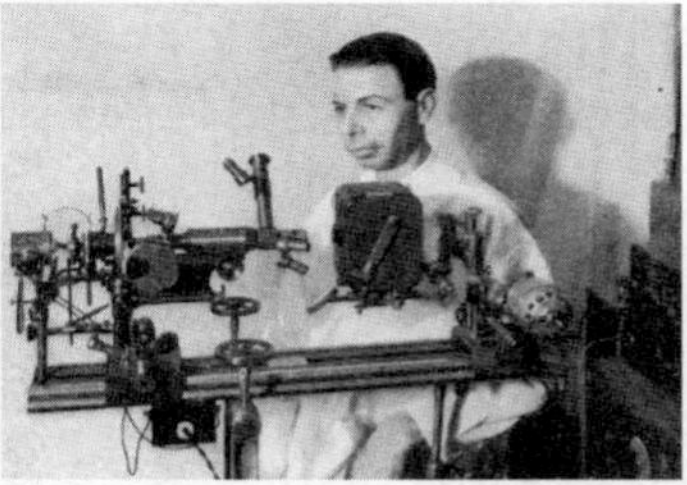

ロイヤル・ライフが、キャリア初期に開発した光学顕微鏡を公開する場面（1931年）。

・本当に効果があるのは……

フィラデルフィアの医師ベンジャミン・ラッシュは、かつてこんなことを言った。「がんの特効薬となりそうな野菜や植物は存在しないと思うようになった」。今ではイチイの木からはパクリタキセルが、ニチニチソウからはビンカアルカロイドが合成されるようになった。共に強力な化学療法薬として、さまざまながんの治療に使われている。それを知ったら、ラッシュはどれだけ驚くことか。かつては危険で役に立たないインチキ薬に含まれていたヒ素が、今では特定の白血病の治療で重宝されているのだから、何がどう転ぶかわからないものだ。

今日の私たちは、分子標的治療を含めた化学療法を使って悪性腫瘍と闘っている。ホルモンの影響でがん細胞の増殖が活発になるがんには、ホルモン剤を使ってホルモンの作用や分泌を抑える。また、がん細胞だけを攻撃できるモノクローナル抗体も開発された。最近では、自身の免疫力を高めることでがん細胞を殺す、特異的がん免疫療法も生み出された。

消毒法と近年の解剖学の進歩のおかげで、外科手術はかつてよりも正確かつ安全になった。また、放射線はがんを引き起こすこともあるが、最近の放射線腫瘍医が放射線物理学を熱心に研究する一方で、テクノロジーが向上したこともあり、正確な放射線量をがん細胞に照射できるようになった。といっても誤解しないでほしい。私たちはまだ発展途上にある。だが、ぶどうを食べて最善を祈るしかなかった時代がすでに終わったことは確かだ。

謝辞

ある晴れた日の朝、サンディエゴのカフェでエイプリル・ジュヌヴィエーブ・テュコークが私たちを振り返って、「あなたたち、一緒に本を書いたら？」と言った。この楽しい旅に私たちを送り出してくれたエイプリルには、格別の感謝の言葉を伝えたい。この本のエージェント、エリック・マイヤーへ。私たちの企画のなかにダイヤモンドの原石があると気づき、この本を現実化してくれてありがとう。

私たちの編集者サム・オブライエンと、ワークマン・パブリッシング・カンパニーの優秀なチームのみんなへ。本書の原稿を引き受け、磨き上げ、すばらしい作品にしてくれたことに感謝する。本当に楽しかった。かなり薄気味悪かったけど、本当に楽しかった。

ネブラスカ大学医療センターのマックグーガン医学図書館の司書と職員の皆さんにも、特別に感謝の言葉を伝えたい。ジョン・シュライヒャーは、すばらしい古文書をたくさん紹介してくれた。メアリー・ヘルムズはこのプロジェクトのために奔走し、熱心にサポートしてくれた。キャメロン・ベッチャーは、見事な写真を提供してくれた。それから私たちのリクエストに応じて、「カニバリズム」だの「ヒ素中毒」だのに関する記事を探してくれた司書の皆さん、警察に通報しないでくれてありがとう。

リディア・ケインより

我が親友にして人生のパートナーであるバーニー・スーは、無報酬の編集者兼コンサルタントとして尽力してくれた。子どもたちへ——原稿を書きながら私が突然薄気味悪いことを大声で言っても、一度も怖がらずにいてくれてありがとう。ドクター・チャン・ウ・ケインと、弟のリチャード・ケインへ——二人とも、仕事と人生においてそれぞれの魅力と知性と強さを発揮している。いつも私のことを気遣ってくれた母キョン・ジャへ——私から愛を贈ります。アリスは、姉妹のように私をサポートしてくれる。デーナ・オーセンへ——いつも大きなハグを。それから騒々しい甥と姪たちへ——あなたたちはこの変わったおばを気にせずにいてくれる。だから私はあなたたちが好きよ。我がスー一族へ——みんなの愛情、サポート、そして好奇心にはいつも感謝している。

医療業界にはアドバイスとサポートをしてくれた友だちがたくさんいる。アンジェラ・ホーキンス、クリス・ブルーノ、ゲイル・イサートン、フェジャ・ロックリングには特にお世話になった。私のクリニックのスタッフと同僚たちへ——うちのすてきな患者のケアを手伝ってくれてありがとう。ルイス・コルバーンからは、熱意とインチキ療法に関する本をいただいた。シンシア・リーティッチ・スミスは、私のために時間を割いて知識を伝授してくれた。シドニー・シュミットは参考文献について何かと手助けしてくれ、エマリー・ネイピアは生活面でサポートしてくれた。この慌ただしい一年間、私をサポートしてくれたドゥシャーナ、トーニャ、モウリーン、シンディ、アナ、エレン、エリアン、その他大勢の人たちにたくさんの愛を。それから作家活動を行ううえで心の支えでもある、サラ・ファインへ。楽しくいこうね、ダーリン。

最後に、悪事の友ネイトへ――私の知り合いのなかでも、最高に冷静なモテ男にして、圧倒的にすばらしい人。近いうちに夫婦同伴でディナーを。ね？

ネイト・ピーダーセンより

リディア・ケインへ――きみが驚くほど効率が良く、速く、正確な医学的知識があってとても助かった。これ以上ないほど優秀な共著者だ。いつかまた一緒に本を書こう。

ポール・コリンズとスコット・カーニーは、私がフリーのジャーナリストになりたての頃に惜しみなくアドバイスをくれた。それからサイモン・ウィンチェスターは、私にフリーランスをやめて本を書くようにと背中を押してくれた。

ジェームズ・ダンキーは、長年惜しみないサポートをしてくれた。

『ファイン・ブックス&コレクションズ』誌のレベッカ・レゴ・バーリーは、私の執筆をサポートし、編集し、私の記事を何度も掲載してくれた。

デシューツ公立図書館。

デシューツ郡歴史サークル&デシューツ歴史博物館。

ケリー・キャノン＝ミラーは一緒に企画を考えてくれた。

トーマス・ピーダーセンはいつも私のそばにいて応援してくれる。

エイプリル・ジュヌヴィエーブ・テュコークには、いくら感謝してもしきれないほどだ。

エイナーとビューラー・ピーダーセン夫妻、ニール・ホワイトヘッド、ノーマン・ケイン、それからとりわけ私の母ドナ・ピーダーセンを追悼して。

訳者あとがき

内科医のリディア・ケインと、フリージャーナリストのネイト・ピーダーセンによる共著『世にも危険な医療の世界史』をお届けする。

原書のタイトルは『Quackery: A Brief History of the Worst Ways to Cure Everything（インチキ療法――最悪の治療法の歴史）』だ。インチキ療法というと、にせ医者や怪しい療法士がお金めあてで行なう治療法をイメージしがちだが、英語の quackery には「インチキ療法」の他に「非科学的で効果を期待できない治療法」という意味もある。

実際にこの本は、私たちがイメージするような詐欺まがいのインチキ療法だけでなく、医学が未発達だった頃に医師が試行錯誤しながら善意で行なった治療法も網羅されている。その結果、医学の歴史を大きな柱としながら、そのかたわらで営利目的で医療に従事したにせ医師たちのエピソードがちりばめられた異色の本となっている。

本書が発売されたあと、「ザ・モーニング・ブレンド」というアメリカのテレビ番組に著者のケインが出演して、この本を書いたきっかけを語った。彼女の話によると、ある日友人であるピーダーセンからメールが送られてきて、「インチキ療法の本を書かないか?」と提案されたのだという。このおもしろそうな提案に、ケインはすぐに飛びついた。二人はさまざまな文献にあたり、数年かけてこの本を書き上げた。共著者のピーダーセンは図書館司書でもあるため、さまざまな資料を探し出したのだろう。驚くほどたくさんのエピソードとトリビアが詰まった、危険な医療の歴史書が完成した。

この本を読むと、医学の歴史はまさに人体実験の歴史でもあったことに気づかされる。科学が発達する前、医師たちは効果を確信できないまま、いろいろなやり方で患者を治療しようとした。関節痛を治すのにエジプトのミイラを煎じて作った湿布剤を貼ったり、溺れた人を救うのにタバコ浣腸を使ったり、活力を与えるためにヒ素入りの強壮剤を飲ませたり……。医師たちはこうした無謀とも言える治療法を試し、効果がないものは徐々に淘汰されていった。現代の私たちが安全な医療を享受できるのは、こうした試行錯誤の歴史のおかげでもある。

この本を読む際に、頭に置いていただきたいことがある——ガレノスが提唱した四体液説だ。古代ローマの医学者ガレノスは、『ヒポクラテス全集』を基に医学の知見をまとめて、人間の体液は血液、粘液、黄胆汁、黒胆汁の四種類からなり、これらのバランスが崩れると病気になるとする説を唱えた。この四体液説を支持する医師たちは、病人を治すために、血管を切って血を抜いたり(瀉血)、下剤を飲ませて体内の毒素を排出させたり、問題のある部位に熱々の焼きごてをあてて水ぶくれを作って膿を出したり

（焼灼法）、水銀を飲ませて大量の唾液を分泌させたりといった、かなり手荒い治療法を行なった。このように無理やり体液を排出させる治療法は、一九世紀に病理解剖学が誕生するまで行なわれていたという。

なかでも治療法の要とされたのが瀉血だ。多くの医者は、様々な病気の原因は血液が多すぎることにあると考え、体内からリットル単位で血液を除去した。アメリカの初代大統領ジョージ・ワシントンは、たちの悪い風邪を引いたときに、治療にあたった医師たちによって二・五〜四リットルほどの血を抜かれて亡くなった。イギリスの詩人バイロンも、風邪で高熱を出して寝ていたところ、医師によって一リットル以上の血を抜き取られ、病状が悪化して亡くなっている。彼らのように、瀉血療法によって病状が悪化して亡くなった人は数えきれないほどいたのだろう。

おまけに瀉血は、血管を切って大量に血を抜く方法だけでなく、ヒルを使って患部付近の血を少量だけ抜き取る方法もあった。たとえば、頭痛を治すときは患者のこめかみに、めまいのときは耳の後ろに、胃腸疾患では腹の上にヒルを置いて血を吸わせ、うっ血や血行障害を緩和させようとした。瀉血については、主に「第12章　瀉血」と「第19章　ヒル」で扱っているが、それ以外の章でもたびたび登場する――というか、本書では一番多く登場する。それだけ一般的で重要な治療法だったのだろう。

何千年にもおよぶ医療の歴史のおかげで、現代の私たちは科学的かつ効果的な治療を安心して受けられるようになった。とはいえ科学が発達した今でも、インチキ療法によって寿命を縮める人は後を絶たない。たとえば、インターネットでがんの治療法を検索すると、怪しげな民間療法のサイトがいくつも見つかる。医師から「もう治す手立てがない」と告げられた末期のがん患者が、こうした民間医療に頼ったものの結局治ることはなかった……という話はよく耳にする。

インチキ療法がなくならない理由について、TEDxでケインが語っているので紹介しておこう。ケインによると、人々がインチキ療法にひっかかってしまう最大の理由は、「hope（希望、期待）」にあるという。たとえば突然医師から余命宣告をされた人は、パニックになって理性を失い、治療法の善し悪しを冷静に判断できなくなる。焦ってインターネットで自身の病や治療法について検索するうちに、普段なら見向きもしないような怪しげな業者の宣伝サイトが気になり始める。生きる希望を求めるあまり、患者はついこうしたサイトをクリックし、さらには申し込んでしまうのだという。

人間の体はすべてが解明されたわけではなく、あらゆる病に対して確たる治療法があるわけでもない。そしてそこにインチキ療法が付け入る隙があるのだ。インチキ療法に引っかからないためには、「生きたいと強く望むあまりに、物事を正しく評価できなくなっているかもしれない」と意識する必要があるとケインは言う。

本書はアメリカで出版されると大きな反響を呼んだ。読者の評価は高く、アマゾンや読者コミュニティサイト「グッドリーズ（Goodreads）」などには好意的なレビューが並んでいる。さらに本書は、アメリカの科学系ラジオ番組「サイエンス・フライデー」

が発表した「The Best Science Books of 2017」のうちの一冊に選ばれている。

なお、本書には何カ所か、他の書籍からの引用文が挿入されている。これらについては次の邦訳版の文章をそのまま使わせていただいた。

『阿片常用者の告白』ド・クインシー、野島秀勝訳、岩波文庫（第6章）
『病は気から』モリエール、鈴木力衛訳、岩波文庫（第15章）
『ジュリアス・シーザー』シェイクスピア、安西徹雄訳、光文社古典新訳文庫（第22章）
『ボヴァリー夫人』フローベール、白井浩司訳、グーテンベルク21（Kindle版）（第24章）
『マクベス』シェイクスピア、大山俊一訳、グーテンベルク21（Kindle版）（第28章）

最後に、本書を訳すにあたってご協力いただいた多くの方々にお礼を申し上げます。特に、医学や薬学の専門用語あり・ジョークありの独特な文体について、訳者の質問に的確に答えてくださった日英翻訳者のジム・ハバート氏。このような力作を訳す機会を与えてくださり、きめこまかく原稿をチェックしてくれた文藝春秋翻訳出版部の坪井真ノ介氏と、文庫化にあたって原稿にさらに磨きをかけてくださった髙橋夏樹氏。また、医薬に関する用語や内容について、訳者の問い合わせに快く応じてくださった皆さまにも、この場を借りて心からのお礼を申し上げます。

解説　最悪な治療の歴史を知ってこそ未来への希望がある

冬木糸一

現代でもインチキ医療、危険な医療はいくらでも見つけることができるが、過去の医療の多くは現代の比ではなく危険で、無理解の上に成り立っていた。本書『世にも危険な医療の世界史』はそんな「何でも治ることを売りにした最悪の治療法の歴史」を、元素、植物と土、器具、動物、神秘的な力に分類し、語り倒した一冊である。

たとえば、ペストを予防しようと土を食べたオスマン帝国の人々もいれば、梅毒の治療のために水銀の蒸し風呂に入るヴィクトリア朝時代の人々もいる。剣闘士の血をすする古代ローマの癲癇患者たちに、アヘンを子供の夜泣き対策に使用した親たち——現代的な観点からすると、こうした医療行為はどれをとっても常識に反しているのだが、当時の人々だって、けっしてネタや冗談でやっていたわけではない。

本気で治そう、治るんだと信じてやっていたのであって、そこには彼らなりの真剣さと理屈が存在している。そう、本書で紹介されている治療法には、結果がともなわないにしても理屈があることが多いのである。だからこそ当時の人々はそれを信じたし、我々は今でも知識がなければ似たような理屈や治療法を信じる可能性がある。かつてのトンデモ医療に驚かされるだけでなく、「今でも身の回りにこうした最悪の治療法は根付く可能性がある」と危機感と猜疑心の眼を育たせてくれる本なのだ。

本書で読める驚くべき治療法の数々

本書でどのような危険な治療法が紹介されているか、いくつかピックアップして紹介してみよう。最初は「元素」から「水銀」だ。『水銀製剤は、何百年もの間万能薬として利用されてきた。気分の落ち込み、便秘、梅毒、インフルエンザ、寄生虫など、どんな症状であれ、とりあえず水銀を飲めと言われた時代があったのだ』といい、ナポレオンもエドガー・アラン・ポーも水銀製剤を愛用、または一時期使用していたという。一六世紀から一九世紀初頭まで愛用されていた「カロメル」は、水銀の塩化物のひとつだ。服用すると胃がムカつくことがあり、強力な下剤効果を発揮し、物凄い勢いで腸の中身がトイレに流れていく。それだけではなく、水銀中毒の症状によって、口からも大量の唾液が分泌される。一六世紀の医学者パラケルススは、唾液が一・五リットル以上分泌された状態を水銀の適度な服用量とみなしていた。現代的な感覚からすると完全にマズい症状であり、なぜそんな明らかに体に悪そうな水銀を当時の人々は愛用したのだろう？　と疑問に思うかもしれない。だが、当時の人達は唾液に混じって大量の毒素が流れ出していると考えていたので、唾液がたくさん出るのは、体に良いことだと判断していたのだ。

当時はまだ古代の医学理論（特にギリシャの医者ガレノス）からの影響を受けていた時代で、体内を流れる四つの液体（血液、粘液、黄胆汁、黒胆汁）のバランスが保たれることで健康になるとする説が真面目に信じられていた。下剤の効果は、当時の病人にとっては体内の液体のバランスを調整してくれる歓迎された効用であり、医者も患者も真剣に水銀を服用して病気を治そうとしていたのである。類似の発想の治療法に、体から悪い血を抜いて治す「瀉血」があるが、こちらは紀元前一五〇〇年頃から行われ、天然痘や癲癇、はては失恋した際のメンタル不調にまで用いられてきた。ただ、現代でも瀉血は多血症やC型肝炎など一部症例では行われることがある。

水銀や瀉血などは当時の人の理屈も想像しやすいが、一八世紀頃に流行したタバコ浣腸と呼ばれる（一見したところ意味不明な）治療法も存在する。もともとタバコは万病に効く薬だと思われていたが、中でも水難者のお尻にタバコ煙を注入すると、体を温めて呼吸器を刺激することができると唱えた人物がいたのだ。水難者が多かったテムズ川では、タバコ浣腸キットを備えた人々が土手を歩き回っていたという。無論何の効果もないし、窒息している時にタバコの煙を尻から入れられて死んだら死にきれないだろう。浣腸を行う側も、誤って吸い込もうものなら大変なことになる。

続いて「植物と土」の部から紹介しておきたいのは「アヘン」。アヘンってドラッグだし、疼痛の管理など医療目的で使うのはありじゃない？　と思うかもしれないが、長い期間にわたってその使われ方は広く、雑であった。たとえば泣きやまない子どもにはケシとスズメバチの糞で静かにさせよと紀元前一五五〇年の古代エジプトの医学文書に書いてある。さすがに古代の話でしょと思うかもしれないが、二〇世紀に至るまで、教科書にも子どもの夜泣きや歯ぐずりにはアヘンとモルヒネの調合薬が効くと記載があったのだ。たしかに子供は静かにはなるのだが、眠ってばかりで栄養不足になるし、病気になっても泣いて訴えることもできないしで、死者も多く出たという。

おそらく本書中もっともえぐいのは「ロボトミー」について語った第一三章で、これは統合失調症患者や幻覚症状のある精神疾患患者の頭蓋骨を開き、前頭葉の一部を切り離す手術のことをいう。手法には変遷があるが、最終的には錐状の金属製の棒を眼球の上部から差し込んで脳を直接傷つける「アイスピックロボトミー」に辿り着く。これを行うことで脳が壊れ大人しくなることもあるので、体や発声の制御がろくにできないレベルの精神病患者などについては当時の基準で有効といえる側面もあるのだが、多くの患者は術後に死んだり障害に悩まされることになる。人類史の中でもトップレベルで愚かな治療法といえるが、当時は精神病の患者が多すぎて家族と社会の重荷になっていて、誰もがその問題の解決方法を模索していた状況があり、ロボトミー手術を推し進めた人たちも、なんとか患者と家族の苦痛を低コストかつ素早く治療できないか、と悩み、求めた結果だったといえるのだろう。

第四部「動物」の中では「食人」の章がとりわけ印象に残る。ここでもパラケルススが出てくるが、彼は人体の一部が含まれた治療薬には魂やエッセンスが仕込まれており、その薬効で病が治ると考えた。また、これは今でも似たことをする人は絶えないが、元気な人間の血を飲むと健康が手に入るという考えが昔から根強く残っている。癲癇の患者たちは剣闘士の血を飲み干したし、一七世紀でも罪人が斬首されると、壺を片手にかけよってそれをそそぎこみ、新鮮な血を浴びるようにして飲んだという。

危険で間違った治療法がなくなることはない

読み通すと、「医療」の難しさがわかってくる。何しろ、人間がかかる病の大半は放っておいても治ってしまうから、インチキ療法であっても、自然治癒してしまう可能性は高い。「治療を受けたのだから」というプラシーボ効果が発揮されることもある。そうすると、インチキ療法と本当の治療の判断をするのは難しくなるし、それは治療を受ける側だけでなく、施術する側もそうである。

たとえ効果がなかったとしても、時代を考えれば他の手段をとりようがないケースも多く、そうした時代においては治療を受けたという精神的な安定だけであっても意味のあるものだったのかもしれない。本書は現代人からすると危険な医療の歴史だが、なんとかして患者を助けようとした医師たちの、悪戦苦闘の歴史でもあるのだ。

依然として完全な治療が存在しない以上、人はこれからも「なんでも治してくれる、まだ見ぬ医療」を期待し続けるし、それに応えようとする最悪の治療法もなくなることはない。「血液を飲んだり、入れ替えると健康になる」など、人が信じやすい情報にはいつの時代も変わらない特定の型があるから、本書を読みそうしたケースについて知ることは、現代の危険な医療にたいする防御策にもなるだろう。

人の愚かさが克明に記されていると同時に、「それでも人類は少しずつ最悪な治療法を潰してきたんだな」と未来への希望を持たせてくれる一冊だ。

トンデモ医療史を深掘りできる類書

医療史ノンフィクションに興味を持った人向けに、類書を紹介しておこう。ひとつは、同じく文春文庫から刊行されている、トレヴァー・ノートン『世にも奇妙な人体実験の歴史』。人体解剖の草分けである医師ジョン・ハンターが淋病のメカニズム解明のために患者の膿を自分の性器に付着させたエピソードなど、自他を問わず人体実験に邁進した人々の歴史を綴っていて、本書と重なる面も多い。

柏書房から刊行のサム・キーン『アイスピックを握る外科医　背徳、殺人、詐欺を行う卑劣な科学者』は墓泥棒から動物の虐待まで、主に科学的探求や功名心から悪徳に手を染めてきた科学者たちのエピソードをまとめた一冊。先に名前を出したジョン・ハンターが、人体解剖をしたいがために、墓泥棒から死体を買い取っていたエピソードなど、倫理と科学的探求のせめぎあいが見事に描き出されている。同じく柏書房から刊行のトマス・モリス『爆発する歯、鼻から尿』は、余興で何本もナイフを飲み込み腸がボロボロになった男など、奇妙でバカバカしい医療の実話を集めている。

本職の外科医であるアーノルド・ファン・デ・ラールによる『黒衣の外科医たち　恐ろしくも驚異的な手術の歴史』（晶文社）は、広い医療分野の中でも外科手術（脂肪切除や去勢、痔、虫垂炎など）の驚異的な歴史とエピソードに絞って取り上げた一冊だ。本書（『世にも危険な～』）とテーマは近いが（さらに訳者も同じ福井久美子氏だが）、

「瀉血」など一部を除いて内容はほとんどかぶっていないので、次に読む本としてもちょうどよい。

最後に著者らの本書刊行後の仕事に触れて締めとしよう。感染症学においては、集団内における最初の患者となった人物を英語でpatient zero、日本語で「ゼロ号患者」と呼称するが、二人は再度タッグを組んで、アウトブレイクの歴史——どこで、なぜ起こったのか、どうすれば再発を防げるのか——と、ゼロ号患者たちのエピソードを描き出すノンフィクション『Patient Zero: A Curious History of the World's Worst Diseases』を刊行している。本書に劣らぬ魅力的な筆致でタイムリーな話題が綴られているので、翻訳・刊行を待ちたいところだ。

（書評家）

Landmann p. 202; Mary Evans Picture Library p. 244; Science Source pp. 31, 49, 66, 78, 101, 106, 126, 129, 143, 153, 155, 157, 184, 211(下), 258, 311, 323, 347, 412, 425; SPL pp. 85, 260, 281(上、左、右2段目), 282; Spencer Sutton p. 211(上). **The New York Public Library:** pp. 190, 379. **Wellcome Images:** Science Museum, London pp. 111, 119, 165, 171, 172, 181, 297, 435, 440; Wellcome Library, London pp. 34, 39, 41, 51, 132(右), 134, 161, 169, 188(下), 216, 221, 225, 231, 237, 239, 261, 262, 263, 267, 274, 294, 388, 393, 432, 434, 444.

画像クレジット

Alamy Stock Photo: PNC Collection p. 80; Rich Wheater/ Aurora Photos p. 318. **Creative Commons:** The following images from Wikimedia Commons are used under Creative Commons Attribution-Share Alike 3.0, Author: Bullenwächter pp. 315, 322. **Courtesy:** "Ad for the Keeley Institute, Greensboro, N.C." The Edward Merritt McEachern Jr. Collection. Courtesy of East Carolina University Digital Collections, https://digital.lib.ecu.edu/15393 p. 70; Division of Medicine & Science, National Museum of American History, Smithsonian Institution pp. 188(上), 197; Lydia Kang p. 21; "Mrs. Winslow Soothing Syrup" from the Walter Havinghurst Special Collections, Miami University Libraries, Oxford, Ohio p. 99; Gregg Olsen p. 354; The Trustees of the Boston Public Library p. 447; Washington State Archives p. 353. **fotolia:** Kenishirotie p. 351; Morphart p. 227. **Getty Images:** Bettmann pp. 213, 340, 421; John B. Carnett p. 77; Hulton Deutsch pp. 200, 333, 386; Heritage Images p. 336; Historical Picture Archive p. 151; Imagno p. 164; Museum of Science and Industry, Chicago p. 402; New York Daily News p. 53; NLM/ Science Source p. 205; Paul J. Richards/ AFP p. 108; Science & Society Picture Library pp. 199, 235, 342, 416; Underwood Archives p. 417; Vintage Images p. 137. **Library of Congress:** Library of Congress LC-DIG-pga-04657 p. 145; Library of Congress LC-USZ62-11916 p. 377. **Public Domain:** pp. 20, 23, 26, 28, 33, 37, 55, 57, 63, 74, 91, 113, 117, 120, 121, 132(左), 140, 149, 177, 186, 188(中), 240, 241, 247, 249, 254, 276, 279, 283, 289, 292, 307, 325, 341, 344, 355, 359, 367, 369, 374, 381, 385, 405, 409, 411, 437, 453. **Science Source:** Nigel Cattlin p. 96; CC Studio pp. 272, 281(右１段目、３段目); Gregory Davies/ Medinet Photographics p. 105; King's College London p. 299; Ted Kinsman p. 139; Patrick

単行本　二〇一九年四月　文藝春秋刊
文庫版DTP　エヴリ・シンク

文春文庫

世《よ》にも危険《きけん》な医療《いりよう》の世界史《せかいし》

定価はカバーに表示してあります

2023年9月10日　第1刷

著　者　リディア・ケイン
　　　　ネイト・ピーダーセン
訳　者　福《ふく》井《い》久《く》美《み》子《こ》
発行者　大沼貴之
発行所　株式会社 文藝春秋

東京都千代田区紀尾井町 3-23　〒102-8008
TEL 03・3265・1211㈹
文藝春秋ホームページ http://www.bunshun.co.jp

落丁、乱丁本は、お手数ですが小社製作部宛お送り下さい。送料小社負担でお取替致します。

印刷・図書印刷　製本・加藤製本
Printed in Japan
ISBN978-4-16-792105-7

（　）内は解説者。品切の節はご容赦下さい。

ジェニファー・ダウドナ　サミュエル・スターンバーグ（櫻井祐子 訳）
クリスパー　ＣＲＩＳＰＲ
究極の遺伝子編集技術の発見
ゲノム情報を意のままに編集できる「ＣＲＩＳＰＲ-Ｃａｓ９」。人類は種の進化さえ操るに至った。この発見でノーベル賞を受賞した科学者自らが問う、科学の責任とは。（須田桃子）
タ-17-1

リチャード・ワイズマン（木村博江 訳）
その科学が成功を決める
ポジティブシンキング、イメージトレーニングなど巷に溢れる自己啓発メソッドは逆効果!?　科学的な実証を元にその真偽を検証。本当に役立つ方法を紹介した常識を覆す衝撃の書。
S-10-1

シーナ・アイエンガー（櫻井祐子 訳）
選択の科学
コロンビア大学ビジネススクール特別講義
社長は平社員よりなぜ長生きなのか。その秘密は自己裁量権にあった。二十年以上の実験と研究で選択の力を証明。ＮＨＫ白熱教室で話題になった盲目の女性教授の研究。（養老孟司）
S-13-1

クリストファー・チャブリス　ダニエル・シモンズ（木村博江 訳）
錯覚の科学
「えひめ丸」を沈没させた潜水艦艦長は、なぜ〝見た〟はずの船を見落としたのか？　日常の錯覚が引き起こす記憶のウソや認知の歪みをハーバード大の俊才が徹底検証する。（成毛 眞）
S-14-1

ジュディ・ダットン（横山啓明 訳）
理系の子
高校生科学オリンピックの青春
世界の理系少年少女が集まる科学のオリンピック、国際学生科学フェア。そこに参加するのはどんな子供たちなのか？　感動の一冊。巻末に日本の「理系の子」と成毛眞氏の対談を収録。
S-15-1

トレヴァー・ノートン（赤根洋子 訳）
世にも奇妙な人体実験の歴史
性病、寄生虫、コレラ、ペスト、毒ガス、放射線……人類への脅威を克服するための医学の発展の裏で、科学者たちは己の肉体を犠牲に、勇敢すぎる人体実験を行い続けた。（仲野 徹）
S-19-1

エレーヌ・フォックス（森内 薫 訳）
脳科学は人格を変えられるか？
人生の成否を分けるカギは「楽観脳」と「悲観脳」。それは生まれついてのものか、環境で変えられるものか。欧州最大の脳科学研究所を主宰する著者が実験と調査で謎に迫る。（湯川英俊）
S-21-1

2050年の世界

英『エコノミスト』誌は予測する

英『エコノミスト』編集部（東江一紀・峯村利哉　訳）

バブルは再来するか、エイズは克服できるか、SNSの爆発的な発展の行方は……グローバルエリート必読の「エコノミスト」誌が、20のジャンルで人類の未来を予測！　（船橋洋一）

エ-9-1

ちょっとピンぼけ

ロバート・キャパ（川添浩史・井上清一　訳）

二十年間に数多くの戦火をくぐり、戦争の残虐を憎みつづけ写しつづけた報道写真家が、第二次世界大戦の従軍を中心に、あるときは恋をも語った、人間味あふれる感動のドキュメント。

キ-1-1

米中もし戦わば

戦争の地政学

ピーター・ナヴァロ（赤根洋子　訳）

米国と中国が戦争に至る確率は七〇％以上——。米中貿易戦争を仕掛けた異色の大統領補佐官が説く、アジアの未来。トランプの対中戦略は、全てこの本から読み取れる。　（飯田将史）

ナ-4-1

世界を変えた14の密約

ジャック・ペレッティ（関　美和　訳）

現金の消滅・熾烈な格差・買い替え強制の罠・薬漬け・AIに酷使される未来——英国の気鋭ジャーナリストが世界のタブーを徹底追及。目から鱗、恐ろしくスリリングな一冊。　（佐藤　優）

へ-9-1

ダライ・ラマ自伝

ダライ・ラマ（山際素男　訳）

ノーベル平和賞を受賞したチベットの指導者、第十四世ダライ・ラマが、観音菩薩の生れ変わりとしての生い立ちや、亡命生活などの波乱の半生を通して語る、たぐい稀な世界観と人間観。

ラ-6-1

フラッシュ・ボーイズ

10億分の1秒の男たち

マイケル・ルイス（渡会圭子・東江一紀　訳）

何故か株を買おうとすると値段が逃げ水のようにあがってしまう…。その陰には巨大詐欺と投資家を出し抜く超高速取引業者〟フラッシュ・ボーイズ〟の姿があった。　（阿部重夫）

ル-5-3

後悔の経済学

世界を変えた苦い友情

マイケル・ルイス（渡会圭子　訳）

「人間の直感はなぜ間違うか？」。この命題を突き詰めてあらゆる学問の常識を覆した二人の心理学者。彼らの共同研究は、やがて経済学にも革命を齎す。天才たちの足跡と友情。　（阿部重夫）

ル-5-4

（　）内は解説者。品切の節はご容赦下さい。

柳田邦男
空白の天気図
昭和二十年九月、原爆により行政も通信も壊滅していた広島を超大型の枕崎台風が襲った。二重災害の悲劇と広島気象台員の苦闘の全貌を掘り起こした傑作ノンフィクション！（鎌田　實）
や-1-20

山崎朋子
サンダカン八番娼館
近代日本の底辺に生きた女性たち"からゆきさん"をたずね、その胸底に秘めてきた異国での体験を丹念に取材した大宅賞受賞作。『サンダカンの墓』も収録する「底辺女性史」の決定版。

や-4-8

野上孝子
山崎豊子先生の素顔
現代のタブーに迫り、戦争と平和を問い続けた国民的作家・山崎豊子。その素顔と創作の現場を、五十二年間一心同体で支えた秘書が明かす回想録。「文藝春秋読者賞」受賞作に大幅加筆。

や-22-10

安武信吾・千恵・はな
はなちゃんのみそ汁
毎朝、早起きしてみそ汁をつくること──それが癌で逝った三十三歳の母と五歳の娘・はなちゃんとの「約束」だった。静かな感動に満ちた家族の物語、待望の文庫化。（竹下和男）
や-59-1

山崎まゆみ
女将は見た　温泉旅館の表と裏
温泉旅館に行くと笑顔で出迎えてくれる女将とは一体どんな仕事なのか。一日密着取材、本音炸裂の匿名座談会や、経費削減の知恵、湯治場の恋、混浴の掟など数々のエピソードが満載。

や-74-1

吉村　昭
三陸海岸大津波
明治二十九年、昭和八年、昭和三十五年。三陸沿岸は三たび大津波に襲われ、人々に悲劇をもたらした。前兆、被害、救援の様子を、体験者の貴重な証言をもとに再現した震撼の書。（髙山文彦）
よ-1-40

吉村　昭
関東大震災
一九二三年九月一日、正午の激震によって京浜地帯は一瞬にして地獄となった。朝鮮人虐殺などの陰惨な事件によって悲劇は増幅される。未曾有のパニックを克明に再現した問題作。

よ-1-41

（　）内は解説者。品切の節はご容赦下さい。

横田増生
ユニクロ潜入一年
柳井社長の「うちの会社で働いてどういう企業なのかぜひ体験してもらいたい」という言葉を招待状と受け止め、潜入を決意。離婚して名前まで変えて挑んだ潜入ルポの傑作！　（鎌田　慧）
よ-32-2

渡辺一史
こんな夜更けにバナナかよ
筋ジス・鹿野靖明とボランティアたち
自分のことを自分でできない生き方には、尊厳がないのだろうか？　介護・福祉の現場で読み継がれてきた大宅壮一ノンフィクション賞・講談社ノンフィクション賞受賞作。　（山田太一）
わ-18-1

「文藝春秋」編集部　編
私は真犯人を知っている
未解決事件30
下山事件からライブドア事件まで戦後を彩る三十の未解明事件。足利事件を追う気鋭の記者のルポ、そして検察による冤罪に立ち向かった元厚労省局長の村木厚子さんの手記も収録。
編-2-44

レザー・アスラン（白須英子　訳）
イエス・キリストは実在したのか？
イエスは平和と愛を説いた救世主ではなく、武力行使も辞さない革命家だった。「聖書」からどんな史実が落とされ、何が創作されたのか。イスラーム教徒による実証研究。　（若松英輔）
ア-12-1

クリスティー・ウィルコックス（垂水雄二　訳）
毒々生物の奇妙な進化
読めば読むほど〝毒々生物〟に夢中になる禁断の書！　猛毒生物たちの驚くべき生態を解き明かすべく時には自ら刺され、噛まれる科学者たちを、ユーモラスに描く。　（今泉忠明）
ウ-24-1

ジェイコブ・ソール（村井章子　訳）
帳簿の世界史
メディチ家の繁栄、スペインの没落、フランス革命、アメリカ独立戦争、大恐慌……。歴史の裏には全て、帳簿を駆使する会計士がいた！　気鋭の歴史家が初めて紐解く。　（山田真哉）
S-22-1